自我保健小百科

主　编

梁庆伟

编著者

张丽波　张仲轶　梁风燕

郑喜研　彭　灿　余武英

施玉清　吴子敬　梁庆伟

石　磊　李志文

金盾出版社

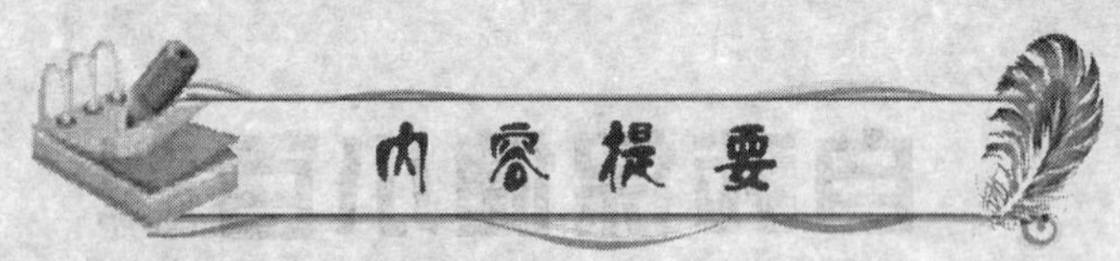

本书共分为九个部分，系统介绍了人体与营养、环境与健康、饮食与健康、护理知识、急救知识、自然疗法、用药知识、性知识与节育生育及常见病治疗。本书内容丰富，科学实用，通俗易懂，适合广大群众阅读，也可供社区医疗服务人员阅读参考。

图书在版编目(CIP)数据

自我保健小百科/梁庆伟主编. —北京：金盾出版社，2014.4
ISBN 978-7-5082-8972-4

Ⅰ.①自… Ⅱ.①梁… Ⅲ.①保健-基本知识 Ⅳ.①R161

中国版本图书馆 CIP 数据核字(2013)第 260398 号

金盾出版社出版、总发行
北京太平路 5 号(地铁万寿路站往南)
邮政编码：100036 电话：68214039 83219215
传真：68276683 网址：www.jdcbs.cn
封面印刷：北京凌奇印刷有限责任公司
正文印刷：北京军迪印刷有限责任公司
装订：兴浩装订厂
各地新华书店经销

开本：850×1168 1/32 印张：9.25 字数：220 千字
2014 年 4 月第 1 版第 1 次印刷
印数：1～6 000 册 定价：23.00 元

前言

随着人们的物质文化和生活水平的不断提高，健康成为了衡量生命质量的重要指标。由于现代人健康观念的转变和对生活质量的要求逐渐提高，每个人在任何时候都更加关注自己及家人的身体健康，都希望自己生活得更幸福，生命岁月能更加延长，所以自我保健在整个社会形成了共识，同时人们也渴望获取更多的自我保健的医学知识。

《自我保健小百科》一书分为九个部分，系统介绍了人体与营养、环境与健康、饮食与健康、护理知识、急救知识、自然疗法、用药知识、性知识与节育生育，以及常见病治疗。本书贴近读者家庭生活，讲究实用、易读、易懂、易操作，对提高生活质量、自我防护疾病作了精辟论述；对常见病、慢性病提出了行之有效的自我保健方法，这是一本有别于现代医学科普书籍的科普读本。通过阅读本书，能使读者在自己的努力下，达到自我强身，增强体质，减少疾病的目的；一旦患病，做到尽早发现，及时治疗，早日康复，将疾病控制在萌芽状态。拥有本书，如同请了一位医学顾问。如果本书对您有所帮助，我们会感到无比的荣幸。

由于水平与时间有限，不足之处在所难免，望广大读者批评、指正。

作　者

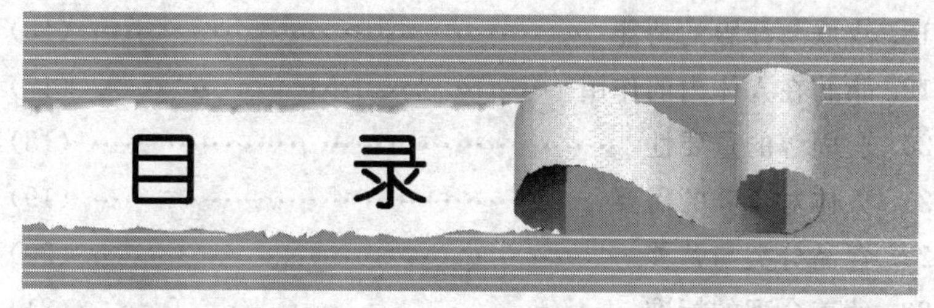

一、人体与营养

二、环境与健康

三、饮食与健康

四、护理知识

五、急救知识

六、自然疗法

七、用药知识

八、性知识与节育生育

九、常见病治疗

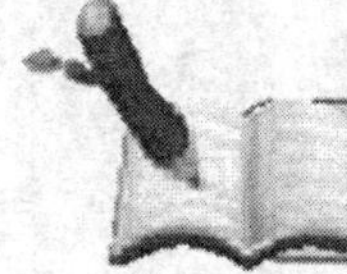

一、人体与营养

1. 人生的九个时期

(1)胎儿期:从受孕到分娩共 9 个多月。

(2)新生儿期:从出生到 1 个月,是小儿从胎内环境转移到外界环境的适应时期。对新生儿应注意护理、喂养、保暖、防止疾病感染。

(3)婴儿期:从满月到 1 岁,又叫乳儿期。一般以母乳为主要食物,生长发育特别快。周岁时的体重较出生时增加 2 倍,身高增加一半。婴儿期应注意喂养,从 4 个月起可增加辅助食品,同时注意预防传染病,培养卫生习惯。

(4)幼儿期:从 1～7 岁。1～3 岁为幼儿前期;从 4～7 岁为幼儿后期。对幼儿前期小儿应注意营养,多参加户外活动,预防传染病,防止意外伤害,培养卫生习惯等。对学龄前期儿童,应针对其活泼好动、求知欲和模仿性强的特点,积极正面启发诱导,多做集体游戏和户外活动,鼓励参加体育锻炼,为上学做准备。

(5)小学儿童期:从 6～13 岁。对此期儿童应合理安排学习、劳动、文体活动等,使其逐步适应紧张而有节奏的校内外生活。

(6)少年期:从 12～16 岁,亦称青春发育期。生长发育加速,应注意加强健康教育。

(7)青年期:从 15～24 岁。是由青少年向成年人过渡的阶段。各种生理功能逐渐成熟。

(8)中年期:从 25～60 岁。

(9)老年期:60 岁以上。

2. 人体的构成

人体是由什么物质构成的呢?从根本上来说,人体是由元素构成的。在自然界已经发现的 107 种元素中,构成人体的大约有 25 种,其中氢、氧、碳、氮 4 种元素就占了人体元素总数的 99.4%。这些元素的原子以特定的排列方式构成分子,分子又结合成细胞,细胞又结合成组织,组织构成器官,器官组成系统,从而构成了高度复杂的人体。构成人体的各种元素在体内以化合物形式存在,这些化合物分为无机化合物和有机化合物两类。无机化合物包括水和无机盐;有机化合物包括糖、蛋白质、脂肪、核酸和维生素等。

(1)细胞:细胞是构成人体的最基本单位,如精细胞、卵细胞、肌肉细胞等,构成人体的细胞总数在百万亿以上。

(2)基本组织:人体的 4 种基本组织,即上皮组织、结缔组织、肌肉组织和神经组织。4 种基本组织的不同组合,构成了人体内的各种器官,如心脏、肝脏等。每种器官都有自己的特定形状和功能。

(3)器官功能:一个器官只能完成一定的功能,许多器官结合起来完成某一方面的全套功能,如口腔、食管、胃、肠、肝、胰等结合起来就构成了消化系统,来完成食物消化、吸收的工作。人体共有 8 个系统,即消化系统、神经系统、呼吸系统、循环系统、运动系统、内分泌系统、泌尿系统和生殖系统。

3. 骨骼的功能

骨骼根据所在部位的不同分为三种:头骨、躯干骨和四肢骨。全身的骨骼共有 212 块,分布如下:头颅 25 块,脊柱 34 块,胸廓

25 块，肩胛带 4 块，手臂 6 块，手掌 54 块，骨盆 6 块，腿部 6 块，脚掌 52 块。骨骼的功能主要有：

(1)构成人体的支架和外形。

(2)在肌肉牵引下产生有效的动作。

(3)保护内脏器官。

(4)造血，制造红细胞。骨盆、脊椎骨、肩胛骨和颅骨等扁状骨骼的骨髓腔里都有制造红细胞的红骨髓。四肢长骨的骨髓腔里几乎都是脂肪，叫黄骨髓，基本上不具备造血功能。

(5)储存钙质。

一个人个子的高矮是由骨骼来决定的，且主要取决于下肢骨的长短。从出生到成年，骨骼的生长有三个高峰：第一次是刚出生后的半年内，身长平均每月增长 2.5 厘米；第二次是 1～3 岁，这期间长高为 20 厘米左右；第三次是青春发育期，即 12～23 岁，每年身高平均增长 6～8 厘米，多的可达 10～11 厘米。女孩一般到 19 岁，男孩生长一般到 23 岁，骨骼生长宣告结束，身高的增长也自然会停止了。

从化学成分看，骨骼是由两类物质构成的：一类是有机质，主要是蛋白质和胶质纤维；一类是无机盐类，主要有磷酸钙和碳酸钙等。

4. 大脑的组成与功能

人脑分为大脑、小脑和脑干三大部分。

(1)大脑是人体神经系统的最高部位，也是人类超出其他动物最发达的一个部位。大脑平均重量约为 1 374 克，表面有很多皱褶，形成很多沟(陷入部分)和回(突起部分)，使表面积增大。大脑表面 2～5 毫米厚的一层呈灰色，主要是由约 140 亿个神经细胞的胞体构成的，这就是大脑皮质，是人体的最高司令部。每侧人脑半球分为五叶:①最大的是前边的额叶,主管思维、判断、记忆、性格等功能。②两侧下边是颞叶,颞叶是人类记忆之库,听觉的高级中枢也在颞叶。③顶部的部分叫顶叶,与躯体感觉有关。④位于后部的叫枕叶,主管视觉。⑤位于深部的一叶叫岛叶,岛叶较小,主管着味觉、胃蠕动、内脏感觉和运动等功能。

(2)大脑皮质各个部分是分工合作的,主管某一方面功能的神经细胞分布在一个相对集中的部位,这就是神经中枢。例如,位于额叶的中央前回,主管躯体的运动,是运动中枢所在地。位于顶叶的中央后回,主管躯体的感觉,叫做感觉中枢。左侧大脑的运动和感觉中枢主管右侧躯体的运动和感觉功能,同样,右侧大脑主管左侧躯体。听觉中枢位于大脑的颞叶。在颞叶还有嗅觉中枢和味觉中枢。眼睛接收的刺激会被传送到大脑枕叶的视觉中枢。呼吸和循环中枢位于延髓,这两个中枢被称之为生命中枢。

(3)人类是万物中惟一能够以语言沟通的。语言是一种复杂的功能。损伤额叶的"运动语言区",人能看懂文字,听懂说话,但不会写字和说话;损伤颞叶的"听语言区",人能讲话、能写字,也能看懂文字,但听不懂别人的谈话;损伤顶叶的"视语言区",人能听,能说,虽然视力是良好的,却看不懂文字的含义。可见,听、说、读、写一整套言语功能是大脑皮质各个神经中枢协同作用完成的。

5. 中枢神经系统的作用

脑和脊髓构成了人体中枢神经系统。12 对脑神经和 31 对脊神经构成了人体周围神经系统。

(1)脑神经的分布及功能:①嗅神经。嗅神经是分布于鼻黏膜的感觉细胞,当人患感冒时,嗅觉失灵,是因为鼻黏膜细胞肿胀所致。②视神经。神经纤维分布于眼球的视网膜,视神经经蝶骨开口进颅腔,将视觉传达到大脑视觉中枢。③动眼神经。与第四和第六对脑神经一起支配眼球活动，它支配动眼小肌、眼睑皮肌和瞳孔收缩肌。④滑车神经。支配眼睛的上斜肌。⑤三叉神经。是脑神经中最粗大的一对，分为三大支：眼神经、上颌神经和下颌神经，管理头面部感觉和咀嚼肌。三叉神经损伤会引起剧烈的三叉神经痛。⑥外展神经。支配眼外直肌。⑦面神经。管理颜面肌、味觉和唾液分泌，面神经受损会发生面瘫，脸部出现不对称扭曲。⑧听神经。负责听觉和身体平衡功能。⑨舌咽神经。分管吞咽和味觉，还与其他神经一起调节血压和心率。⑩迷走神经。是12对脑神经中最长和分布最广的神经，支配呼吸、消化两系统和心脏的感觉、运动及腺体分泌。⑪副神经。支配颈部肌肉活动。⑫舌下神经。支配舌头肌肉活动。

(2)脊髓与脊神经的作用：脊髓位于脊椎管之中，状如一条亮白的长带子，成年人的脊髓长度约有45厘米。脊髓包括2个部分：①白质。位于脊髓四周，主要由神经纤维构成。②灰质。位于脊髓的核心，灰质包含着脊髓神经运动根及其细胞体，它们支配着身体的肌肉。脊髓的两边伸出神经纤维，聚集成一条条脊神经，共31对：8对颈神经、12对胸神经、5对腰神经、5对骶神经和1对尾神经。

脊神经中的感觉纤维会将来自全身的感觉传送给中枢神经，运动纤维支配着腺体和肌肉的运动。脊神经在颈部形成颈神经丛和臂神经丛，这两个神经丛的神经纤维主要支配肩胛部位和上肢的肌肉，由这两个神经丛发出的较大的神经有桡神经、正中神经和尺神经等。

腰骶部脊神经形成了腰骶神经丛，由这个神经丛发出的主要神经有股神经和坐骨神经。如果股神经受损，膝关节无法伸直，大腿的弯曲度会减小，腿的前内侧会失去知觉。坐骨神经受损伤的话，脚部会下垂，行走时为了防止跌倒，会将腿抬得很高，宛如踏正步一样，而且腿后侧及脚部知觉丧失。

6. 肝脏的作用

肝脏是人体内最大的内脏，成年人的肝脏重约 1 500 克。肝脏位于腹腔右上部，横隔肌下面，右肋弓内侧，由 8 根韧带、一层包膜和丰富的结缔组织固定着。肝脏分为左右两叶，左叶小而薄，右叶大而厚。在肝脏下边中央有一个门，叫做肝门，有血管、神经和淋巴管从这里进入肝脏，负责把肝脏分泌的胆汁输送出来的胆总管也是从这里出肝，把胆汁送到胆囊和十二指肠里去。肝脏每天能分泌胆汁 800～1 000 毫升。胆汁中的胆盐能将脂肪乳化成极细微的小滴，以便于消化液中的酶起消化作用。

从肠道吸收来的各种营养物质在进入全身血液循环之前，都必须先经过肝脏加工处理，因此说肝脏不仅是个消化腺，而且还是个重要的代谢器官。肝脏把从肠道吸收来的营养物质，加工制造成人体可以利用的东西，然后通过血液循环送往全身。如果肠道吸收来的营养物质身体暂时还不需要的话，肝脏还可以把这些物质储存起来；进入人体内的各种有毒有害物质多数也是在肝脏解毒而后排出体外的。

7. 胃的功能

胃是存放食物的仓库，中医学把胃称作“水谷之海”。胃介于食管和十二指肠之间，是消化道最宽大的部分，它的形状和位置随内容物的多寡和体位变化而改变。胃分为 4 个部分，靠近食管的部分是贲门部，胃上部膨大部分是胃底部，自胃底部往下是胃体部，靠近十二指肠的部分叫幽门部。在胃内壁上覆盖着一层厚 0.3～1.5 毫米的胃黏膜，胃黏膜上生长着 3 种腺体：即贲门腺、胃底腺和幽门腺。3 种腺体加起来的数量是惊人的，每天分泌的胃液的数量有 1 500～2 500 毫升。贲门腺和幽门腺主要分泌黏液，起到保护胃黏膜的作用。胃酸的强刺激和胃蛋白酶的强消化力，都不能破坏胃黏膜，主要就是因为黏液总是先于胃酸和胃蛋白酶分泌出来，并均匀地分布到胃壁上的缘故。胃内有食物时，胃的蠕动方向是由贲门向幽门进行，当胃内容物排空、血糖也消耗到较低水平时，胃会由幽门向贲门方向逆性蠕动，这叫饥饿蠕动，使人产生饥饿感。胃的功能：

(1)液体食物在胃里停留时间很短，油脂性食物在胃里停留时间较长，混合性食物在胃里停留时间为 4～6 个小时。

(2)胃蛋白酶可消化食物中的蛋白质。

(3)制造内因子及吸收维生素 B_{12}。

(4)胃酸可杀灭随食物进到胃里的细菌。

8. 泌尿系统的作用

人体有一套完备的排泄废水的系统，这就是我们身体里的下水道，即泌尿系统，包括肾脏，以及配合肾脏完成排尿任务的输尿管、膀胱和尿道。

肾脏形如蚕豆，两个加在一块儿有 250 克左右，位于后腰两侧。肾脏的主要功能是泌尿，排泄体内一切能够溶于水的代谢废物。当肾动脉进入肾脏以后，马上被带到一丛丛的微血管中，每个微血管丛形成一个肾小球，肾小球被两层薄膜紧紧包裹着。这两层薄膜外边连着一根小管叫肾小管。肾小球、薄膜加上肾小管形成了肾脏的一个基本功能单位，每一侧肾脏有肾单位 100 万～150 万个。一个肾小球的直径约有 0.02 厘米，两个肾脏所有肾小球加到一起总的过滤面积有 1.5 平方米那么大。平均每分钟约有 1.5 升血液流经肾脏，一天中流往肾脏的血液量大约是 2 000 升。人体内的全部血液被肾脏过滤一遍所需时间不过 4 分钟。这就是说，我们全身上的血液每昼夜要流过肾脏 360 次，每昼夜肾脏从过滤的 2 000 升血液中产生出 1～2 升尿液。两侧肾脏下边分别各有一根输尿管，将尿液汇入膀胱，最后通过尿道将尿液排出体外。

9. 呼吸系统的作用

维持人体生命活动的基本条件之一，就是通过呼吸系统不断地吸入氧气，并随时将体内新陈代谢产生的二氧化碳排出体外。呼吸系统包括呼吸道和肺两大部分。呼吸道是输送气体的管道，包括鼻腔、口腔、咽喉、气管和支气管。呼吸道又分为上呼吸道和下呼吸道，上呼吸道包括鼻、口腔、咽喉；下呼吸道包括气管和支气管。

(1)呼吸道功能：①对吸入的空气加湿、加温。②过滤空气，防止灰尘进入肺脏。③对空气的消毒作用。

(2)肺的功能：肺主气、司呼吸，主宣发肃降，能调水道。肺泡是肺内最小的呼吸单位，由非常柔薄的膜构成，为毛细血管网所包绕。血液内的气体与肺泡内空气，主要是氧与二氧化碳在肺里可以充分地进行交换。

10. 心血管系统的作用

(1)心脏：从 2 周的胎儿开始形成心脏起，到出生、长大、衰老，直到生命的最后一息。心脏跳动推动血液循环，为身体各组织运来氧气和养料，运走废物，保证生命活动顺利进行。一个成年人的心脏与自己的拳头大小差不多，有 250 克左右。心脏外面包着一层膜，叫心包，对心脏有保护作用。心房与心室、心脏与动脉之间都有瓣膜，保证血液单向流动，不得回流。瓣膜开闭产生的声音就是心音。

①体循环。左心房接受从肺脏回来的饱含着氧气和营养物质的血液。左心房收缩把血液送入左心室,左心室收缩再把血液送入主动脉,送往全身。血液从左心室出发流经全身以后回到心脏的右心房,这段循环历程叫体循环,又叫大循环。

②肺循环。右心房把血液排入右心室,右心室收缩,把血液送入肺动脉,血液在肺脏流过时排出二氧化碳,带上氧气,再经肺静脉回到心脏的左心房。这一段循环叫肺循环,也叫小循环。

(2)血管:血管是人体里的重要运输管道。

①动脉。负责把血液从心脏送往全身去的血管叫动脉。动脉血管能够随着心脏的跳动而搏动,身体表浅部位的动脉血管可以用手摸到,如中医切脉就是摸的桡动脉搏动的情况。全身每一个部位,每一个组织器官,都有一条动脉支干供应血液。例如,头部有颈总动脉,肝脏有肝动脉,心脏有冠状动脉等。动脉血管的管壁中有丰富的弹性纤维。所以动脉有较好的弹性,能够承受心脏收缩所产生的压力。动脉血管所承受的这种压力就叫血压。

②静脉。顾名思义是不动的血管。静脉血管里的血液已没有动力,静脉血之所以能向心脏方向流动,主要是靠心脏舒张所产生的负压吸引,靠血管周围的肌肉收缩挤压,还要靠静脉血管里所生有的静脉瓣,由于有了静脉瓣,所以静脉里的血液只能流向心脏而不能倒流。

③毛细血管。毛细血管是小动脉末端分支形成的。毛细血管汇合又形成小静脉丛。血液里装载的氧和各种营养物质,只有到了毛细血管才能卸下来。身体里所产生的二氧化碳及其他废物也只有通过毛细血管才能进入血液被运走。

④血液。在心脏收缩产生的压力推动下,血液沿着血管不停地流动,它的主要职能就是运输。例如,从肠道消化吸收的各种营养物质,还有从肺脏吸入体内的氧气,都是靠血液运往全身,供应各组织器官所需;全身各组织在生命活动中产生的二氧化碳和各

种废物，也要靠血液把它们运到肺脏和肾脏排泄出去。我们身体中流动着的全部血量约占体重的8%，在平静状态下，身体里的血液并不是全部参与循环的，而有一部分是储存于肝、脾、皮肤等部位的毛细血管里。

●血液之所以是红色的，是因为红细胞里含有红色蛋白质——血红蛋白的缘故。在1立方毫米的血液里，就有红细胞500万个左右，男的略多，女的略少。红细胞的平均寿命为120天左右，红细胞的新陈代谢是很快的，在120天的时间里，我们血液中的红细胞就会全部更新一遍。

●白细胞是我们身体的卫兵。它的主要功能是吞噬侵入身体里的细菌。身体发炎白细胞数量会增加，一般来说，白细胞的数量保持在每立方毫米5 000～10 000个。

●血小板是一种很小的无色的血细胞。它的主要功能是与血浆中其他凝血物质共同起凝血作用。每立方毫米中有血小板20万～40万个，血小板的寿命平均只有几天。

11. 淋巴系统的功能

淋巴系统包括淋巴管、淋巴结、脾脏及运行于其中的淋巴液。

(1)淋巴管：淋巴管是由细到粗，由小到大的一套管道系统，最细小的淋巴管叫毛细淋巴管。毛细淋巴管的起始部是盲端，收纳组织细胞间的液体渗入管内形成淋巴液。毛细淋巴管汇合形成小、中、大淋巴管，最后由最大的两根淋巴管——胸导管和右淋巴导管在颈根部与大静脉相连，淋巴液也就汇入了血液循环。

(2)淋巴结：在淋巴管运行的道路上有许多淋巴结。淋巴结主要是由淋巴细胞集合形成的腺样结构，呈蚕豆状，多集中分布在颈部、肠系膜、腋窝、腹股沟和肺门等处。淋巴结有吞噬异物如细菌、转移的肿瘤细胞等功能，因此淋巴结有消除侵入机体有害物质的作用。

(3)脾脏:脾脏是最重要的贮藏血液的场所和最大的淋巴器官,具有过滤血液、破坏衰老的红细胞、调节血量和产生淋巴细胞等功能。长约12厘米,位于腹腔左上部。

(4)扁桃体:位于咽喉部位的扁桃体是与脾脏和淋巴结结构相似的淋巴组织,也具有消灭细菌的功能。如若经常发炎成为病灶,可手术摘除。

12. 内分泌系统的功能

内分泌腺是与外分泌腺相对而提出来的,外分泌腺如唾液腺、汗腺、泪腺等,是通过导管把分泌物排泄出来的,而内分泌腺没有导管,它的分泌物(即激素)直接进入血液循环,运行到全身去发挥作用。

内分泌腺所产生的各种激素对人体生理功能具有重大影响,除了调节人体的发育、消化、新陈代谢、性欲、毛发的生长及音调外,还会影响第二性征(即男女性的一些主要生理特征),并主宰人体的行为和其他有关的因子。内分泌腺主要包括脑垂体、丘脑下部、甲状腺、甲状旁腺、肾上腺、胰岛及性腺。

(1)脑垂体是一个宽约1.5厘米,高约1厘米的椭圆形器官,重量不到1克。脑垂体虽小,却是最重要的内分泌腺。它与几乎所有内分泌腺的功能都有关。脑垂体分泌促性腺激素、促甲状腺激素、促肾上腺皮质激素,促进各腺体的功能。它还分泌生长素(管长高的)、加压素和催乳素,有促进生长、升高血压、促进乳汁分泌等功能。

(2)丘脑下部与脑垂体近在咫尺,丘脑下部通过分泌神经激素对脑垂体的部分功能进行直接控制。

(3)甲状腺位于脖子前边喉结下方,由蛋白质和碘生成的甲状腺素是调节身体新陈代谢的。

(4)甲状旁腺分泌的甲状旁腺素起调节机体钙磷代谢的作用,它一方面抑制肾小管对磷的重吸收,促进肾小管对钙的重吸收,另一方面促进肾细胞放出磷和钙进入血液,使血液中的钙不致过低,血磷不会过高。

(5)肾上腺位于两侧肾脏上端,分泌的肾上腺皮质激素可调节糖、蛋白质代谢,性激素可促男女第二性征的发育。

(6)胰腺里的胰岛分泌的胰岛素调节血糖代谢。

(7)男女生殖腺分泌的性激素调节整个生殖系统的功能。

13. 女性生殖系统

女性生殖器官包括卵巢、输卵管、子宫、阴道、阴蒂、前庭大腺、大阴唇和小阴唇。

(1)卵巢是最重要的女性生殖器官,它可以生成雌性生殖细胞——卵子,还可以分泌雌激素。卵巢位于子宫两侧,成年女性的卵巢长约 4 厘米,宽约 2 厘米,呈椭圆形。在卵巢的实质部分有许多大小不同的细胞群,叫做卵泡。每一个卵泡中央有一个大细胞,这就是人体最大的细胞——卵细胞。健康成年妇女约 28 天从卵巢排出成熟卵细胞一次。卵巢分泌的雌激素和孕激素能促进乳腺和子宫内膜等的生长。

(2)输卵管是输送卵细胞的管道,左右各一。一端是喇叭状开口,一端通向子宫腔。精子和卵子一般是在输卵管里受精的,管壁平滑肌和黏膜纤毛活动,推动受精卵向子宫方面移动,最后到达子宫形成胚胎。

(3)子宫形如倒置的鸭梨,上端大的部分叫子宫底,下端狭窄部分叫子宫颈,与阴道相连。成年女子的子宫内膜发生一系列周期性变化,包括内膜的增生、分泌、脱落和修补各阶段。在内膜脱落阶段伴有出血即为月经。如怀孕，子宫内膜和肌肉都会逐渐增厚，以适应孕育胎儿的需要。

(4)阴阜、大小阴唇、阴蒂、阴道及附属腺体形成了女性外生殖器，或叫外阴。小阴唇前端会合形成阴蒂，内中有小而不发达的海绵组织，具有如同男性阴茎相似的结构，也能勃起。两侧小阴唇之间形成了阴道的前庭，生有前庭大腺，其所分泌的液体，有协助润滑的作用。阴道口周围有一环形或半月形黏膜瓣，即处女膜。

14. 男性生殖系统

男性生殖器官包括阴茎、尿道、尿道球腺、前列腺、阴囊、输精管、附睾及睾丸。

男性生殖器官中最重要的是睾丸，其他都是附属生殖器官。睾丸是男性的性腺，具有两大功能：一是产生性细胞即生殖细胞——精子；二是产生性激素。

(1)睾丸每天可产生精子几亿个，正常精液每毫升大约含有精子1亿个之多。精子只有在精液之中才具有活动能力，精液除精子之外就是精浆，精浆由前列腺、精囊、尿道球腺等所分泌的液体混合而成。精液呈碱性，可中和女性阴道内的酸性，有利于精子的活动。

(2)精子依所含决定性别的染色体不同而分为两种：一种带染色体X，一种带染色体Y。假如受精时进入卵子的是带X染色体的精子，胎儿就是女性；假如进入卵子的是带Y染色体的精子，那么胎儿就是男性。可见，后代性别决定于精子。几亿个精子中X、Y各半，胎儿性别的决定也纯属偶然。精子的形状很像蝌蚪，卵圆形的头部，后面是颈部，再往后是一根长长的尾部。成年人的精子长约0.06毫米，在有利的环境之下，它可存活100小时之久。

15. 鼻子与嗅觉功能

(1)鼻子：鼻子分左右两个鼻腔，中间有鼻中隔分开，在两个鼻腔的外侧壁上分别有3块突起的部分，叫做上、中、下鼻甲，整个鼻腔被黏膜覆盖。鼻子是我们的嗅觉器官。在鼻腔顶部大约5个平方厘米范围内的黏膜上，分布着大约500万个嗅细胞(休耳采细胞)，这个区域叫做嗅感受区。

(2)嗅觉：嗅觉是嗅觉细胞将感受到的气味经嗅神经传达到大脑的嗅觉中枢而产生的。每个嗅细胞上都长着2～6根嗅纤毛，嗅纤毛伸到黏膜表面的黏液里，感受空气中的化学物质分子的刺激，从而产生嗅觉。由于嗅觉是靠空气中能够引起嗅觉的物质刺激嗅细胞而产生的。因此，能够引起嗅觉的物质须具备以下条件：容易挥发；能溶解于水中；能溶解于油脂中。在人的一生中，嗅觉最灵敏的时期是10～50岁。10岁以前嗅觉细胞发育尚不完全。而50岁以后嗅黏膜又开始萎缩，嗅细胞数量也开始减少了。

16. 耳朵的构造与功能

耳朵从外往里共分3个部分：即外耳、中耳和内耳。

(1)外耳：是从外边看到的耳郭和外耳道，是专门收拢外界声音的器官。外耳道深2.5～3厘米，直径0.6厘米，外耳道皮肤上长着许多小汗毛，还有许多皮脂腺和耵聍腺，分泌皮脂和耵聍(耳屎)。耵聍能杀死细菌和抑制真菌的生长，也有粘住闯进外耳道里的小虫子的作用。外耳道的底部是面积约90平方毫米，厚仅0.1毫米的薄膜，这就是鼓膜。

(2)中耳：从鼓膜往里就是中耳，中耳位于颞骨锥部，包括一个鼓室和由3块听小骨组成的听骨链，由耳咽管与外界相通。中耳是把外耳收拢来的声音传送到内耳去的中转站，由 3 块人体上最小的骨头(锤骨、砧骨和镫骨)组成的。听骨链外端连着鼓膜，里端接着内耳。当鼓膜受外界声音振动时，听骨链随之发生振动，再把振动传导到内耳的听觉细胞，再经听神经传达到大脑听觉中枢。人的听觉就是这样产生的。中耳有耳咽管通到鼻咽部，因此中耳里充满着空气。耳咽管平时是关闭着的，当说话、张嘴和吞咽时，耳咽管张开，内外空气相通，使中耳内外压力达到平衡。

(3)内耳：为听觉器官的主要部分，包括耳蜗、前庭和 3 个半规管。耳蜗是耳神经细胞所在地，是管听觉的。前庭和半规管是负责平衡功能的，叫平衡器官。平衡器官可以感知头部和身体其他部位的相关位置动作，以及这些动作在速度上的转变。如果平衡器官功能失调，人就会眩晕，听力也会受一定影响。

17. 舌头与味觉的功能

舌头具有说话、搅拌食物和感知味道的功能。

(1)味觉感受器是味蕾：在我们的舌头上有大约 5 000 个味蕾。不同部位的味蕾有一定的分工，感受甜味的味蕾主要分布在舌尖；感受酸味的味蕾主要分布在舌头两侧；感受苦味的味蕾主要分布在舌根部；舌中央带及两侧靠前边的味蕾对咸味特别敏感。舌头前面 2/3 的味觉由第七对脑神经——面神经向脑部传递，后面 1/3 由第九对脑神经——舌咽神经向脑部传递。

(2)味蕾是位于舌黏膜下的一个特殊细胞集团：在黏膜上有小孔与外界相通，叫味孔。味觉细胞的顶部长着纤毛，叫味毛。味毛通过味孔伸到舌面，味觉就是靠味毛感受食物中化学成分的刺激而产生的。有的人刷完牙后用舌刮子刮舌面，这样容易损伤味蕾。

(3)味蕾能够感受不同的味道：这些味道是由 4 种不同的原味组合而成的，这 4 种原味是甜、酸、咸和苦。

18. 皮肤与汗腺的功能

(1)皮肤的功能:皮肤是人体上最大最重的组织。成年人皮肤的总面积有1.5～2平方米,重量约占人体体重的15%。

皮肤的构造极为复杂,由外往里依次是表皮、真皮和包含着汗腺、皮脂腺及神经末梢的皮下结缔组织。皮肤除具有多种感觉功能之外,对于保护身体免受外界损伤、新陈代谢、调节体温等方面,都有着极为重要的作用。①皮肤的感觉功能主要有触觉、痛觉、冷觉和热觉等。细分起来,皮肤的各种感觉又是比较复杂的,如触觉中又有触觉和压觉之分。②当外界物体接触我们的皮肤时,如果接触很轻微,不引起皮肤变形,所产生的感觉是触觉。如果接触较重,引起皮肤变形,所产生的感觉是压觉。有毛的皮肤触觉比较敏感,这是因为在毛囊周围感觉神经末梢较丰富的缘故。在没有毛的皮肤上触觉是由皮肤里的触觉感受器——触觉小体来感受的。人体触觉最敏感的部位是手指尖和舌尖,最迟钝的部位是背部和小腿。③痛觉也比较复杂。如果外界刺激比较轻微,往往会引起痒的感觉,刺激继续加重就会产生痛觉。④皮肤上有冷感受点和热感受点,冷点比热点要多一些,估计在全身皮肤上有冷感受点25万个,有热感受点3万个左右。一般来说,当外界温度在45℃以下时,产生温热的感觉,超过45℃时就会有烫的感觉,这是由于痛觉神经开始兴奋的缘故。

(2)汗腺的功能:汗腺是位于皮肤里的一种小腺体。由一根直径为0.3～0.4毫米、长5～6毫米的小管子构成。小管子在皮肤里边卷曲成团,活像一个小毛线球,这就是汗腺的腺体,是主管分泌汗液的。肝腺小管的里边一端是一个盲端,外边的一端开口在皮肤表面,开口像一个小漏斗,叫汗孔。汗液就是从这里排泄出来的。人类的汗腺非常发达,全身有200万～500万个之多。在每个汗腺的周围都有着丰富的毛细血管，汗液里的水分及其他成分都是从血液里渗透出来的。当天气炎热或进行剧烈运动时，遍布全身、数量众多的汗腺加紧分泌，多时一天可产生 5～10 千克汗水。①散热，调节体温。当外界温度接近或超过皮肤温度时，辐射、传导、对流的散热方式都不太灵了，这时身体散热的主要形式就是出汗蒸发了。据测定，每 1 克汗水从皮肤上蒸发时可带走 0.58 千卡的热能。②排泄。汗液里 99.2%～99.7% 是水分，0.2%～0.8% 是氯化钠(盐)、尿素、乳酸、钾、钙等物质。出汗对调节身体的水盐代谢具有一定作用。

19. 脂肪在人体内的作用

脂肪是人体的重要组成部分，又是含热能最高的营养物质。脂肪是由碳、氢、氧元素所组成的一种很重要的化合物。有的脂肪中还含有磷和氮元素，是机体细胞组成、转化和生长必不可少的物质。我国成年男子体内平均脂肪含量约为 13.3%，女性稍高。人体脂肪含量因营养和活动量而变动很大，饥饿时由于能量消耗可使体内脂肪减少。脂肪主要分布在人体皮下组织、大网膜、肠系膜和肾脏周围等处。体内脂肪的含量常随营养状况、能量消耗等因素而变化。其主要生理作用如下。

(1)供给热能：脂肪所含的碳和氢比糖类(碳水化合物)多。因此在氧化时可释放出较多热能。1 克脂肪可释放 9.3 千卡的热能，是营养素中产热能最高的一种。

(2)构成人体组织：脂肪中的磷脂和胆固醇是人体细胞的主要成分，脑细胞和神经细胞中含量最多。一些固醇则是制造体内固醇类激素的必需物质，如肾上腺皮质激素、性激素等。

(3)供给必需脂肪酸：人体的必需脂肪酸是靠食物脂肪提供的。它主要用于磷脂的合成，是所有细胞结构的重要组成部分；保持皮肤微血管正常通透性，以及对精子形成，前列腺素的合成方面的作用等，都是必需脂肪酸的重要功能。

(4)增加吸收：没有脂肪或脂肪少的食物不好吃，脂肪性食物可增加风味，还可促进一些溶解在脂肪中的维生素 A、维生素 D、维生素 E、维生素 K 的吸收与利用。

(5)调节体温和保护内脏器官：脂肪大部分贮存在皮下，用于调节体温，保护对温度敏感的组织，防止热能散失。脂肪分布填充在各内脏器官间隙中，可使其免受震动和机械损伤，并维持皮肤的生长发育。

(6)增加饱腹感：脂肪在胃内消化较缓停留时间较长，可增加饱腹感，使人不易感到饥饿。

20. 胆固醇的重要性

胆固醇广泛分布于人体全身，不但是血液中脂类物质之一，构成细胞生物膜的基本成分，也是维护生命、繁衍人类所不可缺少的重要物质。人的机体内，胆固醇含量最高的是肾上腺和脑。它能变成激素，如果没有胆固醇，性激素、肾上腺皮质激素的合成就成了问题。太阳中紫外线直射人体皮肤，可制造成维生素 D_3，这种体内免费自制的维生素，是以 7-脱氢胆固醇为原料的。胆汁是消化吸收脂肪的重要消化液之一，构成胆汁的主要成分是胆汁酸，而胆汁酸的主要成分是胆固醇。研究发现，天然胆固醇有抗癌功能。可见胆固醇对生命是多么重要了。

人体胆固醇小部分来自食物，大部分由体内自行合成。正常情况下体内合成量可自主调节，以保持一定的水平，过多过少都不利于健康。对代谢旺盛的青少年和经常参加体力活动或坚持锻炼的青壮年，有害胆固醇不易积累，没有必要过分限制胆固醇的摄入量。但对中老年人，由于内分泌水平的改变，或因精神过度紧张，体力活动减少，或患高血压、肥胖等病，脂质代谢失调，使血清胆固醇增多，不仅摄入过多的饱和脂肪和胆固醇可引起这种紊乱，进而可促进血脂升高或发展为动脉粥样硬化的后果。

21. 人体对营养的需要

人类依靠地球上各种生物资源，因地、因时制宜地发展富有独特风格的民族膳食，并能够以多种不同的方式和各种不同的食物构成营养，都是为了同一个结果：即通过膳食得到人们所需要的全部营养素，而且既有足够的数量，又有适当的比例。概括起来，人体对营养的最基本要求是：

(1)供给热能，使其能维持体温，满足生理活动和从事劳动的需要。

(2)构成身体组织，供给生长、发育及组织自我更新所需要的材料。

(3)保护器官功能，调节代谢反应，使身体各部分工作能正常进行。

食物的营养功效是通过它所含有的营养成分来实现的，这些有效成分就叫做营养素。它们包括蛋白质、脂肪、糖类(碳水化合物)、维生素、无机盐(矿物质微量元素)，以及水和食物纤维。已知人体必需的物质约有 50 种。而现实没有一种食物能按照人体所需的数量和所希望的适宜配比提供营养素。因此，为了满足营养的需要，必须摄取多种多样的食物，找出最有益并且可口的食物配比。经验证明，健康人按照科学建议数量摄入营养更有益。

唐代医生孙思邈最早认识到：不吃杂食，单吃白米，得脚气病(维生素 B_1 缺乏症)。人们通过长期实践认识到：没有任何一种天然食物能包含人体所需要的各类营养素，即使像乳、蛋这类公认的营养佳品，也难免“美中不足”。如婴儿赖以生长的乳类就缺乏铁质，半岁婴儿如不适时增补含铁质的辅食，就会发生营养性贫血；又如鸡蛋，营养可谓“丰富”，但缺乏人体所需要的维生素 C。所以单靠一种食物，不管数量多大，都不可能维护人体健康。这就是说，吃饱了肚子并不意味着就有了足够的营养，除非所吃进的食物还含有人体所需要的各种营养成分。反过来也一样，质虽精但量不足，同样不可能维护健康、促进生长。因此，要保证合理营养，食物的品种应尽可能多样化，使热能和各种营养素数量充足、比例恰当，过度和不足都将造成不良后果。营养过度，如热能超量可引起肥胖，进而诱发高血压、糖尿病、冠心病等，其后果比肥胖本身还严重。营养缺乏会造成营养性水肿，以及贫血、夜盲、脚气病、糙皮病、坏血病、佝偻病等一系列疾病。

22. 食品分类与营养

(1)食品分类：食品一般可以分为 7 类。①粮食类。粮食是我国人民的主要食物，主要包括大米、面粉、五谷杂粮及其制品等。②食用油脂类。又分为动物油脂和植物油脂两大类。动物油脂包括猪油、羊油、牛油，以及鱼类、禽类等动物的脂肪；植物油脂包括菜油、豆油、花生油、芝麻油等。③肉类。肉类食品主要包括猪、牛、羊和鸡、鸭、鹅等家畜，以及野兽、飞禽等动物肉。④奶类。分为鲜奶和奶制品。奶制品包括酸奶、奶粉、奶糖、炼乳等。⑤蛋类。分为鲜蛋和蛋制品。蛋制品包括蛋糕、蛋卷、蛋挞等各种含蛋食品。⑥水产类。水产类食物品种很多，主要是指鱼、虾、蟹和有介壳的贝类动物，以及海带、紫菜、石花菜、龙须菜等生长在海洋中的藻类植物。⑦果蔬类。包括各种水果和蔬菜。

(2)食品营养：在人体所需要的成百上千种营养成分中，蛋白质、脂肪、糖类、维生素、无机盐、水和纤维素被认为是维持人体生命活动不可缺少的七大营养要素。其中蛋白质是最主要的成分，它是构成机体细胞、促进生长发育、调节生理功能和增强抵抗力的重要物质;脂肪和糖类是人体能量的主要来源;维生素、无机盐、水和纤维素都是参与机体新陈代谢和保护人体发挥正常生理功能必不可少的营养成分。要获得这些营养成分,关键是要做到食物的合理搭配。在各类食物中,很难说某种食品一定优于另一种食品,因为没有一类食品能够提供人体所需要的全部营养。因此,应当注意①每天都应多样化地挑选食物,不要只选择自己爱吃的食物。②不要过多地依赖加工食品或方便食品,它们虽然能为您节省时间,但也可能因缺少某些必需的微量元素和维生素等而影响您的健康。③适量摄取肉类食品。④适当进食脂肪、糖和盐。盐的食用量每天以 6 克为宜。⑤培养自己品尝新的食物品种的习惯,这样能帮助您多样化和灵活性地选择食物。进食的食物种类越多,获得身体所需要的营养素的机会也越多。⑥每日进食量要适度,一日三餐应合理分配。不可过饥,也不应过饱。

23. 营养合理的标准

我们的祖先早已注意到人们的饮食与医疗、健康之间有着非常密切的联系。《黄帝内经·素问》中即将食物分为四大类,并以“养”“助”“益”“充”来代表每一类食物的营养价值和膳食中的合理比例,还提出了“饮食有节……饮食以时,饥饱得中”等观念。但在历史发展的长河中,亦出现过各种偏见。有些人一谈起营养,就强调多吃鱼、肉、蛋、奶等动物性食品,认为这类食品吃得越多营养就越好,这是不符合平衡膳食的观点的。人体对营养素的需要是多方面的,而且有一定量的要求,经常食用过多的动物性食品,对人体健康并不利,往往会成为某种肿瘤和心血管疾病的诱因。还有人认为,食物越贵,营养就越好,这也是对营养知识的理解不够全面。

那么，怎样才算营养合理呢？从营养学观点来看：一日三餐所提供的各种营养素能够满足人体的生长、发育和各种生理、体力活动的需要，也就是膳食调配合理，达到膳食平衡的目的。主食有粗有细，副食有荤有素，既要有动物性食品和豆制品，也要配有较多的蔬菜和水果。这样，才能构成合理营养。现实生活中，营养素的摄取除了受膳食调配不当，烹调制作不合理的影响外，还和种种不良的饮食习惯有关。通常有以下几种。

(1)零食：不少儿童终日瓜子、糖果等食品不离口，没有正常的饮食规律，消化系统没有建立定时进食的条件反射，使胃肠得不到休息，故可引起食欲减退，影响进食。久之，造成各种营养素缺乏。

(2)偏食：不爱吃荤菜的人，优良蛋白质的来源会大大受到限制；偏吃荤菜的人，又会导致热能过剩和各种维生素及无机盐的缺乏。

(3)暴食：大吃大喝，不但可引起胃肠功能紊乱，还可诱发各种疾病，如急性胃扩张、胃下垂等。油腻食物迫使胆汁和胰液的大量分泌，有发生胆管疾病和胰腺炎的可能。这些疾病会严重影响人体对营养素的摄取。

(4)快食："狼吞虎咽"不仅加重了胃的负担，容易发生胃炎和胃溃疡，也由于食物咀嚼不细，必然导致食物消化吸收不全，从而造成各种营养素的损失。

(5)烫食：太烫的食物，容易烫伤舌头、口腔黏膜、食管等。对牙齿也可造成损害。食管烫伤留下的瘢痕和炎症，会影响营养素的吸收。

(6)咸食：爱吃咸食的人，每天食盐量大大超过正常人需要的水平。由于体内钠的潴留，体液增多，血液循环量增加而使心肾负担过重，故可引起高血压等病。

24. 营养素的种类与功能

(1)营养素种类:营养素是指食物中所含有的能维持机体生存与健康,保证生长发育和劳动能力的必需物质。这些物质可分蛋白质、脂肪、糖类、维生素、无机盐、水和食物纤维 7 类,共有数十种。

(2)营养素的主要功能:①供给热能。蛋白质、脂肪、糖类,都是供给人体热能的营养素。②构成身体组织。蛋白质、脂肪、糖类与某些无机盐经过代谢、同化作用可构成机体组织,以满足人体生长发育与新陈代谢之需要。③调节生理功能。某些营养素在机体的生理活动与生物化学变化中起调节作用,使之均衡协调地进行。无机盐与微量元素、维生素、蛋白质、某些糖类都有此功能。

各种营养素在机体代谢过程中各有特殊的功能。一般不能互相代替,但彼此之间有着密切的联系,可相辅相成。故须维持营养素供给的平衡,并满足各自的需要量。

25. 营养素的作用

食物纤维是指食物在人体肠道内不被消化的植物性物质。它包括纤维素、半纤维素、果胶、藻胶、木质素等一些过去认为不能被身体利用的多糖物质。现代研究证实,食物纤维并不是人们传统认识那样只是食物的残渣,而是治病增寿不可缺少的一种营养物质,被称为第七营养素(其他六种营养素为糖类、脂肪、蛋白质、无机盐、维生素和水)。

人虽不能像食草动物那样消化食物纤维,但能凭肠道细菌分解部分纤维,如大肠埃希菌能把纤维合成 B 族维生素的泛酸、肌醇和维生素 K 而被人体吸收。

食物纤维具有使粪便体积膨胀、吸水性好、促使肠道蠕动、加速粪便在肠道内的推进作用，使排便及时，减少肠腔壁与摄入的致癌物质接触时间，清除患大肠癌的危险。欧美人纤维素摄入量只有非洲人的1/6，美国10万人中就有42人患大肠癌，而非洲只有8人患大肠癌。食物纤维还可降低胃癌、肺癌等患病率，对便秘、痔疮、糖尿病等有预防和治疗作用。此外，食物纤维对防止冠心病和胆石症都有良好作用。

过多的食物纤维可能会影响钙、铁和一些维生素的吸收。但如适量掌握则利多弊少。只要我们粗细杂粮搭配合理，多食蔬菜水果，食物纤维素会为你的健康长寿显奇功。

26. 蛋白质在人体中的重要作用

蛋白质是构成一切细胞和组织结构必不可少的成分。它是人类生命活动最重要的物质基础。在人体细胞中，蛋白质约占1/3，成年人体内平均约含蛋白质16.3%，皮肤和骨骼肌中约占80%，胶原约占25%，血液中约占5%，其总量仅次于水分。蛋白质由不同的氨基酸所组成，其中一部分可以由人体自己合成，称为非必需氨基酸；而另外有8种氨基酸必需由食物供给，称为必需氨基酸。食物中如含有齐全的必需氨基酸，而且数量又多，这种食物蛋白质营养价值就高，如牛肉、鸡蛋、鱼、黄豆等，其含完全蛋白质较丰富，所以营养价值就高。而米面等食物所含的蛋白质为不完全蛋白质，所以营养价值就低些。因此，饮食单调就会造成营养失调。平时注意各种食品的搭配，就可以发挥蛋白质互补作用。实验表明，营养价值最高的食品是35%鸡蛋白和65%土豆蛋白的混制品。

人体每天需要通过食物摄入一定量的蛋白质，用以满足机体生长、更新、组织修补，以及各种生理功能的需要。也就是说，生命的产生、存在与消亡，无一不与蛋白质有关。人体的神经、肌肉、血液、骨骼,甚至毛发没有一处不含蛋白质。一个几千克重的婴儿长成为一个几十千克重的大人,体内各种组织成分的自我更新都离不开蛋白质。人体的新陈代谢是通过成千上万种化学反应来实现的,而这些反应都需要酶来催化,酶能在正常体温下,广泛参加人体各种各样的生命活动,如肌肉收缩、血液循环、呼吸、消化、生长、发育和繁殖,以及各种各样的思维活动。如果没有酶的参加,生命活动就无法进行。而这些具有各种各样特异作用的酶,与调节生理功能的一些激素一样,本身也是蛋白质。由此可见,在生命活动中蛋白质是无处不在的,而且具有多种多样的重要功能。生物体一旦失去蛋白质,那么一切生命活动即将停止,生命终结。所以说,蛋白质是生命物质。

蛋白质在人体内的主要作用:

(1)构成酶、激素、抗体,以及机体组织。

(2)促进人体生长发育。

(3)维持毛细血管渗透压。

(4)供给人体部分能量。

27. 动物油与植物油的营养价值

一般来说,植物油中人体所必需脂肪酸含量较多,而动物油中含量较少,含饱和脂肪酸则较多;植物油的消化率高于动物油;各种食用油提供的维生素不尽相同,植物油中大都含有丰富的维生素 E,动物油如鱼肝油、奶油、蛋黄油等维生素 A 及维生素 D 含量较高,但猪、牛、羊脂中几乎不含维生素。可见,动物油与植物油在营养价值上是各有千秋的。但不论是哪类食用油,它们被人体吸收后,都可以产生相同的热能。

在日常生活中,偏食荤油或偏食素油对人体健康都是不利的。过多地食用动物油可能会导致肥胖和高血压病,引起动脉硬化、冠心病等；过多地食用植物油也有害处，植物油中的主要脂肪酸是不饱和脂肪酸，在人体内容易形成过氧化脂质，从而形成自由基，而自由基是目前认为引起衰老和肿瘤的重要物质。多数营养学家认为，将动物油与植物油混食，比单独食用要好。膳食中植物油和动物油以 2∶1 的比例搭配食用较为适宜。

28. 糖类对人体的作用

糖类是人体热能最主要的来源。它在人体内消化后，主要以葡萄糖的形式被吸收利用。葡萄糖能够迅速被氧化并提供（释放）能量。每克糖类在人体内氧化燃烧可放出 4 千卡热能。我国以淀粉类食物为主食，人体内总热能的60％～70％来自食物中的糖类，主要是由大米、面粉、玉米、小米等含有淀粉的食品供给的。这些糖类构成机体的成分，并在多种生命过程中起重要作用，如糖类与脂类形成的糖脂是组成细胞膜与神经组织的成分，黏多糖与蛋白质合成的黏蛋白是构成结缔组织的基础，糖类与蛋白质结合成糖蛋白可构成抗体、某些酶和激素等具有重要生物活性的物质。人体的大脑和红细胞必须依靠血糖供给能量，因此维持神经系统和红细胞的正常功能也需要糖。糖类与脂肪及蛋白质代谢也有密切的关系。糖类具有节省蛋白质的作用。当蛋白质进入机体后，使组织中游离氨基酸浓度增加，该氨基酸合成为机体蛋白质是耗能过程，如同时摄入糖类补充能量，可节省一部分氨基酸，有利于蛋白质合成。食物纤维是一种不能被人体消化酶分解的糖类，虽不能被吸收，但能吸收水分，使粪便变软，体积增大，从而促进肠蠕动，有助排便。

（1）糖类对人体的作用

①供给热能。是构成神经与细胞的主要成分。成年人平均每日每千克体重需糖 6 克。虽然脂肪每单位产热能较糖多 1 倍，但

饮食中糖含量多于脂肪。糖是产生热能的营养素，它使人体保持温暖。

②构成身体组织。糖在机体中参与许多生命活动过程，如糖蛋白是细胞膜的重要成分；黏蛋白是结缔组织的重要成分；糖脂是神经组织的重要成分。

③保肝解毒。当肝糖原储备较丰富时，人体对某些细菌毒素的抵抗力会相应增强。因此保持肝脏含有丰富的糖原，可起到保护肝脏的作用，并提高了肝脏的正常解毒功能。

④节约蛋白质。糖广泛分布于自然界中，来源容易。用糖供给热能，可节省蛋白质，而使蛋白质主要用于组织的建造和再生。

⑤抗酮作用。脂肪在人体内完全氧化，需要靠糖供给能量。当人体内糖不足，或身体不能利用糖时（如糖尿病患者），所需能量大部分要由脂肪供给。脂肪氧化不完全，会产生一定数量的酮体，它过分聚积使血液中酸度偏高、碱度偏低，而引起酮性昏迷。所以糖有抗酮作用。

⑥增强肠道功能合成维生素。糖中不被机体消化吸收的纤维素能促进肠道蠕动，防治便秘，又能给肠腔内微生物提供能量，合成B族维生素。

⑦增进食欲。糖不但是食物，而且可作为作料，调节食物风味，增进食欲。

（2）过多食糖的害处：在食品的调制中，糖能增甜味、风味和趣味，又是容易消化的热能来源，所以有人特别喜爱甜食。但糖和甜食不宜吃得太多，吃得过多，非但无益，反而有害。

①糖与营养不足。每天若是吃糖或甜食较多，那么吃其他富含营养的食物就要减少。尤其是儿童，吃糖或甜食若过多，会使正餐食量减少，于是蛋白质、无机盐、维生素等反而得不到及时补充，以致营养不足。

②糖与龋齿。常吃甜食，为口腔内细菌提供了生长繁殖的良

好条件，容易被乳酸菌作用而产生酸，使牙齿脱钙，易发生龋齿。

③糖与肥胖。吃糖过多，剩余的部分就会转化为脂肪，可带来肥胖的后果，且可导致肥胖症、糖尿病和高脂血症。

④糖与骨折。过多的糖使体内维生素 B_1 的含量减少。因为维生素 B_1 是糖在体内转化为能量时必需的物质，维生素 B_1 不足，大大降低了神经和肌肉的活动能力。因此，偶然摔倒易发生骨折。

⑤糖与癌症。实验研究证实，癌症与缺钙有密切联系，而能造成缺钙的白糖，被认为是造成某些癌症的诱发因素之一。

⑥糖与寿命。长期吃高糖食物的人，可造成营养不良，肝脏、肾脏都肿大，脂肪含量也增加，他们的平均寿命将要缩短。

29. 维生素对人体的作用

维生素是人体代谢中必不可少的有机化合物。已知许多维生素是酶的辅酶或者是辅酶的组成分子。因此，维生素是以“生物活性物质”的形式存在于人体组织中。维生素大部分不能在人体内合成，或者合成量不足，不能满足人体的需要。因而必须从食物中摄取。虽然食物中维生素的含量较少，人体的需要量也不多，但却是绝不可少的物质。膳食中如缺乏维生素，就会引起人体代谢紊乱，以致发生维生素缺乏症。例如，缺乏维生素 A 会出现夜盲症、干眼病和皮肤干燥，缺乏维生素 D 可患佝偻病；缺乏维生素 B_1 可得脚气病；缺乏维生素 B_2 可患唇炎、口角炎、舌炎和阴囊炎；缺乏维生素 B_{12} 可患恶性贫血；缺乏维生素 C 可患坏血病。

维生素可分为水溶性(B 族维生素、维生素 C)和脂溶性(维生素 A、维生素 D、维生素 K 等)两大类。

正常的人每日需要维生素 C 50～100 毫克，维生素 A 2 500～3 000 国际单位，维生素 D 300～400 国际单位。各种维生素的作用如下。

(1)维生素 A:维持正常视力,预防夜盲症;维持上皮细胞组织健康,促进生长发育;增加对传染病的抵抗力,预防和治疗干眼病。

(2)维生素 D:调节人体内钙和磷的代谢,促进钙和磷的吸收利用,促进骨骼成长。

(3)维生素 E:维持正常的生殖能力和肌肉正常代谢;维持中枢神经和血管系统的完整。

(4)维生素 K:止血。它不但是凝血酶原的主要成分,而且还能促使肝脏制造凝血酶原。

(5)维生素 B_1:保持循环、消化、神经和肌肉正常功能,调整胃肠道的功能,构成脱羧酶的辅酶,参加糖的代谢,能预防脚气病。

(6)维生素 B_2:又叫核黄素。核黄素是体内许多重要辅酶的组成成分,这些酶能在体内物质代谢过程中传递氢。它还是蛋白质、糖、脂肪酸代谢和能量利用与组成所必需的物质。能促进生长发育,保护眼睛、皮肤的健康。

(7)维生素 PP(烟酸):在细胞生理氧化过程中起传递氢作用,具有防治癞皮病的功效。

(8)维生素 B_6:在蛋白质代谢中起重要作用,治疗神经衰弱、眩晕、动脉粥样硬化等。

(9)泛酸(维生素 B_5):抗应激、抗寒冷、抗感染,防止某些抗生素的毒性,消除术后腹胀。

(10)叶酸(维生素 M):抗贫血;维持细胞的正常生长和免疫系统的功能。

(11)维生素 B_{12}:抗脂肪肝,促进维生素 A 在肝中的贮存,促进细胞发育成熟和机体代谢;治疗恶性贫血。

(12)维生素 C:连接骨骼、牙齿、结缔组织结构;对毛细血管壁的各个细胞间有黏合功能,增加抗体,增强抵抗力,促进红细胞成熟。

30. 无机盐的重要作用

无机盐（又称矿物质）对于人体的治疗作用涉及临床医疗的方方面面，可用于治疗临床各科的多种疾病。

（1）抗凝血作用：无机盐在抗凝血方面具有重要的作用，其在体内外都能抑制血液的凝固，特别是静脉注射后，其抗凝血作用立即产生，与直接作用的抗凝药（如肝素）相当，并且具有效应的长期性，能持续1天左右。

（2）烧伤治疗：低浓度的无机盐水溶液有抑菌作用，而且能促进创面愈合，不加深创面，不良反应小，易清洗，不污染皮肤，是目前较好的烧伤类药。

（3）消炎杀菌作用：无机盐类消炎药物，可长期使用而不会引起不良反应。汞盐、锌盐是用于体外的抗菌药物，次水杨酸铋用于抗真菌等，铁、锰的非咯啉配合物对流感病毒的分裂有较强的抑制作用，都有较好的临床效果。

（4）降血糖作用：无机盐能刺激胰腺细胞分泌胰岛素，抑制肝糖原异生作用关键酶而降血糖，且毒性低，如已知铬与硒等无机盐对胰岛功能就具有一定的影响作用。由铬与烟酸及3个特定氨基酸构成“葡萄糖耐量因子”（GTF）对葡萄糖的利用有十分重要的意义，它能降低血糖，增强胰岛素的作用，改善糖耐量。

（5）抗肿瘤作用：少数无机盐可蓄积在肿瘤细胞中，甚至成为肿瘤细胞核的组成成分，因而能抑制和破坏肿瘤发展，如丙二胺三乙酸锑钠和氮三乙醚锑对肿瘤有明显抑制作用。20世纪60年代，美国B·罗森堡（Rosenber. B）发现铂配合物可以显著抑制各种动物癌细胞，并在临床上用以治疗泌尿生殖系统、头颈部等的癌症，人们还发现有机锡、有机锗亦为非常有效的抗癌药物。

（6）其他方面：用氨基磺酸盐可抑制患者发汗；铁盐和钴盐用

于抗贫血；金的硫、碱配合物，铜的水杨酸配合物用于治疗风湿性关节炎，以镇静止痛；锂治狂躁型精神病；部分无机盐（如锗等）还可以制成防晒化妆品，用于美容保健。

31. 食盐的重要作用

食盐的主要成分是氯化钠，同时含有少量的钾、镁、钙等，是人体生理必需的元素之一。自古以来，人们就把盐看得很珍贵。李时珍在《本草纲目》中说："五味之中，惟此不可缺。"盐为什么这么重要呢？这是因为人体得不到足够的盐，便会生病。心脏没有它，就会影响正常的跳动；胃里少了它，就会使胃酸缺乏而消化不良、食欲缺乏。长期不吃盐，人就全身无力，还会头晕，全身肌肉抽搐等，医学上叫做"失盐病"。食盐具有维持体液渗透压和酸碱平衡，保持神经和肌肉的应激性，调节生理功能，以及抑菌、灭菌、防腐的作用。

一般认为，成年人每天需要食盐 2～3 克。除了因高温，强劳动，慢性腹泻或服利尿药等原因而出汗或排尿过多，可酌量增补外，不要增加食盐量。食盐过多，会增加心肾功能负担，成为有碍健康的因素。科学证实，食盐过量与高血压也有密切关系，食盐过多对呼吸道病患者不利，使哮喘和慢性支气管炎加重和痰量增多。对溃疡病、急性风湿病、肥胖症、冠心病、肝硬化腹水期，限制食盐量也是一项极为重要的治疗措施。

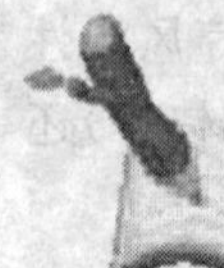

二、环境与健康

1. 人类的生活环境

环境是指围绕着人们的客观事物的总和。人类赖以生存的外界条件,称为人类环境,人身之外皆属环境。环境作用于人类,人类的活动也在不断地改变着环境。人类离开环境不能生存,如环境中的食物、水、氧等,都是生存所必需的。但在自然环境中,也存在大量危害健康的因素,如致病微生物,有毒动植物,地质性的破坏如地震、火山爆发等。环境中所包括的因素如下。

(1)生命必需物:食物、水、氧、某些波长的紫外线。

(2)物理因素:温度、气压、振动、电磁辐射、噪声等。

(3)生物因素:微生物、毒素、致敏原、生物废弃物、生物拮抗物(动物的、植物的)。

(4)化学因素:无机物、金属、稀土金属、类金属(元素及其化合物)。

(5)有机物:脂肪烃、芳香烃等。

(6)生产废弃物:燃烧产物、大分子产物、工业废料、农业废弃物。

(7)社会心理因素:风俗、拥挤、需求、生活、节律、文化教育等。

2. 环境对健康的影响

随着现代科学技术的发展,人们的生活方式与生活环境发生了深刻的变化，一系列疾病应运而生。

(1)居住环境：现代城市生活使越来越多的人住进高层建筑楼房，生活在高楼上的人享受不到地磁场的充分保护，出现顽固性头痛与失眠，有时还伴有头晕、腹泻、皮炎及关节痛。这类疾病，采取磁枕、磁椅等人造磁场补充调节后，其治疗效果常常是满意的。

(2)光源环境：耀眼的光源如街市上闪烁夺目的五彩灯、霓虹灯光及舞台、舞厅那种令人眼花缭乱的光源，不仅危害人的视觉，而且能干扰大脑中枢神经系统的功能。长期接触这种耀眼光源，会产生剧烈的头痛、心烦失眠，有的人还会出现注意力难以集中，记忆力迅速减退，食欲缺乏等综合征候群。

(3)辐射环境：广泛应用的微波、无线电发射台、电视转播台、雷达星罗棋布及高压线网、电气化铁路纵横交错。长期接触微波辐射能，可对人的中枢神经系统和心血管系统的功能造成危害。长期从事各类微波作业的人员中头痛、失眠比例很高。

生活环境直接关系到人类社会的繁荣和发展。研究表明，世界上长寿老人多的地方，如前苏联的高加索，南美洲的安第斯山和保加利亚南部，都有一个美丽的自然环境。我国广西巴马县每 10 万人中有 30 位百岁寿星，这一数字居全国首位。巴马位于亚热带季风气候区，植被丰富，空气清新，阳光充足，没有工业污染，全部百岁老人都住在海拔 250～600 米的山区。良好的自然生态环境有利于减少疾病，推迟衰老。

生活在闹市之中的人们都希望有一个舒适幽美的生活环境，在居住的庭院中栽种些树木、花卉。树木、花草不仅能为庭院织成绿荫，净化空气，而且在它的生长活动中能产生一种“植物杀菌素”分泌物，可杀死一些原生动物及细菌、真菌。例如，花椒、艾菊、芍药、松柏等能驱杀蚊、蝇、臭虫、跳蚤；香椿、臭椿、红花草、虞美人等的分泌物可以挥发出强烈的刺激性气体，杀死空气中的细菌和一些昆虫。同时花草、树木具有防风滞尘的功能，可促进冷热气流的交换，形成小区微风，保持环境空气新鲜。

目前，所谈的环境污染主要指由于各种人为因素，使环境的构成或状态发生变化，对人们身体健康造成直接或间接的潜在危害。造成环境污染原因很多，主要包括 3 个方面：①生产性污染。工业生产形成的三废（废水、废气、废渣），造成空气、水、土壤、食物等的污染；农业生产中使用农药（杀虫剂、除草剂等）造成农作物、畜产品的农药残留。②生活性圬染。垃圾、污水、粪尿等生活废弃物处理不当，污染空气、土壤、水、食物，医院污水可含有致病微生物。③其他污染。交通运输过程中产生噪声、振动和各种废气，电磁波通讯设备所产生的微波和其他电磁波，原子能和同位素机构所排放的放射性废弃物和飘尘等。

3. 大气污染的来源

大气污染主要指人类生产和生活过程中产生的污染物，是其数量、浓度、性质，以及在大气中持续时间等因素综合作用的结果，可能会使某些地区生物体的生命和人类健康受到影响。大气污染有时也叫空气污染。

（1）大气污染的来源：①人们使用煤、石油、天然气、木柴等，在其燃烧过程把大量污染物释放进入大气。②工农业固体废物，如城市生活垃圾在焚毁处理时，许多污染物排入大气。③工业生产过程中排放的有害气体。

（2）污染源：①固定源。当大气污染物来自某些固定单位或地点，这些单位和地点就是大气污染的固定源。火力发电厂是大气污染最大的固定污染源，生产过程中由于燃煤产生大量的粉尘和二氧化硫。美国火力厂每年排放的污染物有两千多万吨，其中二氧化硫占排放量的 50%，粉尘占 25%。此外，冶金、钢铁、化工等工业对大气污染影响也很大。②流动源。主要指交通运输工具，如汽车、火车、飞机、轮船等。与工厂污染源相比，规模小又分散，但数量庞大，来往频繁，它们排放的污染物总量也是十分可观的。发达国家城市空气中铅污染90%以上来自汽车废气。

(3)日常生活中最常见的污染物：①烟尘。包括烟尘和粉尘。烟中以烟黑最常见，它是不完全燃烧过程产生的。城市工业生产引起烟尘，机动车辆在马路上奔驰排放的尾气及扬起灰尘，厨房用煤不完全燃烧均可产生烟尘。大气中的粉尘来自各个方面，城市的大气粉尘量大于农村。②二氧化硫和酸雨。大气中的二氧化硫大部分来自煤、石油一类燃料的燃烧，少量产生于金属矿物冶炼和硫酸制造工艺。随着能量消耗量的激增，世界范围内的二氧化硫排放量不断上升。有人估计，到20世纪末，世界二氧化硫排放量估计可达3.4亿吨左右。随着大气二氧化硫污染日趋严重，在适宜的气象和地理条件下，通过气相、液相氧化反应形成酸雨。③氮氧化物和光化学烟雾。香烟烟雾中氮氧化物含量很高，车辆和飞机的废气中也含有大量的氮氧化物。④一氧化碳。主要来源于燃煤和汽车废气。

4. 大气污染对人体的危害

大气污染物成分极其复杂，有害物质特性也有很大差异。大气污染物造成的危害有急性中毒、慢性呼吸系统疾病等，其中包括干性鼻炎、萎缩性鼻炎、慢性气管炎、肺气肿、支气管哮喘、尘肺、肺癌等。空气污染物中有不少致癌和促癌物质，如汽车废气中的多环芳香烃；粉尘中的石棉、镍、铬、铍、砷等重金属；飘尘上吸附的苯并芘等。长期在这样污染的环境中工作和生活，癌症，特别是肺癌发病率明显增高。酸雨污染是当今全球关注的热点，我国也是一个酸雨污染灾害严重的国家。酸雨所致，林木枝叶枯萎，农作物顿失生机，建筑物腐蚀锈损；酸雨使湖泊、江河酸度提高，鱼类由中毒、骨骼致畸、发育受阻到鱼卵不能孵化而断子绝孙;酸雨使土壤酸化,造成土壤贫瘠,植物生长受阻;酸雨对人类皮肤、眼睛、咽喉有很强的刺激性,人体吸入吸附有硫酸酸雾的微粒物质可在肺部蓄积,引起肺组织硬化、肺水肿等病症。酸雨不仅危害人类健康,由于环境生态平衡的破坏,也将威胁着人类的生存。

5. 电磁辐射与健康

对于室内环境中办公设备、家用电器带来的电磁辐射危害,应避免误区,养成良好的使用习惯。

(1)电视机的高压电源产生的 X 射线剂量很微弱,但长年累月不注意防护,这个剂量也不容忽视。最简单的防护是在观赏电视时,人与电视机保持适当距离。黑白电视机一般 2 米左右;彩电的 X 射线要比黑白电视强得多,一定要在距离彩电 2 米以外的位置看电视。

(2)电磁灶、微波炉、电冰箱、洗衣机、吸尘器会给现代家庭带来电磁波的污染,使用时电磁波可弥漫于整个空间。这种电子雾看不见,摸不着。人体长期受电磁波干扰,可引起记忆力衰退,关节疼痛,视力下降。

6. 振动对人体的危害

振动对人体的危害,可分为全身性振动和局部性振动,振动往往伴有噪声,两者有互相促进作用。

(1)全身振动:乘坐各种交通工具发生的晕车、晕船,就是由于全身性振动,引起前庭和内脏受刺激后的反射作用。全身性振动又可分为垂直型、水平型和摆动型振动。轻的引起头晕、眩晕、恶心、呕吐等,重的可发生内脏器官充血和位置的移动,从而对神经系统、心血管、消化、生殖系统等产生一系列不良影响，如记忆力下降、工作效率降低、消化不良、女性月经增多等。有晕车(船)史者，在乘坐车船前，可服用抗晕药物，可以防止或减轻发病。

(2)局部振动：是使用风动工具和电动工具，如风锤、风钻等，使用者手、腕部长期振动而引起振动病。手部血管神经运动障碍，表现为末梢血管痉挛而缺血。轻的有手指麻木感，僵硬；重的手指麻木失去知觉，出现刺痛。属于职业需要在这种环境下工作的，应加强个人防护，减少局部振动的危害，工人休息地点要保持温暖的环境。

7. 粉尘对人体的危害

粉尘按颗粒大小可分为两类：直径大于 10 微米的称为降尘，份量重容易沉降；直径小于 10 微米的称为飘尘，它以气溶胶形式长期飘浮在空气中，人们肉眼看不到。粉尘中含有多种重金属和无机盐，飘尘能够吸附各种有毒物质，其中有的是致癌物质。吸附着有毒物质的飘尘到处飘荡，好比是散布癌症的种子，成为害人的幽灵，到处作祟。

生活环境产生粉尘，汽车在马路奔驰扬起灰尘，家庭中烧煤产生的烟黑，含有多种悬浮颗粒，人们早晨起床后，卧室飘尘浓度为室外的 2～5 倍，这些飘尘来源于人们穿、脱衣服，铺被子，以及人体皮屑的脱落，它能通过呼吸道侵入人体，或沉积于肺泡，或吸收到血液及淋巴液中，对人体造成潜在的危害。有的家庭采用石棉材料作室内装饰材料，石棉粉尘颗粒细微，能够在室内长期滞留，通过呼吸道侵入人体形成石棉肺，同时它还是致癌物质，可引起原发性肺癌和间皮肉瘤(一种发生在胸腔和体壁之间的肿瘤)。吸烟烟草在室内形成的烟雾，可杀死肺泡和胸膜处的巨噬细胞及淋巴细胞，从而降低人体的免疫力。

8. 噪声对人体的危害

从物理学的观点来看，噪声是各种不同频率、不同强度的声音无规律的杂乱组合，从生理学观点看，凡是使人烦恼的、讨厌的、不需要的声音，都叫噪声。例如，轰隆轰隆的机器声、刺耳的喇叭声、火车的鸣笛、厕所的冲水声、高声谈笑等。

长期暴露在噪声环境中(90 分贝以上)，耳感受器发生器质性病变，导致听力减退，如果长年累月在这种环境下工作，可发生噪声性耳聋，噪声强度越大，时间越久，所造成的听力损害越大。此外，长期在噪声环境中生活，可影响睡眠，造成精神紧张，还常引起烦恼、注意力分散、神经衰弱综合征、胃肠功能紊乱等。生活中我们还要注意有一种人耳听不见的“次声噪声”。一般来说，人耳所能听见的声音，频率范围是 20～2 万赫兹(物体每秒振动一次为 1 赫兹)，高于 2 万赫兹的超声和低于 20 赫兹的次声，人耳都听不见。

(1)次声是一种奇特的声音，它能穿透建筑物墙壁而无明显减弱，在大气中可传播几千里。次声的声源很多，又传播得很远。风暴、台风、火山爆发、地震都能发出次声。据记载，1883 年印度尼克拉卡托火山爆发所发生的强大次声，环绕地球 3 圈，历时 108 小时后才停息，全世界的微气压机都记录到这次的次声。

(2)高强度次声使人产生头晕、恶心、胃痛、失眠、耳鸣、心悸、四肢麻木、烦躁及精神不振等症状，特强次声还可使人致死。目前，许多国家已把次声列为环境污染公害之一，采取诸多的防范措施。

9. 农药污染带来的问题

为防治病虫害、杂草，直接向土壤施入农药，或是农作物喷洒剂的多余部分直接撒落在地面，以及漂浮在大气中的农药经降雨而落于地面，均可导致农药污染土壤。由于土壤的污染必然导致对农作物的污染，土壤中的农药通过农作物根部吸收，再经过植物体内的迁移、转化等作用分配到整个作物。有的作物食用部分在土壤下面，如花生、土豆、山芋、芋头等，被残留农药污染的可能性更大。因此，人们长期食用农药残留量较高的食物，微量农药可在体内逐步蓄积，使人体生理功能逐步发生变化，从而引起慢性中毒。这种中毒来势缓慢，病症很不明显，常常被人们忽视，然而其潜在危险性很大，如 DDT 和六六六慢性中毒主要表现为肝大，肝细胞变性、坏死，并伴不同程度贫血、白细胞增多和中枢神经性病变。

家庭中要重视对农药污染或有可能污染食物的处理，适合的烹调方法对食物去农药残留有一定作用，如用高压锅煮米饭可以提高农药的去污，用电饭锅做饭可以消除 50%以上的六六六残留。

对于施洒在瓜果、蔬菜上的农药，大部分是在叶子表面和果皮上，一般来说比较容易清洗，蔬菜可以先在清水中浸泡一些时间，然后再仔细清洗；瓜果可以先用洗洁精一类洗涤剂清洗，然后用清水漂洗干净，再削皮去壳食用。例如，西红柿上的 DDT，用上述方法仔细清洗后，农药残留的去除率可达 90%以上。有些家庭爱吃生、凉拌菜，蔬菜的清洗更要严格，切忌草率马虎。

10. 净化环境的方法

地球以它的沃土、空气、阳光、水和其他各种丰富资源造就了生命，带给人类的繁衍生息，万物生机，而人类对于大地的恩赐却缺少给予和保护。人类生产、生活常给地球的回报是：每天地球表土损失 6 480 万吨，100 多平方公里的土地变成沙漠，每天向空气排放二氧化碳 1 750 万吨，致使臭氧层遭破坏，日益威胁着人类的健康，仅占地球水源6%的淡水已远不能满足人类的需要，水质污染情况日趋恶化，每天47 000公顷森林被破坏，地球上每天有100～300个物种遭灭绝。由于工业和旅游带来的污染，昔日蓝色的多瑙河已快成为垃圾河，曾是鸟类天堂的多瑙河三角洲已成为历史。因此环境保护关系到人类的兴衰存亡。

在治理已经被污染的环境中，微生物是一支生力军。近年来，广泛应用活性污泥法、生物膜法、生物氧化塘法，就是利用微生物对许多环境有害物质的吞噬作用，使环境得到净化。用微生物处理对环境有害的废物也是行之有效的，如向地下水道投放一些能够分解油脂、蛋白质和纤维素的细菌，可以有效地将排入水道的生活废物分解掉，对于固体废弃物，可以采用好氧法和厌氧法，借助微生物的代谢作用，使废物无害化。生物工程技术的发展，使微生物在环境污染的防治中得到越来越广泛的应用，使微生物越来越多地发挥其对环境的净化作用。

11. 社会环境对人体的影响

社会是人类物质生产和共同生活的大集体，而且经常进行着物质和精神的交换。社会生产和建设越发展，就会带来越来越多的健康问题。人类的健康受到各种社会因素的制约。社会因素包括如下特征。

(1)社会特征：系指社会制度、社会的文化和经济水平。这些因素影响人们的收入和消费、营养状况、居住条件、接受科学知识和教育的机会等。我国在宪法中规定了发展医疗卫生事业，发展现代医药和中医中药，推行计划生育、保护生活环境和生态环境。从根本上保证了人民可以获得良好的生活条件和劳动条件，最终提高人们健康水平。一方面，随着生活水平的提高，家庭膳食结构发生变化的同时，也带来新的健康问题，如高血压、冠心病等慢性疾病增多，家庭中肥胖儿增多，另一方面，在儿童和育龄妇女中缺铁性贫血又占相当比例。

(2)人群特征：包括年龄、性别、风俗习惯、宗教信仰、婚姻状况、文化教养水平、伦理观念。不同民族的人有不同的遗传或环境背景，不同宗教的人有不同的生活和饮食习惯，不同籍贯的人往往长时间地保留他们原居地的文化特征。饮食习惯及其他环境特征，是影响人们的主要因素，文化教育因素往往决定人们是否会生活、会劳动、会休息、会娱乐、会运动、会交际，没有相当的文化教养因素，健康生活难以保证，伦理观念、法制观念、公德观念、人生观受社会集体的制约。

12. 家庭环境对人体的影响

家庭是人生的第一所学校，父母是儿童的第一任教师，每个人自小受家庭哺育、熏陶，在人格的形成中家庭影响作用不可低估，家庭环境造就孩子的素养，培育他们某些性格特点。

家庭是培养健康生活方式、家庭成员之间进行健康生活管理的场所，家庭中合理的饮食、规律的起居，家庭成员之间对不良嗜好的纠正，如劝阻吸烟，限制饮酒，对健康都有重要作用。家庭健康的生活方式，对预防疾病，减少疾病，延年益寿起着重要的作用，家庭中如有生了病的成员，由于良好的照顾，使疾病预后良好。此外，健康家庭注重生活环境的美化，注意房屋家具的颜色、灯光的调配、居室养植花木……给人创造美好舒适的生活环境，有助于人的身心健康。

家庭功能的失调和家庭结构的破坏，往往会损害健康，如夫妻不和，使孩子在充满矛盾的环境中，家庭环境缺乏宁静、温馨，使孩子心理变态，危险剧增，行为放纵与缺乏自制力日趋发展；独生子女家庭，家长对孩子过分保护，延长和干预孩子的独立性，不让孩子做任何事情，孩子对家务不承担任何责任，家长限制孩子的社会接触，过多地监护孩子与朋友之间的接触，代替孩子解决各种困难，上述种种家庭缺陷，在他们心灵上将埋下病态种子的影响。家庭环境对身心疾病影响最大，环境不好容易发生心血管疾病、精神疾病等。

13. 厨房污染对人的伤害

(1)厨房燃料：我国城市居民普遍使用的燃料为液化石油气、煤气和煤，燃烧后产生的污染物有二氧化碳、一氧化碳、氮氧化物等。在烧煤的厨房里，每 1 000 千克煤可释放二氧化碳 62 千克，二氧化硫 3～9 千克，一氧化碳 2 千克，粉尘 9～11 千克。在厨房烧煤的主妇患肺部疾病的可能性明显高于使用煤气的主妇，因此长期使用煤炉的厨房，要加强室内自然通风和机械排风，尽量减少接触时间。农村的燃料多为柴禾，农村主妇在烟熏火燎的厨房里做饭做菜，容易患眼病和呼吸系统疾病，解决的根本办法是改善厨房通风条件，或改用其他燃料。

使用煤气灶的工作原理是：煤气由胶管通向灶具，高速冲入燃烧室，因其速度很快，可带入足量的空气与之混合，从而煤气可以完全燃烧，如果灶具开关拧得很小，喷出的煤气速度减小，不能带进足量的空气，一部分煤气便不经燃烧扩散到室内，久而久之使人产生慢性一氧化碳中毒，可导致头痛、乏力、记忆力减退等。所以，使用煤气不宜开得太小，如果必须用小火，则应使厨房内空气流通，以便把燃烧不尽的煤气排出室外。

(2)厨房油烟：烹调、油炸食物产生的油烟，也会危害人们健康，油烟是油脂加热的氧化分解产物，加热温度越高，油脂氧化分解越严重，其产生的有害气体——丙烯醛，会使人流泪、呼吸困难、血压升高。

14. 降低居室污染的方法

研究表明:环境污染最严重的不是工厂或公路,而是家庭居室。有毒的化学合成装饰材料,各种燃料燃烧后产生的化学物质,彩电、冰箱工作时产生各种物质、吸烟时产生的烟雾均会污染居室环境。

人体自身也是一个较大的污染源,从人体汗液中蒸发的物质就有 151 种,其中有尿素、尿酸及各种盐分等。一个人每小时约有 60 万粒皮屑脱落,每年总计达 0.68 千克,室内尘埃中 90%的成分是人体脱落的皮肤细屑。

居室中还要警惕身边的氡污染,氡是一种无色、无味的放射性气体,自然产生的氡是地层下面的铀在衰变过程中形成的,它不断从我们脚下的土壤中释放出来,一平方米地面每秒平均释放的氡气具有 0.5 微居里的放射性,室内如果门窗紧闭,氡含量就会不断增加而无法稀释,冬季室内取暖设备会使热空气上升,室内地面部分形成相对真空,尤其是一楼或平房,会从地表吸引氡气,其数量与房屋墙体的密度和通风有关,墙体厚实坚固,通风良好的房屋要安全些。

要降低居室环境的污染,首先要勤打扫居室,常通风,厨房更应每天通风换气;其次要养成良好的卫生习惯,不要在室内吸烟,居室内可以养植一些吊兰、仙人掌等植物,对净化室内空气大有益处。

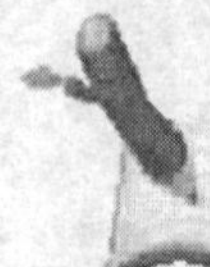

三、饮食与健康

1. 饮用水与卫生

由于许多传染病，如伤寒、细菌性痢疾、霍乱、肠炎、病毒性肝炎等，常常通过污染的水源而传播。因此，讲究饮用水卫生是预防肠道传染病及寄生虫病，保障人类健康不容忽视的一个重要方面。主要应做到以下几点。

(1)选择卫生水，提倡喝开水，不喝生水。

(2)选择好水源，地下水一般被病原微生物污染的机会较少，水质也清洁；井水经过地层渗滤，含细菌数比河水或塘水少得多。因此，在没有安装自来水的地区，只要地下水适宜饮用，都要提倡打井取水，作为生活饮用水源。

(3)加强水源保护，距离饮用水源 30 米以内的厕所、粪坑、牲畜圈、垃圾堆、污水沟等应当搬迁、清除或填平。饮用河水的地方，其饮水与洗涤用水必须分开，一般在上游设置饮用水取水点，在中、下游设置畜用和洗涤用水点；也可采取分时用水，如早晨统一挑取饮用水，其余时间供畜用和洗涤。以塘水为水源的地方，应采取分塘使用，并标明"饮用""洗涤""畜用"等醒目的专用标志，而且必须严格执行；禁止在饮用水塘内或水井旁洗衣服、刷马桶及其他污物。大口水井最好加盖，设置公用吊桶，以防污物尘土入井；每年至少淘井 1 次，彻底清除井里污物，保持水质清洁卫生。

(4)做好饮用水消毒，家庭水缸中的水，如果是从未经消毒净化处理的水源中取来的，在加明矾沉淀的同时，必须使用漂白粉消毒。漂白粉的用量为每立方米水 8～10 克，使用时可将明矾、漂白粉一同加入竹筒中，竹筒底部保留一个节，其余各节打通，在竹筒近底端打几个小孔，把装有明矾、漂白粉的竹筒放入缸水中搅拌几分钟，然后让缸水静置沉淀，上面的清水即为符合饮用水卫生标准的清洁水。

(5)正确使用饮水净化器，饮水净化器可提高饮用水的质量，但净化效果会随着使用时间的延长而逐渐降低，甚至反而使水质受到污染。这是因为净化器的表面被污染物堆积，被吸附的物质通过解析作用而进入水体；同时，被吸附的物质又成为微生物生长繁殖的培养基地。故使用饮水净化器时应注意：①定期反复冲洗净化器，清除其表面吸附的物质。②定期排污，清除堆积的污染物。③定期更换净化器中的活性炭，净化器连续使用时间取决于水质和净化水量。

(6)家庭中日常使用的水桶、水盆、水缸等盛水器具要经常擦洗，保持内外清洁；对水壶、热水瓶和金属盛水器皿等，要经常清除里面的水垢。因为水垢中含有镉、汞、铅等重金属元素，食入后对人体健康十分有害。

(7)城市高层楼房顶部的水箱、水池、水塔等二次供水设施应定期做好清洗、消毒工作，还要随时进行加盖、上锁，以免动物或者异物进入，防止水质遭受污染。

2. 吸烟危害与戒烟

(1)吸烟危害：一支香烟经过燃烧所产生的烟雾中含有很多有害物质，其中对人体健康危害最严重的有尼古丁、烟焦油、一氧化碳、一氧化氮、氢氰酸、丙烯醛等。这些有毒、有害和致癌物质长期作用于人体，能够引起或者加重很多疾病，如支气管炎、肺气肿、胃炎、胃十二指肠溃疡、高血压病、冠心病、肺癌、咽癌、喉癌、口腔癌、食管癌、肝癌、血栓闭塞性脉管炎、青少年弱视、老年性脑细胞萎缩、流产、胎儿畸形等。吸烟不仅危害吸烟者自身，还影响与之生活在一起的不吸烟者。通常吸烟时放出的烟雾分为主烟流和副烟流，两种烟流所含的有害成分基本相同，被动吸烟者都有可能吸入。

(2)戒烟：①准备戒烟前，先给自己规定一月当中有哪几个戒烟日。到了规定的戒烟日，一定要控制自己不吸烟；不随身携带吸烟用具，如香烟、打火机。吸烟者的口和手都是闲不住的，可以嚼点口香糖、牛肉干和练练书法等，使口和手忙起来。逐步过渡到连续数天不吸烟，在此期间，不要以某种理由来给别人敬烟或者接受别人给自己的烟，促使连续戒烟天数逐渐延长，不断巩固戒烟成果。②经常算算一生吸烟要花多少钱，想想吸烟会引起哪些疾病。把原来用于吸烟的钱储存起来，集中用于一次周末度假或其他有特殊意义的事情。③和朋友、同事一起戒烟，看谁坚持的时间最为持久。④寻找其他消遣的办法。

3. 饮酒与健康

少量饮酒对健康人来说是有好处的，既可促进机体血液循环、增强新陈代谢功能，又能增加胃液的分泌，有助于食物的消化和吸收。但如果饮酒过量，则会发生醉酒和酒精中毒。

(1)长期过量饮酒，易患的疾病：①对肝脏造成慢性损害，严重者可引起酒精性肝硬化。②导致男子性欲减退、阳痿、精子畸形，女子出现月经紊乱、性冷淡、停止排卵，并毒害生殖细胞，从而造成胎儿畸形和智力低下等。③大量饮酒可引起胃炎、胃溃疡，甚至诱发急性胰腺炎或者导致醉酒和酒精中毒。④营养不良或维生素缺乏病。⑤长期饮酒可引起失眠、心脏扩大、心肌损害、多发性神经炎、肌肉萎缩、瞳孔变形等病症。

(2)饮酒应注意的问题:①少年儿童绝对不要喝酒。因为儿童的神经系统发育和肝脏解毒功能均不健全,容易发生醉酒和酒精中毒。②孕妇忌饮酒。孕妇饮酒对自身和胎儿的健康危害极大。③中年和老年人饮酒宜适量。中老年人适量饮些果酒或低度白酒对健康有利,尽量少饮或不饮高浓度烈性白酒。④患者饮用药酒要遵医嘱。

4. 饮茶与健康

饮茶可以使人消除疲倦,振作精神,既可兴奋中枢神经,促进血液循环,又能解除油腻,帮助消化。饮茶不当,也会给健康带来危害。

(1)早晨空腹或饭后均不宜马上饮茶。

(2)晚上临睡前不要饮浓茶,以免失眠。

(3)不宜用茶水服药,尤其是奎宁、麻黄素、阿托品等药物更不能用茶水送服,以免降低药效。

(4)过夜茶不宜饮用。

(5)饮茶不当引发的症状或疾病,如失眠、神经衰弱、甲状腺功能亢进、结核病、高血压病、心脏病、胃十二指肠溃疡、习惯性便秘、缺铁性贫血等。

5. 牛奶与健康

牛奶是一种优质食品,每 100 毫升牛奶中含蛋白质 2.7～3.7 克,脂肪 3～5 克,乳糖 4.5～5 克,各类无机盐 0.6～0.75 克。产热能约 66 千卡。饮用牛奶时请注意下列问题。

(1)不要在空腹和饥饿时喝牛奶,以避免胃肠蠕动过快,使牛奶中的营养成分来不及被吸收便“穿肠而过”。

(2)牛奶在饮用前必须加热煮沸，但切忌用急火，否则会使牛奶迅速沸腾，聚集许多泡沫，泡沫中的温度低于牛奶的温度，常常达不到彻底消灭细菌的目的。

(3)牛奶在加热前不宜放糖，因为在高温作用下，牛奶中的赖氨酸会与糖发生反应，生成一种叫做果糖基赖氨酸的物质，这种物质具有一定毒性，会危害人体健康。正确的做法是：牛奶经加热煮沸后放置片刻，待奶锅的温度降到不烫手时再将糖放入，搅匀后即可饮用。

(4)在喝牛奶前和喝牛奶后的1小时内，最好不要食用橘子汁、果子露等酸性饮料。以防止牛奶中的蛋白质遇酸后凝固而难以被消化吸收，降低牛奶的营养价值。

6. 食物中毒的种类

一般认为，凡食用了“有毒食物”所引起的急性疾病，称为食物中毒。食物中毒即在短时间内可能有多人发病，患者都有相似的症状，以吐、泻为主，仔细追问，患者都吃了某种食物。而未吃某种食物的人，就不发病。发病的人与人之间，没有传染关系。停止食用该食物后，新患者就不再出现。

食物中毒的种类很多，一般按病原分类，即分为细菌性食物中毒和非细菌性食物中毒。在非细菌性食物中毒中又可分为有毒动物中毒和有毒植物中毒、化学性中毒、真菌和霉变食品中毒。国内外发生的食物中毒中，尤以细菌性食物中毒占多数。细菌性食物中毒多发生在气候炎热、潮湿的季节。我国大部分地区以5～10月为细菌性食物中毒多发季节。农药及化学中毒没有季节性。某些食物中毒有一定的地区特点，如肉毒中毒以新疆地区发生较多；长江下游多产河豚；两广、福建等地多产木薯。

7. 细菌性食物中毒

适宜的温度和湿度，以及丰富的营养物质，是细菌生长和繁殖的必要条件。夏季，气温在20℃以上，相对湿度在70%以上，正是细菌生长、繁殖的适宜条件。同时，当气候炎热时，人们常常因食欲下降、睡眠不足、出汗过多等原因，机体防御功能明显下降。如不注意饮食卫生，就容易发生细菌性食物中毒。概括起来，发生细菌性食物中毒的原因可有以下几方面。

(1)食品的原料变质：鱼、肉、蛋、奶等高蛋白食品容易变质，特别是在高温季节，如果采用变质的鱼、肉、蛋、奶等原料做食品，加热处理又不透熟，如采用爆火熘、炒，部分病菌没有被杀灭，这样的食物就容易引起中毒。

(2)食物加热不彻底：当加工整鸡、整鸭，或大块酱肉时，因荤食导热性差，如果加热时间短，肉食中心部位可能不熟，中心部位的细菌也就杀不死。例如，一块2千克重的肉煮1小时后，中心部位温度只有50℃，细菌还活着。这种中心部位没有熟透的食品，就极易变质，从而引起食物中毒。

(3)食物存放时间过长：即使在冰箱内保存，也难防止细菌的污染及繁殖。

(4)生熟食品不分：生食品上常常带有大量细菌，生熟器具不分，就会造成熟食的被细菌污染。当细菌繁殖到一定程度时就会引起中毒。

(5)生吃食物：水产品本身就带有大量细菌，如果开水泡一下就吃，往往内部的细菌还活着，凉拌菜或因清洗不净，或因加工中污染，容易引起中毒。

8. 变形杆菌食物中毒

变形杆菌属由变形杆菌家族组成，其中普通、奇异、莫根 3 种变形杆菌可引起食物中毒。变形杆菌广泛地存在于自然界，在土壤、污水、食物、动物和人的肠道里均可检出变形杆菌。变形杆菌在一般情况下不致病，只是在人的抵抗力低下时或一次食入的菌量十分大时，才会使人发病。因此，又称其为条件性致病菌。

可引起变形杆菌中毒的食物很广泛，以肉类食品为多见，其次为水产品、豆制品、凉拌菜等。常因夏季高温、高湿的条件下，案板、刀墩、容器上的变形杆菌大量繁殖，致使多种食物受到污染。因此，此种食物中毒发生后，常常找不到一个单一中毒食物的线索。当大量的变形杆菌被食入人体后，最短的 2 小时的潜伏期，就可以发病。主要中毒症状为腹痛、腹泻、呕吐，尤以腹痛明显，有时有刀割样痛，体温升高。病程一般 1～2 天。某些变形杆菌，如莫根变形杆菌，可引起过敏性中毒反应。莫根变形杆菌在鲐巴鱼等鲭科鱼中，可产生大量的组胺（过敏原物质），食入含有污染变形杆菌的鱼后，短时间内，使人产生皮肤潮红、头晕、头痛、荨麻疹等一系列过敏症状。

9. 沙门菌食物中毒

沙门菌属是个大的病原菌家族，可以使动物和人致病。能够引起人们食物中毒的主要病菌是鼠伤寒、肠炎和猪霍乱沙门菌。

沙门菌本来是动物界沙门菌病的病原体。当动物感染沙门菌后，病菌在其肠道内生长、繁殖，从而引起动物间的传染病。例如，猪伤寒、鸡白痢、猪瘟、鼠伤寒等。因此，有病或死亡的家禽中常带有大量沙门菌。健康的家禽家畜也有 1%带有沙门菌。禽蛋带菌率为0.5%～3%。家禽、家畜，特别是病死的牲畜在屠宰过程中，动物肠道中的大量沙门菌就会将禽、畜肉污染。引起沙门菌食物中毒的食品主要为肉、肉制品、蛋、奶、水产品等，其中病死牲畜肉是我国发生沙门菌中毒的主要原因。沙门菌中毒的潜伏期一般为12～20小时，主要中毒症状是恶心、呕吐、腹痛、腹泻，体温高达39℃以上，病程为3～5天。

10. 副溶血性弧菌食物中毒

引起副溶血性弧菌食物中毒的病原菌是副溶血性弧菌。因该弧菌需要在含食盐的条件下生长，过去曾称它为嗜盐菌。副溶血性弧菌是一种海洋细菌，主要由近海海洋生物携带。海产鱼虾的平均带菌率为45.6%～48.7%，夏季可高达90%以上，腌制的鱼贝类带菌率为42.4%，咸菜带菌率为16%。因此，引起副溶血性弧菌中毒的食物，除鱼、虾、蟹等海产品外，肉类、咸菜等被副溶血性弧菌污染后，也可引起中毒。吃生鱼片很容易引起中毒，吃海螃蟹时，如果加热不透，也容易中毒。

当人体食入大量含有副溶血性弧菌的食物后，经10小时左右的潜伏期而发病。体温为37.5℃～39.5℃，上腹部呈一阵阵发作的绞痛，腹泻。大便呈洗肉水样，有时还带有黏液或脓血，严重时大便次数可达每日20余次，可出现脱水，甚至休克。病程1周左右。

11. 葡萄球菌肠毒素食物中毒

葡萄球菌包括柠檬色、白色、金黄色3种，其中金黄色葡萄球菌的致病性最强，可引起化脓感染和败血症。金黄色葡萄球菌在高温、高湿的条件下，如25℃～37℃时，经5小时，即可产生肠毒素。肠毒素可使人中毒。肠毒素的耐热性强，煮沸30分钟，也不能破坏其毒性，经 100℃的高温加热 2 个小时，方可被破坏。因此，一旦食物被金黄色葡萄球菌污染产生了肠毒素，再经加热处理也是很难破坏其毒性的。

引起肠毒素中毒的主要是富含水分、糖、蛋白质的食物，如奶、蛋制品、江米切糕、剩米饭等。在我国，夏季因剩米饭引起食物中毒的病例很多见。剩米饭富含糖及水分，当被金黄色葡萄球菌污染后，在通风不好的高温条件下，金黄色葡萄球菌大量繁殖，并产生肠毒素。即使吃前将剩米饭回锅加热，也破坏不了其毒性，照样引起食物中毒。肠毒素中毒的潜伏期为 2～4 小时，主要症状为反复剧烈的呕吐，有时出现腹痛、心窝部疼痛。一般 1～2 天即可恢复。

12. 肉毒梭菌毒素食物中毒

肉毒梭菌毒素食物中毒，简称肉毒中毒。肉毒中毒是世界性的，发生较多的是地球的北半球及大约北纬 30°附近，即北美、欧洲、中国和日本的部分地区。我国以西北地区发病较高，尤以新疆最高。肉毒中毒病死率达 40％～60％，在细菌性食物中毒中居首。肉毒中毒是由肉毒梭状芽孢杆菌产生的毒素引起的。肉毒毒素的毒性极强，0.01～0.0084 毫克的肉毒毒素就可以使人致死。该毒素耐酸，不耐碱，不耐热。80℃加热 30 分钟或 100℃加热 10～20 分钟，就可以完全被破坏。

我国发生的肉毒中毒 91.5％是因植物性食物引起，主要是家庭自制发酵食品，如臭豆腐、豆豉、豆酱。其主要原因是，豆子被土壤中的肉毒梭状芽孢杆菌污染，加工过程中加热不透，芽孢未被杀灭，在发酵过程中，形成 30℃～40℃的高温厌氧环境，使肉毒梭状芽孢杆菌大量繁殖，并产生毒素。发酵食品食用前，又未再加热，而使人中毒。蔬菜、水果、肉罐头食品，加工过程中如加热不透，芽孢杆菌未被消灭，也可造成肉毒中毒。肉毒中毒的潜伏期为1～4天，最短6小时。初起症状是全身乏力，头晕，走路不稳，少数人有呕吐、腹痛、腹泻症状。接着出现明显的神经中毒症状，眼皮下垂、复视、瞳孔散大、声音哑、口腔干燥、吞咽困难、头下垂等。严重时，呼吸麻痹，直至死亡。

13. 蜡样芽孢杆菌食物中毒

蜡样芽孢杆菌食物中毒是由蜡样芽孢杆菌引起的。蜡样芽孢杆菌广泛存在于自然界的土壤、灰尘、腐草和空气中。食物在加工、运输、贮藏和销售过程中，也很容易受到蜡样芽孢杆菌的污染。肉类食品、奶类食品、米饭、蔬菜、水果的带菌率为20%～70%。蜡样芽孢杆菌在15℃以下不繁殖，在一般室温下可以生长发育，最适宜的温度为32℃～37℃，繁殖型不耐热，食物在100℃高温经20分钟可杀灭，而芽孢型较耐热。

通常熟的食品，如米饭、熟肉、奶制品，在20℃以上的温度下，放置较长时间，蜡样芽孢杆菌就会产生大量毒素。当人食入蜡样芽孢杆菌的菌量超过每克食品100万个时，就会引起中毒。不同的蜡样芽孢杆菌可产生两种不同的肠毒素，即呕吐型和腹泻型肠毒素。呕吐型中毒的潜伏期为0.5～2小时，长的可达5～6小时；主要症状是恶心、呕吐、口干、腹痛等，少数人有腹泻，体温一般不高，病程1天左右。腹泻型中毒，潜伏期稍长，平均10～12小时，以腹痛、腹泻症状为主，偶有呕吐、发热，病程均为1天。

14. 赤霉病食物中毒

小麦赤霉病是小麦、大麦、玉米、稻谷等农作物感染的真菌病。赤霉病不仅使农作物减产，同时，人畜误食了患有赤霉病的粮食后，可引起小麦赤霉病中毒。该中毒多发生在农村。

误食赤霉病感染的小麦后，10～30 分钟内，可出现恶心、呕吐、眩晕、腹痛、全身乏力，少数人有腹泻、流口水，颜面潮红等。以呕吐为明显，可持续约 2 小时，症状自行消失。中毒严重者，可出现呼吸、脉搏、体温和血压的波动，但未见死亡者。以赤霉病小麦做饲料，可引起马、猪、狗等牲畜中毒，而羊、牛和成年鸡、鸭没有中毒现象。

预防小麦赤霉病中毒，主要应做好农作物的田间管理，选择抗赤霉病的品种，深耕可以减少赤霉病的发生，必要时，应使用高效、低毒、低残留的杀菌剂，粮食成熟后，应及时脱粒、晒干，粮库应通风，防止粮食霉变。

已经发现有霉变的麦粒时，可采取清除霉变麦粒，或用清水、石灰水浸泡去毒，去除粮食外壳，磨成精粉，也可大大除去其毒性。

15. 鱼类食品引起组胺中毒

吃鱼引起组胺中毒，在国内也时有发生。主要是鱼不新鲜，鱼体内产生了一种可以使人发生过敏反应的物质，叫组胺。组胺中毒，是一种过敏反应型中毒。容易产生组胺的鱼，有鲐巴鱼、金枪鱼、沙丁鱼、青花鱼等。这些鱼类肌肉中血红蛋白含量高，有青皮红肉的特征。当气温在 37℃ 时，放置 96 小时，每克鱼可产生 1.6～3.2 毫克的组胺。一般认为，成年人食入组胺量超过 100 毫克时，就有发生中毒的可能。

(1)中毒的特点：发病快、症状轻、恢复快。中毒的潜伏期为数分钟至数小时。中毒的症状是面部及全身皮肤潮红，眼结膜充血；头痛、头晕、脉快、胸闷、呼吸快；皮肤出现荨麻疹；体温升高；严重时有口渴、呕吐、腹泻、血压下降等。一般 1～2 天后，可自愈。

(2)预防组胺中毒：水产部门在鱼的捕捞、运输、贮藏过程中，要做到冷藏保鲜，防止鱼变质。家庭在选购和加工鱼时，要注意选择新鲜的鱼，特别是加工那些青皮红肉的鱼时，要用流动水，反复冲洗，以防鱼组胺中毒。

16. 毒蘑菇中毒

蘑菇，学名蕈类。属于大型真菌。我国有毒蕈 80 多种。其中有剧毒，可以使人致死的 10 多种。毒蕈因形态特征复杂，常与食用蕈难以区别。群众在采集野蘑菇时，常常难以鉴别而误食中毒。因此，毒蘑菇中毒多有发生，居食物中毒死亡人数之首位。

(1)中毒原因：毒蕈中毒的原因是内含毒素。而每种毒蕈所含毒素的种类和数量又不相同。因而，毒蕈中毒后的症状也十分多样。中毒潜伏期短的 15 分钟，长的 3～5 天。中毒类型有肝肾损害型、神经精神型、溶血型、胃肠型等，其中以肝肾损害型的死亡率最高。一个 50 克重的毒伞，可以把一个 70 千克体重的人毒死。

(2)预防：毒蕈中毒最主要的一点是不要随便采集野蘑菇食用。采集野菇应在专业技术人员的指导下，凡对蕈类识别不清或从未食用过的新蕈，必须经专业部门鉴定，确认无毒后，方可列入可食用蕈类。

17. 苦杏仁中毒

苦杏仁中含有氰苷。氰苷在人体内可分解出氢氰酸。氢氰酸可使人的血红蛋白失去运送氧气的能力，造成人体缺氧，呈窒息状态，严重时可致死。氢氰酸的最低致死量为每千克体重 0.3～0.5 毫克。中毒的潜伏期为 0.5～5 小时。中毒后，初期可感口中苦涩、流口水、头晕、恶心、心悸、四肢无力。重者可感到胸闷、呼吸困难、意识不清、四肢冰冷、全身出现阵发性痉挛、瞳孔散大，最后因呼吸麻痹而死亡。

预防苦杏仁中毒，主要是注意不生吃未经处理过的苦杏仁。特别要看管好儿童，不要误食。不可将苦杏仁误作甜杏仁而生吃。一旦误食可喝绿豆汤进行解毒。

苦杏仁味苦涩，呈扁心脏形，顶端尖，基部钝圆而厚，左右略不对称；甜杏仁味淡甘，大而扁，基部略对称。

18. 白果中毒

白果又名银杏。果肉鲜嫩可口，也是一种祛痰止咳的中药。但白果有毒，引起中毒的原因尚不十分清楚。据分析，白果肉中含有一种有毒物质，经加热能使其毒性减低。此外，白果肉皮中含有银杏酸，核仁中含有银杏酸及银杏二酚，这些物质也都有一定的毒性。当生吃白果或一次吃大量的炒熟白果时，就会引起中毒。

(1)白果中毒的主要症状：恶心、呕吐、腹痛、腹泻，还会引起头疼、抽搐，严重时可以出现意识丧失、昏迷，甚至死亡。

(2)预防白果中毒的方法：将白果碾去外壳，经长时间的浸泡，并烧熟、煮透再吃。要教育和看管好儿童，不要生吃白果，即使煮熟吃，也不可一次吃得太多，以防中毒。一旦过量食入或中毒，可以口服鸡蛋清或0.5%活性炭混悬液，以保护胃黏膜，减少毒物的继续吸收，多喝糖水、茶水，以促进排尿，加速毒物排出。

19. 生豆浆中毒

生豆浆中含有多种有毒物质，如含有抗胰蛋白酶素，能影响蛋白质的消化、吸收；酚类化合物可使豆浆产生苦味和豆腥味；皂素不仅对消化道黏膜有刺激性，引起恶心、呕吐、腹泻反应，还会破坏红细胞，产生一系列的中毒反应。当豆浆被煮熟时，其中的有毒物质被破坏，就不会引起中毒。因此，喝豆浆时必须将豆浆烧开、煮透。特别要注意的是，当豆浆加温到80℃时，会出现“泛泡”，即假沸现象，此时有毒物质并未被完全破坏，只有继续加热到真正沸腾时，其中的皂素等有毒物质才会被完全破坏，而不致引起中毒。

20. 亚硝酸盐中毒

蔬菜(如芹菜、菠菜、白菜等)中含有较多的硝酸盐。蔬菜在贮存过程中，如果温度较高，在细菌和酶的作用下，蔬菜中的硝酸盐可转化为亚硝酸盐。当亚硝酸盐含量过高时，就可以引起食物中毒；在腌菜时，如果盐含量在15%以下，特别是在腌制的最初1周内，亚硝酸盐含量也较高，因此，也有吃初制的腌菜中毒的；煮熟的菜，如存放温度高，时间久，菜中的亚硝酸盐含量也会增多，有时某些细菌性食物中毒可同时伴有亚硝酸盐中毒；食品加工过程中，常使用亚硝酸盐作为发色剂，如果保管不妥，易被误食而发生严重的中毒事故。亚硝酸盐的中毒量为0.3～0.5克，致死量为3克。中毒潜伏期一般10多分钟。主要中毒症状为口唇、指甲及全身皮肤青紫，头晕、头痛、心跳加快、烦躁不安、呼吸急促、恶心呕吐、腹痛、腹泻。严重时，心跳减慢，昏迷，死于呼吸衰竭。

预防亚硝酸盐中毒，主要应加强对蔬菜的保管，避免高温长期贮存。已经烂的菜，绝不可以食用；吃剩的熟菜，也要低温保存，加热后再食用；腌菜至少腌制半个月后，待菜腌透再食用。工业用亚硝酸盐要专人妥善保管，防止误食中毒。一旦发生亚硝酸盐中毒，应尽早洗胃、催吐、导泻。特效解毒药物是美蓝。

21. 鸡蛋不要生吃

鸡蛋的主要成分是蛋白质。蛋白质是由多种氨基酸构成的，分子很大，只有被消化、分解成氨基酸，人体才能够吸收。鸡蛋煮熟以后，原来结构致密的蛋白质会变得松懈，因而容易被消化吸收。

生鸡蛋里含有“抗生物素蛋白”和“抗胰蛋白酶”。抗生物素蛋白能够阻碍生物素这种营养物质的吸收，抗胰蛋白酶会破坏胰蛋白酶，影响蛋白质的消化。鸡蛋一经煮熟，这两种物质就被破坏了。另外，在大约10%的鲜蛋里含有致病的沙门菌、真菌或寄生虫卵，如果鸡蛋不新鲜，带菌率就更高。细菌可从母鸡卵巢直接进入鸡蛋；也可在下蛋时被污染，肛门里的细菌污染到蛋壳上，再经蛋壳上的气孔进入鸡蛋。这些细菌都怕高温，煮沸8～10分钟，鸡蛋里外的细菌就会全部被杀灭。所以，鸡蛋不要生吃，煮熟了吃才安全。

22. 常见疾病的饮食禁忌与食疗

(1)支气管哮喘：支气管哮喘多由过敏引起，发病突然，以呼吸喘促，喉间哮鸣有声为临床表现。中医学认为，本病多为饮食不当所导致。西方国家的发病率高于第三世界国家，从发展中国家到发达国家的移民也有发病增加的趋势，说明与环境有密切关系。除了对环境污染物过敏因素外，还与日常食物中氯化钠含量过高有关。美国不同地区食盐销售与当地支气管哮喘的死亡率成正比。现代医学认为，支气管炎哮喘多为过敏因素所导致，一些易过敏的食物应该禁忌食用，如虾米、油菜花、螃蟹、新鲜稻米等食品，以及烟、酒、辣椒等刺激性食物，也应禁忌。寒喘的患者不宜吃生梨、芹菜、荸荠等食物；热喘的患者不宜吃羊肉、鹅肉、姜、桂皮等；哮喘且腹胀者，忌食豆类、芋头等，以免加重气急的症状。

(2)慢性支气管炎：慢性支气管炎的各种症状，通常都是由于支气管管壁黏膜充血、水肿及黏膜腺体增生、变大、分泌亢进，黏液增多所致。由于过多的黏液分泌使痰量增多，在气管和支气管内，不但影响呼吸道畅通，而且为细菌的滋生创造有利条件，因此易造成感染。

慢性支气管炎的患者在饮食上应注意忌海腥、油腻和刺激性的食物，以及戒烟、酒；应忌或少吃黄鱼、带鱼、蟹、虾和肥肉，忌食辣椒、胡椒、蒜、葱、韭菜等辛辣之品。菜肴调味不宜过甜、过咸，要冷热适度，抽烟有百害而无一利；患慢性支气管炎的患者平时应少饮酒，最好不喝。

(3)高脂血症：血脂过高常常是引起冠心病和动脉粥样硬化的重要因素。高脂血症患者应从饮食方面本着“五低”的原则，即低热能、低饱和脂肪酸、低脂肪、低盐、低胆固醇。①忌饱食、暴食。每天的热能摄入与消耗应基本平衡，如供过于求，过剩的热能转变成脂肪，存于人体内，使人发胖，体重增加。因此控制热能和限制体重是治疗的关键，尤其是冠心病患者进餐更不能过饱，因为过多食物不仅难以消化，还可加重心脏的负担，使膈肌升高，腹部胀气，限制心脏的正常活动。又因为消化食物的需求，全身血液多集中于胃肠，使冠状动脉供血不足，加重心肌缺血、缺氧，易诱发心绞痛，甚至发生心肌梗死而危及生命。晚餐饱食危害更大。因入睡后血流变缓，过饱使血脂增加，并容易沉积在血管壁上，影响血管弹性而发生动脉硬化。因此禁忌饱食，采取节食是主要的治疗方法。②少吃肉。长期进食过多的脂肪食物，是引起高脂血症的主要因素。临床资料、动物实验及流行病学调查均表明，膳食中饱和脂肪酸的摄入量与高血压、动脉粥样硬化的发病呈明显的正比。除少吃肉外，对于含胆固醇高的食品，如动物内脏、骨髓、鱼子、蟹黄、虾米、蛋黄等，也应少吃。③少吃盐。食盐的摄入量与高血压病有关，而长期高血压易致动脉硬化，进而发展成为冠心病。所以吃盐尽量控制在每天 5 克以下最好。④少吃糖，禁酒烟，忌浓茶。尤其是要戒烟，因冠心病发生心肌梗死的危险性，吸烟者比不吸烟者高 2～6 倍，吸烟量越多，时间越长，急性心肌梗死的发病率就越高。如冠心病患者在心肌梗死后停止吸烟，虽然不能使患者痊愈，但可以减少心肌梗死发作的次数。总之，要注意少吃盐和糖，戒烟酒及不饮浓茶。

(4)急性肝炎：急性肝炎常常是因为病毒感染或有毒物质损害肝脏引起。病毒性肝炎通常分为甲、乙两型。甲型肝炎可由食物或水传染，潜伏期为 18～40 天，黄疸明显，因此也称为黄疸型肝炎。乙型肝炎通常是由于输血、预防注射或带菌者所传染，潜伏期为 60～120 天。有些患者乙肝表面抗原阳性而无症状，有 5%～10%的急性乙型肝炎可转为慢性活动性肝炎，症状较重。肝炎患者可表现为食欲缺乏，厌食、恶心、呕吐、全身无力，腹泻或便秘等。

在饮食上，无论哪种肝炎都不要多吃糖和肥肉，更应戒烟酒。肝炎患者需要比健康人更多的营养，才能维持体内代谢的功能，促进肝细胞的修复。每天补充一定量的葡萄糖、脂肪和蛋白质等，对肝炎患者是十分必要的。禁食辛辣油腻之品，出现腹部胀气时应暂停牛乳和蔗糖，出现水肿或肾功能障碍时应限盐。宜多吃蛋、奶、禽及肉类、豆制品，以及蔬菜和水果。

(5)肝硬化：肝硬化是由广泛的肝实质变性逐渐发展或肝脏弥漫性炎症引起的，多是因为酒食不节，情志所伤，劳欲过度，或感染血吸虫等引起肝脏、肾脏、脾脏功能障碍，最终导致肝硬化的发生。肝硬化患者应该禁忌肥甘厚味。戒烟酒，同时也应注意少吃或不吃鱼。肝硬化患者都有不同程度的肝功能减退，如果饮食不节，就会增加肝脏的负担。有人认为，发生肝硬化，如果中间无意外变化，肝脏的代谢功能仍可以维持 40 年。但是，如果经常的加重肝脏的负担，超过负荷，就可能出现肝代谢功能不全，出现腹水，进而肝性脑病。

正常人少量饮酒，肝脏可以将酒精代谢解毒，一般情况不会导致损害。但对于肝硬化患者来说，因为相当部分的肝细胞已丧失功能，而且酒精代谢所需的各种酶活性减低，分泌减少，解毒能力大大降低。即便少量饮酒，也会加重负担，影响肝功能的恢复，甚至可致肝坏死，危及生命。肝硬化病人饮酒后迅速出现肝衰竭是很常见的。因此，肝硬化患者要坚决戒酒。肝硬化患者晚期常有门脉高压、脾功能亢进、食管静脉曲张、血小板减少，所以很容易发生上消化道出血，而且常常很难制止。最终成为肝硬化的并发症和死亡因素。有些鱼类，如沙丁鱼、青花鱼、秋刀鱼和金枪鱼的体内含有不饱和脂肪酸二十碳五烯酸，其代谢产物有引起血小板凝集的作用。此外，肝硬化患者还应该少吃食盐及煎炸、酸辣、坚硬的食品。

(6)痢疾：根据病原体的不同可分为阿米巴痢疾和细菌性痢疾，由于病原体进入肠道引起肠黏膜炎性变化及溃疡，其主要临床表现有发热、腹痛、腹泻、脓血便等。患者常常有消化不良、发热、腹泻、营养消耗和失水现象。同时，由于肠道病变对食物的刺激特别敏感。因此，痢疾患者的饮食应该始终富有营养和水分，易于消化，无刺激性，根据病情各个阶段供给适当的饮食。急性期病人应以流质饮食为主，少食多餐，可供给藕粉、米面粥、果汁等食物，并适量加用咸汤，以补充水、盐。不用或少用牛奶、豆浆，因牛奶和豆浆容易引起肠胀气和腹泻。好转期的患者饮食可采取半流质，供给面条、饼干、蒸蛋羹、稀饭、去油肉汤等。不要用多渣食物和刺激性的调味品。恢复期的患者应该避免过早地进食刺激性的多渣食物，可食用少油、少渣的软饭，也可用鸡蛋、面条、牛奶、嫩瘦肉、稀饭和纤维少的蔬菜。软食的烹调制作应该切碎，煮烂且易于消化。

(7)胆囊炎、胆石症：胆囊炎与胆石症常常同时存在，好发生于中年以上的人群，尤其是肥胖、多子女的女性。常发生于吃了过多油腻的食物后，突然感到剧烈的右上腹痛，并向右侧肩部放射。有时患者痛得在床上打滚，直冒冷汗，并伴有恶心、呕吐、高热、寒战等。胆囊炎、胆石症与饮食有着密切的联系。限制过多脂肪摄入是患者应该长期坚持的饮食原则，一般在症状缓解时，食物以烧、烩、蒸、煮为主，禁用油煎、油炸，因为胆结石的形成与体内胆固醇过高有一定关联，所以应少吃含胆固醇高的食品，如蛋黄、鱼子、肝、腰子、脑髓、肥肉等食品。各种酒类和刺激性食品，或是浓烈的调味品，也可促进缩胆素产生，增强胆囊的收缩，使胆管口括约肌不能及时松弛流出胆汁，也有可能引起胆囊炎、胆石症的急性发作，所以应严禁食用。植物油脂有利胆作用，在缓解期可不必禁忌。胆囊炎、胆石症的急性发作期最好禁食1～2天，靠输液供给营养，随病情的好转，饮食仍然应该少食多餐，避免因饮食过度刺激而影响胆囊，应挑选少渣食物，蔬菜必须煮烂或做成菜泥。多喝水和饮料以稀释胆汁，促进胆汁的流出。保证大便通畅，可减轻症状，利于康复。总之，低脂饮食是胆管疾病防治的关键手段之一，应给以足够的重视。

(8)胃、十二指肠溃疡：不合理的饮食习惯常常是溃疡病发生发展的重要原因。溃疡病患者应忌暴饮暴食及过酸辣的生冷食物，每天应少食多餐，白天每隔2～3小时吃1次，以免加重胃的负担，使胃中经常保持有适量的食物，以中和胃酸，减少胃酸对溃疡病灶的不良刺激；食物应少用或不用油煎、油炸，以免影响消化；忌食酸、辣、生、冷、硬和太热的食物。因为这些食物不但难以消化吸收，而且还会刺激分泌过多的胃酸。食物太冷可使胃黏膜血管收缩，发生缺血、缺氧，抵抗力下降，并能促使胃肠蠕动、痉挛，加重疼痛症状；温度过高的食物可使血管扩张，导致出血。所以，凡是有刺激性的食物，如辣椒、咖啡、辣椒油、胡椒等，过量的食盐、香料、酱油、酸醛、酸菜、果汁、糖果、浓茶、酒、烟都可对溃疡面、胃黏膜造成不良影响，也应禁食。另外，因患者多有胃酸增加，常感到剑突下有烧灼感，并有反酸、嗳气、饥饿时疼痛加剧，这时如吃几片小苏打，就会颇觉胃中凉爽，症状减轻。但溃疡病患者不要常服用小苏打，小苏打可以中和胃酸，缓解胃酸对溃疡面的刺激，但如长期使用是非常不利的，因为小苏打与胃酸中和时产生二氧化碳气体，可以刺激胃酸的分泌，从而引起继发性胃酸过多，导致病情加重。

溃疡病患者也应戒烟。十二指肠球部溃疡在我国发病率较高，主要因素是胃酸分泌过多所导致，使十二指肠球部黏膜受损而发生溃疡。吸烟使胃酸及胃泌素分泌增加，胃肠黏膜血循环异常，并降低胃黏膜的抵抗能力。据检验，血尼古丁浓度与十二指肠球部酸度成正比，即吸烟越多，胃酸越多，持续时间越长。溃疡病应忌吸烟，饭后马上吸烟危害更大。消化性溃疡病人喝牛奶不好，这是因牛奶能刺激胃酸的分泌，大量胃酸使溃疡面难以愈合而加重病情。

(9)胰腺炎：胰腺炎是因胰腺的消化酶对器官自身消化引起的化学性炎症。在急性期必须禁食，因食物和酸性胃液进入十二指肠后，可以反射性刺激胰腺分泌消化酶，从而加重胰腺的负担，影响了炎症恢复。对于较轻的水肿型，一般禁食1～3天，等上腹痛、呕吐基本消失后，再逐渐进食少量流食。如胰腺炎是因暴饮暴食、酗酒而引起，病后或恢复期更应该严格控制饮食，尤其是高脂肪类食物应忌食。因肥肉及一些富含脂肪、蛋白质的食品，包括汤圆馅、油炸食物等不容易消化，可能激活胰腺消化酶，从而使病情加重或复发。在胰腺炎发作的时候，生冷的食物如水果、冰淇淋、酸梅汤，以及多纤维食物、产气的食物如韭菜、豆类、薯类应少吃或者不吃。在临床上，最常见的是饮酒过量导致的胰腺炎，因急性胰腺炎是胰腺分泌的消化酶对腺体自身进行消化而引起。当患者再次喝酒后，酒精混合液体由胰管、血管、淋巴管等途径刺激胰腺，引起胰管阻塞不通。胰腺分泌亢进，管内压力升高，使胰管上皮破裂，造成十二指肠液、胆汁液在胆管内通流，最终导致胰腺的细胞功能障碍，使本身炎症引起的充血、水肿加重，导致出血、坏死，而坏死型胰腺炎常常会危及生命。

(10)糖尿病：糖尿病是常见有遗传倾向的内分泌代谢疾病，因胰岛素分泌相对或绝对不足而引发蛋白质、脂肪代谢紊乱，糖尿病是慢性病，在治疗过程中，合理控制饮食是极其重要的。一般来说，糖尿病患者饮食应是低糖、低脂肪、低热能、高纤维素。首先，糖尿病应忌肥甘厚味。中医称糖尿病为消渴症，是阴虚燥热所导致，然而肥甘厚味食物都有伤阴助热之弊，因此应忌食。如果长时间地进食肥甘厚味，就会影响脾胃消化，胃内过多的食物积滞，蕴热化燥，伤阴耗津，出现消谷易饥等症状，而成消渴。“肥”即高脂肪食品，如肥肉、奶油、蛋黄等；“甘”即含糖量高的食物；“厚味”是指辛辣燥热之品，如烟、酒、干姜、辣椒、花椒、八角、桂皮及油炸食品等。

一般来说，脂肪摄入量每天每千克体重应该少于 1 克，过多脂肪会阻止糖的利用，易于引起酮症酸中毒，因此应该少吃或不吃动物油，忌吃动物内脏，如脑、肾、肚、心等高胆固醇食物。同样，蛋白质的摄入量亦应酌情而定，如果病情严重，肝肾功能不好，应坚决限制蛋白质的摄入量。限糖类食物是通过减少患者对胰岛素的需要量来增加对糖类代谢的控制能力。

糖尿病患者应戒酒。酒中的酒精能产生大量的热能，每克酒精能释放出 7 千卡热能，酒会加重病情，故糖尿病患者应坚决限制饮酒。西瓜含有大量果糖，进入体内变为葡萄糖，吃西瓜就像喝糖水一样，会使血糖显著升高，这样就会加重胰腺的负担，增加尿糖，使糖尿病患者的病情加重。故糖尿病患者最好不吃西瓜。

(11)尿路结石：尿路结石包括输尿管结石、肾结石和膀胱结石等，是多种代谢性疾病的并发症，与饮食不当关系密切。尿路结石的主要成分是草酸钙。如人体摄入过多的草酸，一旦尿液中的草酸钙处于饱和的状态，草酸钙结晶析出、沉淀，长时间如此，就会逐渐形成结石。富含草酸盐的食物，如菠菜、茶叶及柑橘水果，都是促进尿路结石的因素。其中以菠菜中草酸含量最高，所以一般人不宜多吃，尿路结石者更不应该多吃。当然，尿路结石形成的原因是很复杂的，除食用过多含草酸的食物外，还与饮食中的钙量与肠道对草酸盐的吸收能力有直接关系。一般来说，尿路结石患者的饮食，应在正常人饮食的基础上增加一些液体为佳。多喝水以稀释尿液，这样可以降低尿中草酸盐的浓度。

(12)肾炎：肾炎患者因肾功能减退，每天排出的钠含量减少，一部分钠潴留在体内。钠有吸收水分的功能，当体内钠过多时，血中的钠和水的渗透压改变，便渗到组织间隙中形成水肿。严重水肿会使血压升高、心脏负担加重而导致心力衰竭。①肾炎患者应控制钠的摄入量，即少吃咸的食物。有水肿时，应该禁盐，含盐的食物也尽量不吃。另外，水果营养丰富，甘甜可口，即使食欲不佳的患者也喜欢。但急性肾炎、慢性肾炎、肾功能不全的患者不宜食香蕉，因为香蕉中钠盐含量较高。②肾炎患者应禁忌高蛋白食物，进食多量蛋白质有害无益。因蛋白质经胃肠道消化吸收后，经肝脏代谢，转化为氨基酸，最后转变成肌醇、肌酐、尿素等代谢产物，如肾功能不全可发生尿毒症，甚至危及生命。③肾脏病患者要控制高胆固醇和刺激性食物，因慢性肾炎患者血清胆固醇较高，为阻止高胆固醇血症，动物脑髓、鱼子、虾子、蟹黄、蛋黄和动物内脏最好不吃。烟、酒、浓茶、咖啡，以及辛辣调味品(如葱、蒜、辣椒)等刺激性食物，也尽量不吃。由此可见肾脏病的饮食治疗是非常重要的。

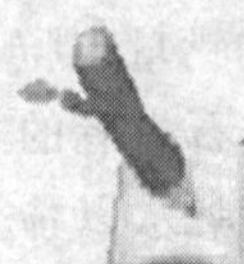

四、护理知识

1. 观察患者的外观特征

疾病发生和发展都有自身的规律和特征，病情变化是患者自己和家属能够观察到的，了解这些变化对疾病的诊断和治疗具有重要的意义。观察并记录的内容如下。

(1)生命体征：包括体温、脉搏、呼吸、血压。

(2)神志：清晰、模糊、昏睡或昏迷。

(3)体重：肥胖、消瘦、正常、增加或减轻。

(4)表情：淡漠、痛苦、忧虑、恐惧或安静。

(5)步态：稳健、蹒跚或搀扶行走。

(6)饮食：食欲好坏、食量多少及饮食内容。

(7)恶心呕吐：时间、次数、程度、性质和量。

(8)吞咽：正常、困难或疼痛。

(9)大便：性状、次数、量、有无便秘或腹泻。

(10)小便：次数、量、颜色、是否流畅。

(11)出血：时间、颜色、量、伴随症状。

(12)咳嗽：程度、性质、内容，有无痰及痰是否黏稠、痰的颜色、量。

(13)声音：洪亮、有气无力或声音嘶哑。

(14)疼痛：部位、时间、程度、性质及伴随症状。

(15)皮肤颜色：潮红、苍白、发绀或黄染，皮肤有无出血点、皮下瘀斑、皮疹或肿块。

(16)眼:眼睑有无水肿、眼睑下垂,巩膜有无黄染或出血,瞳孔大小、是否对称、光反应情况。

(17)耳:听力是否正常,有无分泌物。

(18)鼻:是否通畅、有无出血及分泌物。

(19)口腔:黏膜颜色、舌苔情况,有无溃疡。

(20)颈:柔软或抵抗、强直。

(21)姿势和体征:有无被动体位或强迫体位。

(22)睡眠:安静、烦躁不安。

(23)药物反应:用药或治疗后有无不良反应。

2. 生命体征的监测

(1)测体温:体温常以口腔、直肠或腋下温度为标准。常用的水银柱体温计有 2 种,即口表、肛表,是由玻璃制成的,一端内装水银,水银遇热后升高的刻度即是体温度数。

①测体温的方法

●口腔测量法:将口表水银端斜放于舌下,使病人闭口用鼻呼吸,勿用牙咬体温计,3 分钟后取出,擦净,看清楚度数,并记录度数和测量时间。

●腋下测量法:解开衣扣,揩干腋下,将体温计水银端放入腋窝深处紧贴皮肤,屈臂过胸,夹紧体温表,10 分钟后取出,看清楚度数并记录。

●直肠测量法:使病人屈膝侧卧位,露出臀部,用 20%肥皂液或油剂润滑肛表,将水银头端轻轻插入肛门 3~4 厘米,3 分钟后取出,擦净肛表,看清楚度数并记录。

②注意事项

●测体温前后,应检查体温计有无破损。在甩体温计时,不可触及它物,防止撞碎表。

●精神异常、昏迷及小儿不可测口腔温度，这类病人测体温时，必须有人在旁守护，并用手扶托体温计，以防体温计失落或折断。对不合作，口、鼻手术或呼吸困难者，也不可测口腔温度。进食或面颊部做热敷或冷敷者，应间隔30分钟后方可测量温度。

●腹泻、直肠或肛门手术病人不可由直肠测温；坐浴或灌肠后，须待30分钟后，方可测直肠温度。

●若病人不慎咬破体温计而吞下水银时，可服大量鸡蛋清或牛奶，使蛋白质和汞结合，以延缓汞的吸收，最后排出体外。在不影响病情的情况下，给予食用大量韭菜等粗纤维食物，使水银被包裹而减少吸收，粗纤维还可以增加肠蠕动，加速汞的排出。

●体温计用后消毒，以酒精浸泡为宜，切忌把体温计放在热水中清洗或放在沸水中煮，这样会引起爆破。

(2)脉搏的观测：随着心脏的收缩和舒张，在浅表动脉上可摸到搏动，称脉搏。正常成年人在安静时的脉搏，每分钟为60～100次，它可随年龄、性别、劳动和情绪等因素而变化。一般女性比男性快，幼儿比成年人快，老年人较慢，运动和情绪激动时的脉搏可暂时增快，休息和睡眠时较慢。当疾病影响心血管造成异常脉搏，可表现为：①速脉。成年人脉率每分钟超过100次。②缓脉。成年人脉率每分钟低于60次。③不整脉。搏动不规律，脉搏间隔的时间长短不一。

(3)呼吸的观测：人体在新陈代谢过程中需要不断地从环境中摄取氧，并排出二氧化碳，这种机体与环境之间的气体交换，称为呼吸。正常成年人呼吸的速率每分钟为16～20次。受疾病影响，呼吸速率、节律和深浅度可发生改变。

①呼吸速率的改变。成人每分钟呼吸超过24次，称呼吸增快，常见于高热和缺氧。每分钟呼吸少于10次，称呼吸缓慢，常见于颅内疾病及催眠药中毒等。

②呼吸节律改变。常发生呼吸节律紊乱。

●潮式呼吸:是一种周期性呼吸异常。特点是开始呼吸浅慢,以后逐渐加快加深,达高潮后,又逐渐变浅变慢,然后呼吸暂停数秒之后,又出现上述症状呼吸。如此周而复始,其呼吸运动呈潮水涨落般状态,故有潮式呼吸之称。多见于中枢高度缺氧所致。

●间断呼吸:表现为呼吸和呼吸暂停现象交替出现,其特点是有规律的呼吸几次后,突然停止呼吸,短时间间断后,又开始呼吸,如此反复交替。常见于颅内病变及呼吸中枢衰竭。

③呼吸深浅度改变

●深度呼吸:是一种深而规律的大呼吸,多见于代谢性酸中毒,如糖尿病酮症酸中毒。

●浮浅性呼吸:是一种浅表性不规律的呼吸,有时呈叹息样,见于濒死的患者。

④呼吸音响改变

●蝉鸣样呼吸:吸气时有一种高音调的音响,多由于声带附近阻塞,使空气进入发生困难所致。多见于喉头水肿、痉挛、喉头异物。

●鼾声呼吸:由于气管或支气管内有较多的分泌物聚积,使呼吸发出粗糙的鼾声,多见于深度昏迷者。

⑤呼吸困难。客观表现为呼吸频率、节律、深浅度均发生改变。患者主观感觉空气不足、呼吸费力、胸闷烦躁、不能平卧,口唇、指甲发绀、鼻翼翕动,主要是气体交换不足,缺氧。

●吸气性呼吸困难:吸气费力,其时间显著长于呼气,致呼吸肌强烈收缩,出现三凹征。见于喉头水肿,喉头异物。

●呼气性呼吸困难:呼气费力,其时间明显长于吸气。多见于哮喘。

●混合性呼吸困难:吸气和呼气均感费力,呼吸频率增快且表浅。多见于肺部感染性疾病。

⑥测量方法

●常在测量脉搏之后测量呼吸,将手仍按在病人的手腕上,以转移患者的注意力。

●观察患者胸部或腹部的起伏，一吸一呼为1次。

●观察呼吸的深度和节律，成年人和儿童数30秒后呼吸次数乘以2。如果呼吸不规律，要数1分钟，婴儿要数足1分钟。

●当危重患者呼吸微弱不易观察到时，可用棉花少许置于患者鼻孔前，观察棉花被吹动情况，加以计数。记录1分钟呼吸次数。

(4)血压的观测：血液在血管内流动时，对血管壁的侧压力称为血压。以毫米汞柱(mmHg)或千帕(kPa)为单位，1千帕＝7.5毫米汞柱。当心脏收缩时，血液射入主动脉，此时动脉的压力最高，称为收缩压；当心脏舒张时，动脉管壁弹性回位，此时动脉管腔内压力降至最低位，称为舒张压。收缩压和舒张压之差称为脉压差。各种因素影响可有小的改变：①高血压。收缩压在140毫米汞柱或以上，舒张压在90毫米汞柱或以上，即称为高血压。②临界高血压。指血压值在正常和高血压之间。收缩压高于140而低于160毫米汞柱，或舒张压高于90而低于95毫米汞柱，定为临界高血压。③低血压。舒张压低于50毫米汞柱、收缩压低于90毫米汞柱为低血压。

测量操作方法：测量前，让患者休息15分钟；取坐位或卧位，暴露右臂或左臂，将衣袖卷至肩部，袖口不可太紧，以免影响血流，衣着厚时应脱去一件，伸直肘部，手掌向上；放平血压计，驱尽袖带内空气，平整无折地缠于上臂中部，松紧以能放入一指为宜。过紧可使血管在未注气前已受压，使测得的血压偏低；过松可使袖带呈气球状，而使有效的测量面积变窄，使测得的血压偏高。袖带的中部应对着肘窝，使充气时压力正好压在动脉上，袖带下缘距肘窝上2～3厘米，将末端整齐地塞入里圈内，开启水银槽开关；戴好听诊器，在肘窝内侧处摸到肱动脉搏动点。将听诊器头紧贴肘窝肱动脉处，轻轻加压，用手固定，另一手关闭气囊上气门螺旋帽，握住输气球向袖带内打气至肱动脉搏动音消失，再升高 20～30 毫米汞柱，然后慢慢放开气门，速度以每秒 2～5 毫米汞柱，使汞柱缓慢下降，并注意汞柱所指的刻度。当袖带内压力逐渐下降至与心收缩力相等时，血液即能在心脏收缩时通过被压迫的动脉，从听诊器中听到第一声搏动，此时汞柱所指的刻度，即为收缩压。随后波动声继续存在并增大，当袖带内压力等于心舒张压力时，搏动声突然变弱或消失，此时汞柱所指刻度为舒张压；记录测量的数值，记录采用分数式，即收缩压/舒张压（毫米汞柱）。当口述血压数值时，应先读收缩压，后读舒张压。

3. 化验标本的采集

疾病诊断除临床症状、体征外，化验也是不可缺少的重要方法，化验结果正确与否和标本的采集有着密切关系。经常送验的标本有排泄物、分泌物、呕吐物、血液、体液和脱落细胞等。

(1)粪便标本的采集：粪便化验检查有助于消化道疾病和寄生虫病的诊断，根据化验项目的不同，收集大便标本有不同的要求。①粪便常规检查。要求标本新鲜，患者排便后用小竹签挑出蚕豆大小大便，放入清洁塑料盒或塑料杯中。若为腹泻患者，有脓血便者，应挑取含有脓血及黏液的部分。若为水样便应盛于容器中送验。②粪便隐血检查。检查前 3 日患者应禁食肉类、肝、血、大量绿叶素食物及含铁剂药物，以免出现假阳性反应，影响疾病诊断。③寄生虫及虫卵标本。应在新鲜粪便上做多部位的采集，并及时送验。检查阿米巴原虫时标本量应在 10 克左右。④培养标本。嘱患者排便于便盆中，用无菌棉签采取粪便的脓血或黏液部分少许，置培养试管内立即送验，或用无菌棉签蘸生理盐水，由肛门插入 6～7 厘米，轻轻转动，取出粪便少许，放入无菌试管，盖好送验。

(2)收集尿液标本：尿液标本可做物理、化学、细菌学及显微镜检查:①尿常规。嘱患者收晨起第一次尿液约100毫升,留于清洁容器中送验。②12小时或24小时尿液标本。嘱患者于晨7时排空膀胱后开始留尿,需较大容器,将24小时尿液均留于容器中,次晨7时排完最后1次尿液,将全部尿液送检。如留12小时尿,则自晚上7时开始至次晨7时为止。③培养标本。让患者取坐位或卧位,放上便盆,对外阴进行消毒后(男女均应消毒),嘱患者自行排尿,弃去前段尿,用无菌试管接取中段尿,塞紧试管盖,送验。

(3)收集痰标本:痰液系肺泡、气管或支气管的分泌物。当气管、支气管、肺发生病变时,呼吸道黏膜受刺激,分泌物增多,可能有痰咳出。收集痰标本的目的是检查痰内细胞、细菌、寄生虫等。①常规标本。嘱患者晨起后漱口,然后用力咳嗽,咳出气管深处的痰液,盛于清洁容器内送验。②24小时痰液标本。从清晨7时至次日晨7时,留取24小时痰液,应避免口水、唾液、鼻涕等混入。

4. 超声雾化吸入法

超声波雾化器是应用超声波声能,把药液变成细微的气雾,随着患者吸气而进入呼吸道。常用于慢性呼吸道炎症、哮喘、支气管内膜结核、肺脓肿、肺癌等。有消炎、镇咳、祛痰、解除支气管痉挛,使呼吸道通畅等功能。也用于胸部手术前后,预防感染。

(1)操作方法:①水槽内加冷蒸馏水或冷开水250毫升,液面高度约3厘米。要浸没雾化罐底的透明膜。②雾化罐内放入药液稀释至30~50毫升,将罐盖旋紧,把雾化罐放入水槽内,将水槽盖盖紧。③接通电源,先开灯丝开关预热3分钟,再开雾化开关,此时药液已成雾状喷出。④根据需要调整雾量,在大、中、小三档中,一般常用中档。将“口含嘴”放入患者口中。让患者紧闭口唇做深呼吸,每次时间15~20分钟。治疗完毕,先关雾化开关,再关电源开关。

(2)注意事项:①使用前先检查机器是否完好。②水槽和雾化罐中切忌加温水或热水。③如连续使用,中间须间歇半小时。④每次使用完毕,雾化罐和“口含嘴”应用新洁尔灭液浸泡消毒。

5. 氧气吸入疗法

氧气吸入疗法是维持机体生命活动的一种治疗方法,通过给氧,提高肺泡内氧分压,纠正各种原因所造成的缺氧状态,促进新陈代谢。当有呼吸困难、心力衰竭等情况时,急需要吸氧。而家庭用氧大多为氧气袋、保健氧,少数有条件者使用氧气钢瓶,还有家用制氧机。

(1)鼻导管法:鼻导管供氧法可分为单侧鼻导管和双侧鼻导管供氧法。①将氧气袋或瓶移至患者床旁,患者取卧位或坐位,用湿棉签清洗鼻孔,将鼻导管蘸水,自鼻孔轻轻插至鼻咽部。约自鼻尖至耳垂的 2/3 长度,如无呛咳现象,随即将鼻导管用胶布固定于鼻翼两侧及面颊部。②打开流量开关,调整流量,即能达到供氧目的,停用氧气时,取下鼻导管,关掉开关。

(2)口罩法:以漏斗代替鼻导管连接氧气袋或瓶的橡胶管,将漏斗罩在患者口鼻处,用绷带或胶布固定防止移动。多用于婴幼儿或气管切开术后患者。

(3)鼻塞法:将带有管腔的有机玻璃制成的球状物塞于患者一侧鼻孔,以代替鼻导管用氧的方法。然后接通氧气,鼻塞深度应恰能堵塞鼻孔为宜,不宜过紧过深。适用于长时间供氧,患者使用此法感觉舒适,且使用方便。

6. 灌肠法

灌肠是将一定量的溶液通过肛管,由肛门经直肠灌入结肠,帮助患者排出粪便和积存的气体。也可以输入药物进行治疗，常用于便秘的治疗、检查、手术前肠道准备等。由于灌肠的目的不同，分为保留灌肠和不保留灌肠。

（1）保留灌肠：从肛门灌入药物，保留在直肠或结肠内，通过黏膜吸收，达到治疗目的，常用于镇静、催眠及肠道炎症等。操作方法：①备齐用品，将塑料布铺于床上，嘱患者排便，以清洁肠道，便于药物吸收。②肠道病患者在晚间睡眠前灌入为宜，灌肠时臀部应抬高 10 厘米，使液体易于保留。卧位根据病情而定，如慢性痢疾病变在乙状结肠和直肠，故采用左侧卧位为宜。阿米巴痢疾病变多在回盲部，故应采取右侧卧位。③在肛管上涂上液状石蜡，缓慢插入肛门 10～15 厘米，放开血管钳，药液流入，速度宜慢，压力要低，以便于药液的保留。④拔出肛管后，应以卫生纸在肛门处轻轻按揉，嘱患者保留 1 小时以上，以利药物吸收。保留时间愈长愈好。

（2）不保留灌肠：不保留灌肠根据灌肠目的不同可分为大量不保留灌肠，小量不保留灌肠和清洁灌肠 3 种：大量不保留灌肠，灌肠液成年人每次用 500～1 000 毫升，小儿 200～500 毫升。小量不保留灌肠，灌肠液量一般在 150～250 毫升，多用于老年人、体弱者、小儿或孕妇。清洁灌肠，是清除结肠中的粪便，常用于直肠、结肠检查前的准备或脏器造影、摄片及肠道手术前的准备，以清洁肠道，便于检查，防止手术部位感染等。灌肠注意事项如下：①灌肠中间如有腹胀或便意时，嘱患者做深呼吸。灌肠完毕不要立即排便，要使液体保留至少 10～15 分钟。②掌握溶液的温度、浓度、流速、压力和溶液的量，伤寒患者灌肠液不得超过 500 毫升，压力要低。③为高热者降温灌肠，可用 28℃～32℃等渗盐水，保留 30 分钟后再排出，排便后隔半小时再测体温。④肝性脑病患者禁用肥皂水灌肠，以减少氨的产生和吸收。⑤灌肠过程中注意观察患者情况，如发现脉速、面色苍白、出冷汗、剧烈腹痛、心慌气急，应立即停止灌肠。防止肠穿孔，必要时转送医院。⑥妊娠妇女，急腹症、消化道出血患者不宜灌肠。

7. 换药法

皮肤及皮下组织创伤、疖肿或手术切口需要换药，以促使其组织修复，达到康复。换药应视其伤口或疖肿的部位、程度，由患者自己、家人或医务人员进行。

(1)操作方法：①充分暴露换药部位，用酒精棉球做周围消毒后再用过氧化氢溶液对伤口进行冲洗(对有脓性分泌物的伤口)，轻轻擦干伤口。②新鲜外伤伤口，可上消炎粉、云南白药等；有分泌物的伤口可用凡士林纱条敷盖在创面上；有脓性分泌物者应用雷夫奴尔纱条或呋喃西林纱条引流，以利于脓液流出。③如为疖肿，应将引流条伸入脓腔底部，注意不宜塞得太紧，以免引流不畅。对于感染性伤口也可用庆大霉素纱条换药。④处理好伤口后，在创面上覆盖纱布，敷料冬季可厚，夏季可稍薄。⑤化脓性伤口应每天换药1次，直到炎症消退，分泌物干净，创面修复为止。无感染伤口冬季3～5天换药1次，夏季2～3天换药1次。

(2)注意事项：①严格消毒，无菌和有菌伤口防止交叉感染。②创面内不能用碘酒消毒。③前次换药的敷料粘连在创面上不要强行撕拉，以免造成疼痛和伤口出血，应用0.9%氯化钠注射液或过氧化氢溶液湿润几分钟后，再轻轻揭去。

8. 鼻饲法

对不能由口腔进食者，如昏迷、口腔疾病及口腔手术后，或破伤风不能张口者，可将胃管经鼻腔插入胃内，从管内灌注流质食物、水分或药物，以保证患者的营养供给，这种给食方法称鼻饲法。

(1)患者取坐位或卧位,清洁鼻腔。

(2)用液状石蜡润滑鼻饲管前端,左手持纱布托住胃管,右手持镊子夹住胃管前段沿一侧鼻孔缓缓插入。到咽喉部时,嘱患者做吞咽动作,同时将胃管送下。若患者出现恶心,应暂停片刻,嘱患者做深呼吸或做吞咽动作,随后迅速插入。插入不畅时应检查胃管是否盘绕在口中。插管过程中如有呛咳、呼吸困难、发绀等情况,表示误入气管,应立即拔出,休息后重插。

(3)若为昏迷患者插管,因吞咽和咳嗽反射消失,在插管前应将患者头向后仰,当胃管插至 15 厘米时,以左手将患者头部托起,使其下颌靠近胸骨柄,以增大咽喉部通道的弧度,便于管子插入预定长度。

(4)胃管插入预定长度后,接注射器先回抽,见有胃液抽出,即表明胃管已在胃中,或将胃管末端插入水中,如无气泡则说明胃管在胃中。然后将胃管用胶布固定在鼻翼侧。注入少量温开水,再慢慢注入准备好的流质或药液。

(5)每次鼻饲量不超过 50 毫升,间隔时间不少于 2 小时,每天 5~7 次,每次鼻饲后,注入少量温开水以冲洗净胃管,避免食物存积管腔中变质,造成胃肠炎或堵塞管腔。

(6)每次鼻饲后将胃管末端反折,用纱布包好,夹子夹紧,用别针固定于患者枕旁,每次鼻饲应记录时间和量,每次鼻饲后应洗净用物,每天应消毒 1 次。

(7)鼻饲食物配制,目前医药商店和医院药房均有出售,所含成分比较全面,能够保证热能供应,按其说明书加热,煮沸即可使用,鼻饲食物温度可在 39℃~41℃。

(8)每次鼻饲食物时应检查胃管是否仍在胃内,可用注射器注入 10 毫升空气,然后用听诊器听胃部有气过水声,说明胃管仍在胃内。

(9)须用鼻饲药物时,应将片剂碾碎,溶解为水剂再注入。长期胃管鼻饲者，应每天进行口腔清洁护理，胃管应每周更换 1 次，翌晨再由另一鼻孔插入。

9. 女性的五期保健

(1)月经期：机体抗感染能力下降，盆腔充血，可引起一些症状；全身神经体液方面也有变化；情绪波动，易疲劳等。故经期内应避免剧烈的活动，避免蹚水，禁止性生活。对青春期少女要讲解生理卫生知识，使之懂得为什么来月经，以确保经期卫生。

(2)妊娠期：妊娠期母体的生殖系统、心血管系统、内分泌系统、消化系统都发生了很大的变化。为确保孕妇的身体健康，保证胎儿的正常发育，预防产科并发症，必须认真做产前检查。健康的孕妇可坚持日常工作，孕 32 周后应免上夜班以保证足够的休息睡眠，饮食方面应摄取多方面的营养，不要吸烟、喝酒。衣着宽松、注意清洁，勤洗澡但禁盆浴。孕 12 周内及 32 周后禁性生活。

(3)产时及产褥期保健：分娩过程中一定密切观察产程，及时发现异常情况并妥善处理。分娩后要保持局部清洁。每次喂奶前，都要用肥皂水和清水清洗乳头，要进食易消化的多营养食物，要保证足够的睡眠。产妇易出汗可洗澡，要勤换内衣。夏季注意室内通风，禁性生活，避免发生感染，产褥期也要适当活动，以利于身体的恢复。

(4)哺乳期：产妇用母乳喂养婴儿大约 10 个月，为使母亲有足够的乳汁，在饮食、情绪、睡眠、休息等方面应给予保证。

(5)更年期：更年期是卵巢功能逐渐衰退到消失的一个过渡时期，绝大多数女性可以适应这一变化。对超过生理限度的出现一系列症状时，须到医院就诊。对更年期女性要讲授卫生知识，对更年期有一正确认识，消除顾虑，保持精神愉快，定期做妇科检查，有病早发现、早治疗。

10. 幼儿饮食巧安排

幼儿的乳牙逐渐出齐，咀嚼能力有所增强。1～3 岁的幼儿每天需要吃 5～6 顿饭，即每天除正常三餐外，可在两顿饭的中间适当给孩子吃一些食物或快餐小吃，如水果、面包、饼干、小馅饼、牛奶等。同时对幼儿的饮食应注意色、香、味的调节。另外，要引导孩子吃蔬菜。把蔬菜切碎再加些动、植物油放到粥里做成菜泥粥，或把蔬菜做成馅，包在孩子爱吃的包子、饺子、馄饨里。鸡蛋可以煮、蒸、炒，还可以给孩子吃些鱼类、肉类、豆制品和动物内脏。不要让孩子养成偏食的习惯，即使孩子喜欢吃的食品，也不要顿顿吃和多吃，否则会使幼儿很快对这种本来喜爱吃的食物产生厌烦感。只要保证食物种类的多样化，就可以满足幼儿生长发育所需要的各种营养素。

11. 老年人应做好胃肠保健

(1)注意保护牙齿，少吃甜食，早晚刷牙，发现牙齿不好要及时修补。

(2)合理饮食，多吃富有纤维的食物和水果，一则加强牙齿的咀嚼能力，二则可减少便秘发生。

(3)食物烹调尽可能做到色香味俱全，并保持一定量的水分。避免单独用膳，如果可能多同自己子女或亲友一起吃饭，这样可以增进食欲。

(4)要按时用餐，晚饭不要吃得过饱。

(5)注意锻炼，可以增加全身的血流供应，增进食欲。

(6)一旦出现胃肠道功能紊乱，特别是当症状持续 2 周以上时，如便秘或腹泻、疼痛、呕吐、黑粪或便血、体重减轻等持续不止，应及时就医。

(7)养成定时排便的习惯。排便时应注意观察粪便的颜色,如发现异常(黑色或发白),应及时去医院查明原因。

(8)不要吸烟,不要过量饮酒。

(9)不可滥用轻泻药。

(10)尽可能做到定期体检,至少每年1次。

12. 护送危急患者的方法及注意事项

(1)护送方法

①快送患者,就近治疗。时间就是生命,必须争分夺秒,尽快使患者得到救治。对于大咯血、呕血、外伤出血、脑卒中、急性心肌梗死等患者,应尽可能就近治疗,及早找当地医生或送附近医院抢救。不要舍近求远,否则可因路途过远贻误病情。

②保持平稳。近距离时,可用担架或躺椅运送患者。较远距离用三轮车,远距离可用救护车或其他汽车。在求快的同时还应"稳",使路途中的颠簸降到最低程度,在上下楼梯、爬坡时都应尽可能保持平稳。

③妥善安排患者的体位

●对于大量咯血、呕血、昏迷并伴有频繁呕吐者,应把患者的头偏向一侧,以免呕吐物阻塞气管导致窒息。

●心脏衰竭患者应采取头高脚低位,以减少下肢静脉血液回流,减轻心脏负担,改善因心脏功能不全所引起的呼吸困难。

●脑卒中患者可采取头高脚低卧位,尽量减少震动,搬运动作要轻。

●咯血患者应向已知患病的一侧卧位,这样可以压迫患侧肺脏,使其呼吸运动减轻,减少出血。

●外伤出血的患者,应将出血部位置于心脏水平以上,局部包扎止血后，头面部出血者如无休克应采取坐位，有休克者则应采取头低脚高位，以保证脑等重要脏器的血液供应。

●对腰部外伤怀疑有腰椎骨折者，应用硬板运送，以免骨折端压迫脊髓而引起截瘫。四肢骨折者，在运送前应进行固定，避免骨折肢体移位，损伤血管、神经。

④保持冷静，忙而不乱。在进行一般急救后，如患者急需送医院做进一步治疗，要注意带上患者的有关就诊资料，如门诊病历、心电图、化验单、X线片等。如属服毒或怀疑服毒时，还应带上有参考价值的标本，如药物、药瓶等，以便为医生提供线索及早采用相应的救护措施。

(2)注意事项：①不要拖住患者哭喊，摇动患者身体。对于大咯血、呕血患者，可因摇动而造成血不能及时吐出，引起呼吸道阻塞，发生窒息；对于脑外伤或脑卒中患者，过多的摇动可加剧颅内出血，急性心肌梗死的患者往往神志清醒，如果哭喊摇动，可使患者精神紧张，血压升高，增大心梗范围。②注意观察病情，妥善处理紧急情况。运送途中应经常测脉搏、呼吸，如发现患者呼吸、心跳停止，要立即进行心前区叩击术、人工呼吸和胸外心脏按压术。发现患者窒息时，应立即将患者俯卧，轻拍背部，帮助排出阻塞气管的血块、呕吐物、痰液，也可采取头低脚高位，以利于清除气管内阻塞物。

13. 呼叫救护车及注意事项

当遇到急病或重伤患者时，除了在现场做简单的应急处理，还应尽快与卫生院、医院或急救站取得联系，最好的办法是用电话呼叫救护车。

(1)呼救内容：①镇静地、确切地告诉对方“何人”“何事”“何地”“怎样发生”等主要事项。②讲清所在地的主要标志，具体街道。③患者的情况、病态及状况。④询问对方在救护人员到来之前应采取何种措施。

(2)注意事项:①应与急救站或最近的医院取得联系。②急救电话应记准并贴在显眼的地方。③联系时一定要听清对方的答复。④宜让一人在现场附近的胡同口或路旁等候来人、来车,以免救护车因寻找患者而耽误时间。⑤在报告时不要加入太多自己的预想或意见,而应该简明扼要地告知对方主要事项。⑥联系完毕,还应继续进行紧急处置,仔细观察患者病情,并为患者入院做好一些必要的准备工作。

14. 患者保暖法

为急症患者,尤其是重症患者保暖十分重要。其具体措施是:

(1)衣服受湿,应尽早将湿衣服脱掉,为其换上干净的衣服。

(2)用毛毯、毛巾或其他保暖物品包盖患者身体。

(3)注意给患者床铺得要暖和,必要时可使用热水袋、电热毯等进行保暖,但要注意防止患者皮肤烫伤。保暖要适宜,过之则使患者因受热而流汗。

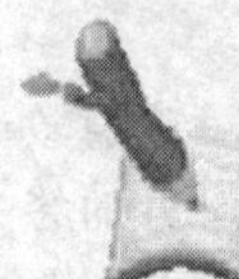

五、急救知识

1. 止血法

外伤后引起的大出血往往可导致患者休克甚至死亡，只有迅速、果断、有效地进行止血，才能挽救患者的生命。

(1)抬高伤肢：若是四肢小动脉或小静脉出血，可将患者的伤肢抬高，以降低出血部位的压力，以减少出血。

(2)指压止血法：指压止血法是用手指将伤口近心端的动脉压向深部的骨骼，以阻断血流，从而达到临时止血的目的。①前头部出血。救护者或患者自己用拇指压迫耳屏前方对着下颌关节部位的颞浅动脉。②后头部出血。按压耳后突起下面稍外侧的耳后动脉。③颜面部出血。压迫下颌骨角前方 1.2 厘米处的面动脉。④颈部出血。在喉结之下，胸锁乳突肌前缘可摸到颈总动脉搏动，将其压向颈椎即可止血。但请注意，由于颈总动脉的血液主要供应脑神经，禁止同时按压双侧颈总动脉。⑤腋窝和肩部出血。在颈根下方凹陷处(锁骨上窝)锁骨中点上方按压跳动的锁骨下动脉。⑥上肢出血。在上臂内侧动脉搏动明显处，将肱动脉压向肱骨。⑦手掌手背出血。用两手拇指分别压在腕部的尺、桡动脉上。⑧手指出血。用健侧手指从两侧(而不是上下)紧捏伤指根部。⑨大腿出血。在腹股沟中点稍下方(大腿根部)摸到股动脉，用双手拇指重叠加压将股动脉压向股骨。⑩小腿出血。按压腘窝中部的腿动脉。⑪脚出血。在踝关节下方的是背动脉处和内踝稍后有跳动处(胫后动脉)，分别用双手拇指按压之。

(3)屈肢止血法:如前臂或小腿出血,可在肘窝或腘窝放一棉垫,前臂或小腿极度弯曲夹住,然后将前臂与上臂或小腿与大腿用绷带做“8”字形包扎。

(4)加压包扎止血法:在患者伤口处覆盖消毒敷料或干净的手绢,用力加以包扎,以能止血为度。但请注意,由于加压包扎止血压强较小,仅仅能阻断静脉回流,而动脉血流依然流动,因此在采用这一措施时,应加以注意观察伤口出血情况。

(5)止血带止血法:①常用方法。橡皮止血带止血法,布条止血带止血法,也可用三角巾、手绢代替。②注意事项。用止血带止血是一种临时性措施,由于易引起组织坏死,应慎用。常用止血带的部位是上臂和大腿上,前臂及小腿不宜上止血带。上止血带前应先抬高伤肢2～3分钟,使静脉血回流。止血带不能直接勒在皮肤上,应在止血带与皮肤之间放置衬垫物,如棉花、敷料或衣服、毛巾等。上止血带的松紧度要以出血停止和摸不到远端动脉搏动为准。上好止血带后应立即做好明显标记,注明时间,每隔15～30分钟放松1次,每次1～3分钟,以避免组织缺血、坏死。转送救治时,应由专人护送,并负责按时松解和上紧止血带。第二次安放止血带应略向远侧移动。

2. 骨折固定法

骨骼因受到直接或间接暴力作用而发生折断,叫骨折。骨折通常伴有周围软组织的损伤、出血,所以有剧烈的疼痛。但在救护现场经过适当的暂时固定,可减轻疼痛,并保持患肢于功能位。一般情况下,夹板固定是最为简单易行的。

(1)肋骨骨折固定法:没有刺伤胸膜和肺脏的肋骨骨折可用多头带固定。在患者深呼气结束时,用多头带缠绕断骨处的胸部,以减少呼吸运动。另一种方法是先在骨折部位垫上棉花,让患者用力呼气，然后用 3 厘米宽的橡皮膏贴在伤处，呈叠瓦状。胶布只需稍稍超过前胸及后背中线即可，以免妨碍健侧呼吸。

(2)肱骨骨折固定法：先把伤臂从肘关节弯曲 90°，上臂内侧放一夹板，上端顶住腋窝，下端到肘部，上臂外侧放一夹板，上端伸过肩头，下端伸过肘外，然后用绷带缠绕固定，并用三角巾或布带吊起上肢。如找不到夹板，可以把伤肢屈肘，紧贴胸部腋侧，用绷带把伤肢固定在胸部上。

(3)前臂骨折固定法：在前臂内侧及外侧各放一块小夹板，然后用绷带缠绕固定，并用三角巾或布带吊起。

(4)大腿骨折固定法：先使伤腿伸直并轻轻向外牵拉伤肢，另一人按住患者骨盆，在大腿内、外侧各放一块夹板。内侧夹板短些，上端至大腿根部，下端过脚跟，外侧夹板稍长，上至腋窝，下过脚跟，关节处垫好棉花纱布，用三角巾或绷带缠绕固定。无夹板时，可把伤腿与健侧腿平直并起，用带子或三角巾固定起来。

(5)小腿骨折固定法：用一块狭长形的木板条，一面垫上棉花或衣服，外裹绷带，贴着伤腿的外方或下方，夹板的一头到大腿上部，另一头到脚跟。用 4 条三角巾，在大腿、膝盖上下和足跟上方，分别连腿带夹板，一齐扎紧。

(6)利用简易材料进行固定：在一时找不到夹板的情况下，用厚纸、期刊杂志、坐垫甚至滑雪板等也可代替夹板进行固定。

(7)注意事项：现场固定不是整复，而仅仅是为了限制伤肢活动，便于医生以后的诊治，故非专业人员不要企图使断骨复位。固定时，应在夹板与骨突起及关节处放些棉花及纱布，以免长时间压迫组织引起坏死。纱布缠绕不要过紧。固定时要露出指(趾)尖，以便观察血液循环。如发现指(趾)苍白、麻木、疼痛、肿胀及呈青紫色时，应及时松解，并重新固定。

3. 外伤包扎法

包扎是最常用的外科急救技术之一,它具有压迫止血、保护伤口、防止感染、固定骨折和减轻疼痛等作用。一般是用绷带进行包扎,但在急救时,亦可因地制宜,用干净的衣服、毛巾,手绢等材料代替。

(1)绷带包扎法:救护者将消毒纱布或清洁纱布覆盖在伤面上,然后左手拿绷带头,右手拿绷带卷,由左至右,从上到下进行缠绕,每缠一周绷带要压住前一周绷带的 1/2 或 1/3。包扎不宜过紧,以免压迫组织引起局部肿胀,也不宜太松,以免滑脱起不到包扎的效果。包扎四肢时,应由末端开始,指(趾)最好暴露在外边,以便随时观察血液循环的情况。一般手臂要弯着包扎,腿要直着包扎,以保持肢体处于功能位置。包扎开始和终了必须缠绕两周,以免脱落和松散。

(2)就便材料包扎法:在救护现场,利用手绢、毛巾等就便材料进行急救包扎,具有很强的实用性。例如,用手绢、毛巾包扎头部,用毛巾包扎肩部、胸部等就可代替绷带包扎上述部位的伤口。

4. 中暑的救护法

中暑,是较长时间在高温或烈日暴晒的环境下生活或工作所导致的急性疾病。包括热射病、日射病和热痉挛,严重者可致中枢衰竭。

(1)疾病特点:①中暑先兆。患者有全身乏力、大量出汗、口渴、头晕、胸闷、心慌、眼花、恶心、注意力不集中等症状,体温正常或略高。②热射病、日射病和热痉挛的特点见表。

日射病、热射病和热痉挛的特点表

	日射病	热射病	热痉挛
原因	烈日暴晒	高温环境下出汗过多	高温闷热
脸色	发红		发青
皮肤	发热	干燥	润湿
体温	＞40℃	＞40℃	比正常稍高
脉搏	强大	强大	弱快
肌肉痉挛	无	无	有

(2)识别方法:①与脑血管疾病相区别。脑血管疾病多见于老年人,患者昏迷或神志不清在先,发热在后,并多伴有高血压和半身不遂或肢体麻痹等病史及体征。②与中毒型细菌性痢疾相区别。患者体质虚弱,有剧烈的腹泻,大便镜检有白细胞和脓细胞,大便培养可有痢疾杆菌。③与低血糖昏迷相区别。患者有屡发昏厥史,体温不增高,血糖含量低于正常,服糖后迅速恢复。④与有机磷农药中毒相区别。患者有药物接触史、流涎、吐泻、瞳孔缩小,查血可发现胆碱酯酶活力降低。

(3)现场救护:迅速将患者转移到通风较好的阴凉处,解开衣扣,让患者平卧,用冷水毛巾敷其头部,搧扇、降温。

给患者喝凉盐开水或其他清凉饮料。用10℃～15℃凉水给患者擦身,然后逐步降低水温,继续擦浴,并在患者头部、腋窝、腹股沟等处用冰袋或冰块冷敷,并使用扇子或电风扇,以增加空气对流。可给患者服十滴水、人丹等。刮痧疗法也十分实用,刮取的部位多选在两侧背、颈部或眉心等处,使局部皮肤变红。同时,将患者送往医院救治。

5. 昏迷的救护法

在医学上，昏迷有着特定的含义，它是指患者的意识完全丧失。引起昏迷的原因很多，流行性脑脊髓膜炎、流行性乙型脑炎、脑出血、脑血栓形成、颅脑损伤、中暑、煤气中毒、药物中毒、低血糖等，都可导致昏迷。

(1)疾病特点：患者可有意识丧失，运动、感觉和反射功能障碍，任何刺激都不能将患者唤醒的昏迷表现。

(2)现场救护：向急救站或医院呼救。①将患者置于平卧位，头偏向一侧，防止舌后坠，摘除假牙，清除口、鼻分泌物和呕吐物。②呼吸心跳骤停者，立即行人工呼吸术和胸外心脏挤压术。③有条件者，可吸氧。④注意保温，暂不进食。⑤试用手掐人中、合谷、足三里等穴位。⑥运送患者时要做到平稳、快速。

6. 惊厥(抽搐)的救护法

惊厥(抽搐)，是一种因脑的病态兴奋所引起的全身肌肉抽动。多见于小儿，可引起小儿智力低下、瘫痪等后遗症。高热、脑膜炎、低钙血症是引起惊厥的最常见原因。

(1)疾病特点：患者突然意识丧失、憋气、四肢抽动、两眼上翻、头向后仰、面色青紫，轻者则表现为一侧手、足和肢体抽动，或者两眼斜视或上翻、嘴角和脸部肌肉抽动。

(2)现场救护：①松解患者衣扣，使其仰卧，头偏向一侧，随时清除呼吸道及口腔内分泌物。用缠有纱布的小木板或竹筷子，插入患者上下臼齿之间，防止咬伤舌、唇。②针刺或手掐人中、百会、少商、合谷、十宣等穴位。③不要给患者喂水、喂药，防止其摔伤。④送医院急救，并同时观察患者惊厥持续时间、表现、发作次数等。

7. 急性腹痛的救护法

急性腹痛有3种类型:①绞痛。疼痛剧烈,常为阵发性,多见于胆结石、肠梗阻。②钝痛。能为患者忍受的持续性疼痛,如胃炎、肝炎引起的疼痛。③放射痛。因神经支配的关系,一个脏器疼痛牵涉到其他部位,如肝胆疼痛可放射到右肩。突然而至的腹痛,而且剧烈难忍,往往是病情严重的征兆,需急送医院救治。

(1)需送医院救治的急性腹痛:①疼痛剧烈,患者流冷汗、倒地乱滚,或抱膝屈蹲难以起立,甚至服镇痛药也无济于事。腹部发硬或者由于腹肌的紧张而如同一块硬板样坚硬。②局部腹痛变成全腹疼痛。③除腹痛外,还有腹胀,可摸到包块或者有粪便带血。④除腹痛外,患者有意识模糊,脸色苍白、四肢湿冷、脉搏细弱等休克表现。

(2)现场救护:腹痛的病因相当复杂,且病情紧急,故迅速送患者去医院是最重要的;其次,可为患者做如下事情:①让患者平躺,屈曲双腿,以松弛腹肌,减轻腹痛。②肠绞痛时可针刺或手掐合谷、足三里、三阴交等穴位,脐周痛时加刺天枢、气海穴。③禁止给患者服镇痛药、泻药,暂不进食。④不要用热水袋热敷腹部。⑤注意观察患者的体温、脉搏、血压、神志、呼吸等是否正常。

8. 咯血的救护法

喉部以下的呼吸道出血,经口腔咯出,叫咯血。许多疾病都可引起咯血,如肺炎、肺脓肿、肺结核、支气管扩张、白血病、二尖瓣狭窄、左心衰竭等。每次咯血量在100毫升以下为小量咯血,100～300毫升为中等量咯血,300毫升以上为大量咯血。

(1)临床特点:①咯血时患者喉头有痒感,然后血液随咳嗽而咯出。②咯出的血一般呈鲜红色泡沫状。③若咯血量很少则表现为痰中带血丝;若支气管壁血管破裂,可引起大咯血,甚至可因血块堵塞气管或吸入,引起窒息。④发生窒息时,患者突然感到胸闷,精神异常紧张并挣扎坐起,继而气急、呼吸困难、面色青紫,如不及时抢救,很快会进入昏迷状态。

(2)现场救护:①患者保持镇静,不要恐慌。必要时可服用镇静药,如地西泮(安定)每次 2.5 毫克,每日 3 次。②不要让患者强忍咳嗽,应让其轻咳,将血咯出,以免血液积存于呼吸道内。③患者有剧烈咳嗽时,可口服咳必清,每次 50 毫克或可待因 30 毫克。在患者胸部放置冰袋或凉水袋。④不要翻动患者,饮食及大小便均应在床上进行。⑤大咯血者应取半坐卧位,以利于止血。咯血时应让患者俯卧,头低脚高,家人用手轻轻捶其背部,以利于血的咯出。⑥发生窒息时,要立即采取口对口的方法吸出患者呼吸道中的血液或痰液。⑦通知急救站或待患者病情稳定后送医院。

9. 呕血的救护法

食管、胃或十二指肠出血并从口内呕吐出来,叫做呕血。胃十二指肠溃疡、胃癌、胃炎,以及肝硬化所致的食管下段和胃底静脉曲张破裂出血是呕血的主要原因。

(1)临床特点:出血前,患者可感到上腹部剧痛,然后发生呕血,血多呈暗红色或咖啡色,常混有食物残渣。呕血后的病情轻重与出血速度、出血量有关。一般患者可感到头晕、乏力、心慌、气短,大出血可致休克,患者神志不清、躁动,脉搏细弱而快,常在 130 次/分钟以上,四肢湿冷,此时,患者生命处于危险之中。

(2)现场救护:患者应平卧或呈头低脚高位,将头偏向一侧,保持镇静。可口服云南白药,每次 0.3~0.5 克,每隔 4 小时 1 次;孕妇忌服。暂时不要给患者进食,注意保暖。在患者上腹部放置冰袋或冷水袋。患者发生休克时,可服用独参汤。人参 3 克,煎水温服。尽快用车将患者送往医院进行抢救。注意不要丢弃患者的呕吐物,应将其交给医生,便于医生了解患者病情。

10. 鼻出血的救护法

鼻出血,又叫鼻衄。气候干燥、鼻内发炎、鼻腔肿瘤、高血压、血液病、麻疹、伤寒,以及维生素缺乏、外伤、妇女经期等,都可以引起鼻出血。

(1)临床特点:患者少量出血时,呈点状流出,大量出血时可似泉水涌出,若给患者堵塞前鼻孔,血液则经后鼻孔流入咽部,并由口吐出或咽入胃内。反复出血可致贫血,大量出血可致休克。一般来说,最易出血部位为鼻中隔前下方,即所谓的立特区,因此区有极为丰富的血管丛。

(2)现场救护:用手指紧捏鼻翼 10～15 分钟,用口呼吸。稍许仰高额头,但不要过高,以免血液流向喉部,引起不适。可将冷水浸湿的毛巾或用手绢包裹小冰块敷在患者鼻部和额头,以达到收缩鼻部血管而止血的目的。出血量较大时,可用脱脂棉、软纸,最好是用纱布,用清水浸湿,然后用筷子将湿棉花或纱布慢慢填入鼻腔,使之压迫出血点,待观察 3～4 小时后再取出。如在填塞物上撒上云南白药或其他止血粉,则效果更佳。如经上述方法仍出血不止,应尽快送患者去医院。宜抬送,患者应侧卧,途中可喝淡盐水或糖盐水,以补偿失血。

11. 鼻腔异物的救护法

鼻腔异物多见于儿童。小儿玩耍时将豆类、瓜子、糖纸、纽扣、小玻璃球等物塞入鼻孔而无法取出,可形成鼻腔异物;鼻出血时堵塞用的纱布、棉球未能及时取出，忘记在鼻腔，也可成为异物。

(1)临床特点：长期存留于鼻腔的异物，可导致鼻腔发炎，患儿流脓性黏鼻涕或带脓血的黏鼻涕，鼻子不通气。

(2)鼻腔异物检查法：家长可把小儿坐抱在怀，用两腿夹住孩子的两腿，两手紧抱孩子的双肩，另一人将小儿的头扶住，并使其稍稍后仰，让小儿的鼻子正对阳光或灯光，或用手电筒照射鼻腔，即可看清鼻腔异物的位置。

(3)现场救护：让患儿坐好，固定，不要让其乱动。用手堵住患儿未有异物的一侧鼻孔，让其张嘴，家长对其咽喉猛吹一口气，诱使患儿大力呼气，将鼻腔异物喷出来。此法适用于刚堵不久的鼻腔异物。若异物难以喷出，家长可将回形针两头拉直，手拿大头，将小头慢慢伸入患儿鼻腔，越过异物，将其拉出。决不要急着用镊子或钳子去夹异物，这样反而会将异物推得更深。不要强行给不合作的小儿取异物。如果异物难以取出，应及时去医院取出。

12. 气管异物的救护法

气管异物是指异物进入气管或支气管，多见于3～5岁的儿童。常见的异物有瓜子、花生仁、蚕豆、黄豆、果核等食物，以及硬币、图钉、纽扣、发卡、玻璃球等物品。此病后果严重，要迅速抢救，否则病儿可在几分钟内昏迷、死亡。

(1)临床特点：病儿的症状轻重视异物大小和停留的部位而有所不同。如异物较小，进入支气管，病儿起始可会有剧烈咳嗽、憋气、呼吸困难，其后症状可好转，但会出现发热、咳痰、肺部感染等症状。如异物较大，仅能进入气管，病儿会出现剧烈咳嗽、鼻翼翕动、发绀、呼吸困难，贴近病儿胸部，还可听到喉鸣音；孩子哭闹时，可听到气流推动异物，撞击声门面发出的拍击声。

(2)现场救护：①倒拎法。救护者倒提患儿两只脚，头朝下，轻拍背部，靠异物本身重力和呼气产生的力量，把异物排出体外，也可以把患儿抱起放在膝部，倒向地面，轻拍背部，排出异物。②挤压法。救护者站在病儿后面，用两手臂抱住患儿，一只手握拳，大拇指朝内，放在患儿肚脐与剑突之间，另一只手掌压在拳头上，有节奏地使劲向内、向上方挤压，使横膈膜抬高，压迫肺底，使肺内产生一股强大的气流将异物从气管冲出。如患者已昏迷倒在地上，可将患者放平，仰卧，救护者分开两腿跪下，将患者夹在中间，按上法用双手推压患者肚脐与剑突之间。如异物吸入气管后，身旁又无其他救护者，可利用栏杆、椅子背、桌子角等硬物的突出部分挤压上腹部，进行自救。若异物尚停留于口咽部，应取头低位，设法诱其吐出，切不可用手去掏取，或吞咽大块食物试图将其强行咽下。在急救的同时，应迅速送患者去医院，请医生直接用喉镜或支气管镜将异物取出。

13. 心绞痛的救护法

心绞痛是指冠状动脉供血不足，心肌暂时缺血、缺氧所引起的短暂发作性胸骨后疼痛。多发生于 40 岁以上的中、老年人，男性居多。

(1)临床特点：常因劳累、情绪激动、寒冷、饱食、吸烟等诱发。突发胸部压榨性或窒息性疼痛，向左肩、左上肢前内侧放射，可达无名指和小指，历时 1～5 分钟，很少超过 5 分钟，经休息或含服硝酸甘油后缓解，同时伴有一种濒死感。

(2)现场救护：应让患者就地静卧，保持镇静。有氧气袋者可吸氧。立即服用下列药物之一：①硝酸甘油片 1～2 片，舌下含化，2～5 分钟见效。②硝酸异山梨酯(消心痛)1～2 片，含服，2～3 分钟显效。③速效救心丸 10～15 粒，含服。同时，可口服地西泮(安定)2 片，以增强上述药物疗效。

打电话给急救站或医院，呼叫救护车。注意观察患者的神志、脉搏、呼吸、血压等，不要随意搬动患者。

14. 服毒的救护法

服毒的原因很多，有因保管不当所致的误服、食用被农药污染的瓜果和蔬菜、在农药残留量很大的地域生产劳动，亦有故意服毒的。

(1)临床特点：①轻度中毒。患者可出现头昏、恶心、呕吐、多汗、胸闷、无力、瞳孔缩小等。②中度中毒。除有轻度中毒的表现外，患者还有肌肉震颤、轻度呼吸困难、出大汗、流口水、腹痛、腹泻等，有的还可出现神志模糊。③重度中毒。除有上述表现外，患者的瞳孔小如针尖、发绀、肺水肿(呼吸困难、口吐粉色泡沫样痰)、明显的肌肉震颤，有的则出现脑水肿症状(昏迷、抽搐、瞳孔散大)，以致死亡。

(2)识别方法：应与中暑及急性胃肠炎相区别，尤其是在夏季。一般观察现场和询问有无农药接触情况，可提供重要线索。如果患者所穿的衣物或呕吐物有大蒜样臭味，则判定农药中毒的可能性大。

(3)现场救护：应迅速将患者搬离现场，脱去被污染的衣服，用肥皂水或清水冲洗被毒物污染处，绝不能用热水冲洗，以免加快毒物的吸收。如是误食中毒的患者神志清醒，可试行引吐。引吐方法是：让患者张嘴，用鹅毛、筷子或其他细棒状硬物，伸入口内，刺激悬雍垂(“小舌头”)和咽喉部，引发恶心和呕吐。引吐可反复进行，直至呕吐物中无农药味为止。如果患者有食管静脉曲张、消化性溃疡、严重的心脏病，或者正处于妊娠期，则不宜进行引吐。在救护患者同时，要迅速送患者去医院洗胃救治。此外，要注意寻找剩余毒物或容器，以便为医生提供中毒的证据和准确判断患者服毒的种类和数量。

15. 吃错药的救护法

用来治病的药物也是一种毒物，只不过是在一定剂量内，它具有治病的功效，一旦超量则会导致中毒。

(1)易被误服的药物：催眠药、阿司匹林、驱虫药、碘酒、来苏儿和高锰酸钾。

(2)现场救护：清除口腔分泌物，保持呼吸道通畅。有呼吸、心跳停止者，应即时施行人工呼吸和胸外心脏按压术。尽快送患者去医院急救，且不要忘记携带患者可能误服药物的药瓶，以便于医生诊断。有条件者，可实施催吐(见“服毒物”节)。如怀疑患者误服了来苏儿、高锰酸钾、碘酒这类强腐蚀性药物，可给其灌服牛奶、生蛋清、稠米汤或豆浆，以保护胃黏膜。

16. 煤气中毒的救护法

煤气中毒，又叫一氧化碳中毒。在通风不良、氧气不足的情况下，由于燃烧不完全而产生的一氧化碳经肺吸收入血后，与血红蛋白结合，使血红蛋白失去运送氧气的能力(这种血红蛋白称为碳氧血红蛋白)，引起组织缺氧，造成急性中毒。

(1)中毒表现：根据中毒程度，可分为三度。①轻度中毒。患者血碳氧血红蛋白在10％～20％，有头痛、眩晕、心慌、恶心、呕吐、全身乏力或短暂昏厥，脱离环境可迅速消除。②中度中毒。患者血碳氧血红蛋白在30％～40％。除上述症状加重外，患者皮肤黏膜呈樱桃红色，烦躁，常有昏迷或虚脱。③重度中毒。患者血碳氧血红蛋白在50％以上。除上述症状外，患者可突然昏倒，继而昏迷，可伴有心肌损害、高热惊厥、肺水肿、脑水肿、周围神经炎等，并可产生后遗症。

(2)识别方法:应与脑血管疾病相区别。脑血管疾病多发生于老年人,可有高血压病和动脉硬化病史;出现偏瘫、失语、视力障碍等症状。

(3)现场救护:发现中毒患者,应立即打开门窗,加强通风,排除煤气源。迅速将患者抬离现场,移至空气新鲜、通风、温暖的地方,注意给患者保温;能自饮水者,可给予热糖茶水或其他热饮料。清除患者口腔、鼻腔分泌物,保持呼吸道通畅。如有呕吐,应将患者的头偏向一侧,以免呕吐物吸入气管引起窒息。若患者呼吸、心跳已停止,应立即进行口对口人工呼吸和胸外心脏挤压。做到边急救患者,边送医院抢救,以免耽误救治时机。

17. 触电的救护法

触电是指一定数量的电流通过人体,造成机体损伤或器官功能障碍的过程。

(1)临床特点:①轻型。患者因精神紧张而有一瞬间脸色苍白,表情呆滞,呼吸心跳好像突然停止,对周围失去反应,但能很快恢复,无特殊不适。②中型。患者呼吸加快变浅,心跳加速,可短时间地陷于昏迷,瞳孔不散大,有对光反应。③重型。患者尖叫后立即昏倒、抽搐、休克、心律失常,若发生室颤,则心跳、脉搏消失,随即呼吸停止。

(2)现场救护:迅速切断电源,可关闭电门,或尽快地用手边的干燥木棍、扁担、竹竿或塑料板等不导电物品推患者离开电源。检查患者的神志、呼吸、心跳,是否有合并伤。松解患者的衣领,牵出其舌头。如患者呼吸、心跳停止,应立即施行人工呼吸术和胸外心脏挤压术。对电灼伤局部创面进行消毒包扎。在现场救护的基础上及早将患者转送到医院,但在途中不要中断抢救。

(3)注意事项:救护者在通电情况下,切不可用手或身体直接触碰患者。注意观察患者血压、脉搏、呼吸和神志等变化。注意防止患者苏醒后突然发生精神症状或循环衰竭。

18. 烧(烫)伤的救护法

烧(烫)伤是一种常见的损伤。它的严重程度取决于损伤的程度(深度)和面积,烫伤的面积愈大,深度愈深,则病情愈重。

(1)烧伤面积的估算:烧伤面积可用手掌法进行粗略估计,即以患者自己的手为准,五指并拢后的一手掌面积约等于体表面积的1%。

(2)现场救护:应使患者迅速脱离火源。仔细检查患者的全身状况,是否合并其他损伤,如颅脑损伤、胸腹脏器损伤、煤气中毒、骨折,并采取相应措施。用清洁被单或消毒单包裹创面或全身,以防碰伤或污染。创面忌涂油类或有色药物(如甲紫等),并尽量不弄破水疱。如患者出现口渴,可让其喝些淡盐水,每次50~100毫升,小儿每次20毫升,1~2小时1次。切忌大量饮用而引起呕吐或胃扩张,也不要单纯喝白开水或糖水。应将患者送往医院救治,搬运患者的动作要轻柔,患者取平卧或头低位,避免发生脑贫血。

(3)小面积烧(烫)伤的家庭救治:若患者仅有皮肤发红或水疱(小疱未破),可用自来水冲洗或浸泡20~30分钟,然后涂搽獾油、狗油或干净的动、植物油。如果患者皮肤已破,不要随便用凉水冲洗或浸泡,可将剪刀消毒后(火烧后冷却)将脱开的表皮剪去,然后敷上浸有狗油、獾油的纱布,再外覆纱布包扎,每3~5天换药1次,直至伤口痊愈为止。

19. 狗咬伤的救护法

如今狗咬伤的情况十分常见。人被普通的狗咬伤,可造成局部皮肉受损,但如果被携带有狂犬病毒的狗咬伤,且未能及时处理,常能引起狂犬病(恐水病),其死亡率几乎达100%。

(1)临床特点:咬后发病时间不定,可短至10天,亦可长至数年,一般是1～2个月。发病初期,患者有疲乏、头痛、眩晕、咽痛、失眠、恶心、呕吐、食欲缺乏、发热等,随后出现恐惧不安、怕声、怕光、怕风、喉部有紧缩感、咬伤部位疼痛、麻木、四肢仿佛有蚂蚁爬行。中期,患者极度恐惧,出现惊厥抽搐,呼吸、吞咽困难,多汗流涎,极度口渴,但又怕水而不敢饮。晚期可致死。

(2)识别方法:狗咬伤后,要辨别狗是否为"疯狗"。"疯狗"一般有下列特点:性情突变,狂躁易怒,狂吠,表情变化无常,暴躁时咬人。也有的"疯狗"不疯,表现安静、离群独居、不喜合群、吐舌流涎,但一受惊扰,则狂吠不已,可因全身麻痹而死亡。"疯狗"多死于出现症状后的10天内。

(3)现场救护:将伤口上、下方(距伤口5厘米处)用布带或止血带紧紧勒住,并用吸奶器或火罐将伤口内的血液吸出,以吸出大量的狂犬病毒。用肥皂水洗净救护者或伤者自己的手,然后用浓肥皂水和干净的刷子刷洗伤口,洗刷时用力、彻底,至少半小时。冲洗后用烧酒或70%酒精涂擦局部,但决不要包扎伤口。经处理后,应立即将患者送往医院,注射抗狂犬病免疫血清或狂犬病疫苗,以及破伤风抗毒素。

20. 毒蛇咬伤的救护法

毒蛇唇腭上有一对毒腺,可分泌血液毒素和(或)神经毒素,在咬伤人的同时排出毒液，使人中毒。

(1)临床特点：①由血液毒素引起的症状。局部剧痛，迅速肿大，皮肤黏膜和内脏等多处出血，并有已溶解的血自皮肤被咬齿痕部不断流出，患者觉得口渴、恶心、咽喉痛、皮肤湿冷，脉搏快而细弱，血压下降，甚至休克。被五步蛇、竹叶青、烙铁头、蝰蛇等咬伤可出现上述症状。②由神经毒素引起的症状。局部轻微的灼痛、麻木，患者头晕眼花、视物模糊、听音不清、胸闷难受、恶心困乏、四肢无力、流涎不止、眼睑下垂、吞咽困难，四肢瘫痪、呼吸浅表而慢、有窒息感、昏迷，瞳孔扩大，乃至死亡。被金环蛇、银环蛇、海蛇等咬伤后可出现上述症状。

(2)识别方法：被蛇咬伤后的患者，所要区分的是被有毒蛇咬伤，还是被无毒蛇咬伤，观察伤口情况可帮助判断。一般被咬的部位有两排牙痕，如果其顶端有两个特别粗而深的痕迹，则说明是毒蛇咬后的牙痕；如果仅见到较细的或成排的细牙痕，则为无毒蛇所咬。此外，一般毒蛇的外形是头大颈细，头部呈三角形，尾短而细，但亦有例外。为毒蛇咬伤后，患者常感伤口麻木，疼痛逐渐加重，伤口周围有瘀斑或肿胀。

(3)现场救护：应让患者坐下或卧倒，保持镇静，不要走动、奔跑，以防毒液加速扩散。迅速给患者上好止血带，如布条、绷带、手绢、三角巾等。绑扎止血带的部位宜在伤处的近心端，止血带应每15～30分钟放松1次，每次1分钟。待毒液已经去除，并经用药以后，止血带可以解除。用清水或肥皂水冲洗伤口，同时不断挤压之，以促使毒液外流，或做“十字形”切开伤口(切口边缘应抵及正常组织)，用火罐或吸奶器吸取毒液。必要时，如口腔黏膜无破损、无龋齿，可直接用口吮吸，边吸边吐，然后用清水漱口。可给口服季德胜蛇药(南通蛇药)、上海蛇药等，亦可立即喝米醋100～200毫升，另用五灵脂5克，雄黄2克，共研末，调酒内服以解毒。经处理后，应立即转送医院进行救治。

21. 溺水的救护法

人体淹没在水中，呼吸道被水、泥沙等堵塞而造成缺氧、窒息的状况称为溺水。溺水者一般在落水后4～6分钟内死亡，因此抢救溺水者必须争分夺秒。

(1)临床特点：多数溺水者表现为面色青紫，两眼充血，口鼻充满血性泡沫，污泥或藻类，腹部膨胀，全身厥冷、皮肤肿胀、心音弱且不齐，呼吸急促或不规律，甚至停止。有的人因惊慌、恐惧而昏迷，并因冷水的强刺激引起喉头痉挛和声门关闭，致使心跳、呼吸停止，表现为面色苍白、口腔内有少量水，甚至无水，腹部柔软。

(2)现场救护：①自我救护。溺水者要保持头脑清醒，不要胡乱挣扎，将手上举乱扑。除呼人救援外，应取仰面位，头部向后，使口鼻露出水面，浅呼气，深吸气，待人救援。②旁人救护。救护者迅速脱去衣裤、鞋袜，游到溺水者后方，用左手从其左臂和身体中间握其右手，或托着他的头部，用仰泳方式拖向岸边。救护者切不可让溺水者紧抱不放，妨碍抢救。万一被抱住，救护者应松手下沉，使溺水者离开，然后再救，或向后推他的脸，紧捏其鼻，使其松手，然后再救。如救护者不会游泳，可使用带绳救生圈、木板、长竿、绳索等，以拖溺水者上岸。若无这类器材，应高声呼救。

(3)医疗救护：保持呼吸道通畅，救护者要立即清除溺水者口鼻内的泥沙、呕吐物等；用布条包裹舌头，并将其拉出口外；取下义齿，解开溺水者的衣领、内衣、乳罩、腰带等。对呼吸心跳停止者，应实施人工呼吸和胸外心脏挤压术；在水中救护时，就应开始做人工呼吸。吹气要用力，要坚持进行，不要中断或轻易放弃。如胃内积水太多，应立即控水，但时间不要太长。控水的方法是：①救护者一腿跪地，另一腿屈膝，将溺水者腹部横放在救护者屈膝的大腿上，头部下垂，然后按压其背部，使呼吸道及胃内的积水倒出来。

②救护者抱起溺水者的腰部，使其背部向上，头下垂。应注意保暖，可用衣服或毛毯包裹溺水者。在现场救护的同时，要尽快送往医院进行抢救。

22. 脱位的救护法

脱位是指关节脱位，即关节不在正常的位置。外伤、神经肌肉病变均可导致脱位，但脱位常见于小儿，这是因为小儿关节周围的韧带、肌肉不发达，当有强大外力时，关节易从正常位置脱出，形成脱位。常见的脱位有桡骨小头半脱位、下颌关节脱位和肩关节脱位。

(1)桡骨小头半脱位的复位：救护者一手握住孩子的手腕，另一只手的拇指向后、向内压迫桡骨小头，逐渐屈肘，前臂略做牵引，并前后旋转，如听到轻微的响声，且小儿自觉疼痛消失，即认为复位成功。然后，用布条将肘挂在胸前 3 天即可。

(2)下颌关节脱位的复位：让患者靠墙坐好，头背紧贴墙壁，救护者站在对面，将两拇指缠绕纱布伸入患者口中，放在两侧下磨牙上，其余手指在口外托住下颌，先以两拇指慢慢向下压，然后其余手指同时将下颌向后上方端送，听到响声，表示复位成功。

(3)肩关节脱位的复位：让患者仰卧。救护者用一足蹬其伤侧腋窝，一手握患者手腕，另一手握其肘关节，向下牵拉伤臂，外旋上臂，再内收内旋，当听到“咔嗒”一响，即复位。

23. 急产的救护法

孕妇在临近预产期时，仍然外出旅行或去田间干活，而突然分娩，即谓急产。急产常见于有过分娩经历的妇女(经产妇)。为保证母婴健康，要根据现场的具体情况，迅速做好接生准备。

(1)正常分娩过程:医生将正常分娩分为3个产程。所谓急产是指产妇处于第二产程期间,此时子宫口已完全开大,胎膜破裂,羊水外流,产妇因胎儿头下降压迫直肠而有排便感,胎儿娩出在即。一般,初产妇需1～2小时,经产妇约需30分钟。

(2)现场救护:宜请医生或有生育知识者担任接生者。将产妇安置在一个清洁、避风的地方平卧,注意保证空气新鲜。接生前在产妇臀部垫上雨衣、塑料布或清洁的衣服,最好能铺上一层卫生纸。待接生者用肥皂和清水刷净自己双手后,再让产妇两腿弯曲,分开,露出外阴部,用肥皂水或清水洗净外阴。将干净毛巾或手帕折叠好,托在阴部帮助胎儿头娩出,保护会阴。如胎儿头娩出困难,可做会阴侧切(用消毒过的剪刀)。尽量避免污染产道。胎儿娩出后,可剪断脐带。方法是:用75%酒精环靠着胎儿部位的脐带消毒;用无菌线绳靠近孩子脐根结扎,然后在相距2厘米处再结扎一道,用消毒过的剪刀在两线之间剪断脐带;用碘酒擦断根处进行消毒,然后用无菌纱布包扎脐带断根。剪刀和线的消毒方法是:将二者放入干净容器内,倒入凉水,立一双筷子于水中,待水烧开后约半小时,用筷子捞出剪子和线,并保持于无菌状态,尤其是剪刀的刃部绝不能被污染。并用酒精或清水重新冲洗产妇外阴,待胎盘娩出后,仔细检查胎盘是否完整。注意胎儿和产妇的保暖。迅速送往医院,并观察产妇子宫的收缩情况。

24. 人工呼吸法

人工呼吸法是指用人工的方法有节律地使气体吸进或排出肺脏,以保证机体氧气的供给和二氧化碳的排出。它是抢救患者呼吸暂停的措施之一。

(1)口对口人工呼吸:①应用指征。适用于在没有任何医疗设备的情况下紧急抢救呼吸暂停的患者,尤其是对新生儿窒息的抢救效果最佳。②操作方法。立即使患者仰卧，松解衣扣，清除口腔内痰液、呕吐物、血块等，保持呼吸道通畅。然后一只手把患者的下颌托起，使其头部尽量后仰，另一手捏住患者的两侧鼻孔，防止漏气，并用托下颌的手将患者口唇撑开，救护者深吸一口气，对准病人口用力吹入，同时观察患者胸部是否有起伏。吹气后应立即离开患者的口，同时松开捏鼻孔的手指，以使吹入肺内的气体自行排出。照此反复进行，成年人每分钟 14～16 次，儿童每分钟 18～24 次，婴儿每分钟 30～40 次。吹气力量大小要适中，不要过猛、过大，以防吹破肺泡，也不要过小，以免气体供应不足，达不到急救目的。

(2)口对鼻人工呼吸法：①应用指征。患者牙关紧闭的情况下，在不能进行口对口人工呼吸时，可用之。②操作方法。吹气方法与口对口人工呼吸基本相同，只是把用手捏鼻改为捏患者的口唇，对准鼻孔吹气，但吹气力量应稍大，吹的时间要稍长。

(3)用手人工呼吸法：①俯卧压背人工呼吸法。患者俯卧，一只手臂向前伸直，另一只手臂弯曲枕在头下，面部偏向一侧。救护者面朝患者头部，骑跨在患者的大腿两侧，两手平放在其背后下部肋骨上，大拇指向内靠近脊柱附近，其余手指分开，向外横贴在背后，两臂伸直。救护者俯身向前，依靠体重和臂力，慢慢地向下推压，然后再把身体竖起来，放松两手，这样有规律地一压一放。每分钟 16～20 次。注意压力不可过大，以免肋骨骨折。②仰卧压胸人工呼吸法。先让患者仰卧，两臂平放在身旁，松解腰带和衣扣。背部加一个垫，使胸部略隆起。患者头侧向一边。救护者两腿分开，骑跨在患者的大腿两侧，面向患者头部，两手呈扇形张开，放在患者胸部两乳下，两臂伸直，依靠体重和臂力向上向内推压患者的胸部，使其胸腔缩小，迫使肺内气体排出。然后迅速放松两手，使胸部自然扩张，以便外界气体进入肺门，如此反复操作，成人每分钟 16～20 次。

25. 心前叩击术

心前叩击术是指救护者用拳捶击患者胸部，使心脏复跳。但是严格地说，它不起人工心跳的作用，而只仅仅是刺激心脏而已。

(1)适用指征：心前叩击术仅用于心跳刚刚停止 30 秒钟以内的患者。

(2)操作方法：确定患者的左侧乳头和胸正中间的部位，用手握拳，在距离胸壁上方 20～30 厘米的高处，连续叩击 2～3 次，并检查脉搏和心跳，如恢复则表示心前叩击术成功，否则应放弃此法，改用胸外心脏挤压术。

26. 胸外心脏挤压术

胸外心脏挤压术是就地抢救心跳停止患者的有效方法之一。它具有方法简单、效果确切的特点，很适合家庭抢救时应用。

(1)成人胸外心脏挤压术：患者仰卧于硬板床上或地上，在胸部正中间摸到一块狭长的骨头即胸骨。救护者双手掌根部重叠放在患者胸骨的中、下 1/3 交界处，两肘伸直，用冲击性的力量垂直向下按压，使胸骨下陷 3～4 厘米，然后放松，使胸骨复位，但手掌根部不离开胸壁皮肤。如此一压一松，反复有节律地进行，每分钟约 70 次。

(2)婴儿胸外心脏挤压术：救护者将食指和中指指腹放于胸骨下段偏上进行挤压，每分钟有节奏地向下挤压 120 次左右。也可用拇指指腹挤压，另四指并拢放于婴儿背部。挤压时胸骨下陷深度 1.5～2 厘米。

(3)学龄前儿童胸外心脏挤压术：救护者用一手掌根部压住病儿胸骨下段，肘关节伸直，有节奏地向下挤压。胸骨下陷深度 2～

4 厘米。每分钟 100 次左右。

(4)注意事项:挤压应有节奏、有冲击力,对准脊柱方向进行。挤压时切忌动作粗暴或用力过大,以免造成肋骨骨折,甚至肝脾破裂。按压后,若触到股动脉或颈动脉搏动,说明挤压有效。应同时做人工呼吸。有严重胸部外伤的患者不宜采用此法。

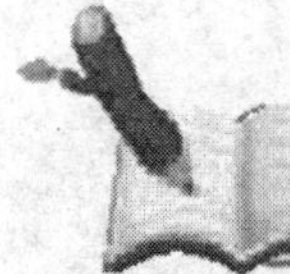

六、自然疗法

1. 捏脊疗法

捏脊是一种简单易行的民间疗法。主要治疗小儿营养不良、消化不良、消化功能紊乱而产生的食欲缺乏、腹胀、呕吐、腹泻、便秘等症。具体做法是:让患者卧床或端坐。操作者将双手握成空拳状,沿脊柱两旁,用拇指、食指两个手指将皮肤提起,由长强穴起顺背部正中,自下而上,拇指和食指交替捏提,向前推进至大椎穴为止,依病情轻重重复 3～5 遍,每天 1～2 次,6 天为 1 个疗程。捏脊宜在清晨空腹时进行,操作者双手用力要均匀,捏拿皮肤的厚薄松紧要适度,一般捏起皮肤高度在 0.5～1 厘米为宜。捏脊疗法对患有心脏病者及背部化脓感染者不宜采用。

2. 刮痧疗法

刮痧指用汤匙、硬币等蘸豆油或香油,选定一定部位,以一定方向轻刮,至皮肤出现一些紫红色条痕(痧)为止。可采用食指和中指,蘸白酒或水,夹住皮肤用一定力量捏,滑落后再捏,重复此动作,至局部出现痧痕。刮痧时要注意用力适当,避免刮破皮肤。急性传染病、急腹症不宜刮;毛发部位、静脉曲张部位不宜刮。

(1)头痛、头晕:刮前后颈部 6～8 条,前部用提法,后侧用刮法。

(2)恶心、胸闷:刮前胸及两锁骨窝。

(3)食欲缺乏、腹痛腹泻:刮胸部、背部。

(4)关节炎:刮局部。

3. 拔火罐疗法

拔火罐可以散寒、化瘀、止痛,是民间常用的治病方法。具体做法是,取一只边缘光滑的玻璃瓶或雪花膏瓶、小搪瓷杯等。让患者躺好或坐好,露出要拔罐的部位,将蘸有酒精的棉花球用夹子夹住点燃,放入罐内,几秒钟后迅速抽出,随即将罐子扣在患处,放置10～20分钟取下。亦可用一小张薄纸点燃放入罐内,待纸烧灭,立即将火罐扣在患部。启罐时,只要用手压一下患部旁的皮肤,使空气进入罐内,火罐就自行脱离患部。启罐后,患部皮肤呈紫红色隆起,患者顿觉轻松。

拔火罐具有简便易行,疗效显著等优点,但有的部位是不可以拔的,如心脏部位、乳头部位、毛发部位,以及患有皮肤病的部位不要拔;急性传染病、严重心脏病、水肿、腹水及婴幼儿、久病体弱患者,以及孕妇的腰部和腹部都不能拔火罐。

4. 按摩疗法

按摩是运用手指、手掌在人体上进行连续性的揉按动作,以达到一定的医疗保健目的的方法。按摩手法要先轻后重,由慢而快,由浅入深,先治急、后治缓。患有内科急性炎症,传染性皮肤病,妊娠期的腰腿痛、恶性肿瘤者不宜接受按摩。

(1)按法:即用手指、手掌,单手或双手摩压的方法,常用于治疗局部肌肉肿胀麻木、四肢冷痛等。

(2)摩法:用手指或手掌,单手或双手,依靠腕力,由内向外,由上至下,由轻到重在病体适当部位做轻揉研摩。常用于四肢关节、头部、胸部、腰部、背部。具有舒筋活血、消肿止痛、祛风散寒的作用。

(3)推法:用手指或手掌,单手或双手,向前后左右用力推动,可分拳推、侧推、指推,根据病变部位又可分为直推、平推。肝胃不和者,取仰卧位,用平推法;腰背痛者取俯卧位,用由上至下的直推法;四肢麻木者采取侧卧位,用侧推法。常配合摩法使用。

(4)拿法:用拇指和其他四指对称用劲,把皮肤用力提拿起来,或单手或双手,以患者拿后感觉轻松为宜,适于四肢疼痛,落枕等症。

(5)揉法:用手指或手掌贴附在皮肤上,做转移性的回环揉动,揉时不能离开患者的皮肤,适于四肢扭伤、脾胃虚弱、消化不良等症。常配合捏法。

(6)捏法:用手指挤捏皮肤、肌肉,可单手也可双手,适于治疗头、颈、背、腰四肢疼痛。常配合拿法。

5. 艾灸疗法

艾灸疗法是用纸将艾绒卷成艾卷,点燃后在穴位上熏烤,以达到通经络,驱风寒的功效。操作方法是:根据病情,选择治疗穴位,将艾卷点燃,在距穴位皮肤 1.5～3 厘米处回转移动熏烤,以患者感觉局部有温热感为度。每穴灸 5～15 分钟。为提高疗效可根据不同情况垫上姜片、蒜片、盐面灸。一般腹泻、腹痛、呕吐可隔姜片灸;虚痨可隔蒜片灸;急性吐泻或虚脱肢冷者可隔盐面灸。

实施艾灸时,要避免烫伤,万一出现烫伤起水疱,可将水疱的根部用酒精消毒,用消毒针将水疱水放出,涂点甲紫即可。

6. 五行磁吸针疗法

五行磁吸针疗法:是用一种特制的磁疗针具(各大医疗器械商店有售并附操作指导材料)治病的方法。它利用负压吸附原理,用磁针点压在穴位上，使磁力透入人体，刺激穴位，激发人体生物电磁感与经络传导信号，以达到疏通经络，活血化瘀，消除病痛的作用。它是一种集针灸、点穴、磁疗、负压、药物渗透于一体而又无刺痛创伤的家庭治疗方法。

7. 坐浴疗法

坐浴是指患者取坐位，将臀部浸入药液中洗涮。坐浴前，患者先排出大小便，洗净手，将裤子脱至膝盖部露出臀部，臀部完全浸入药液中，经常用手将消毒纱布轻轻擦拭局部伤口。坐浴盆选择搪瓷盆最好，盆中水温一般为 38℃～42℃时，加入高锰酸钾结晶配成 1∶5 000 的浓度(溶液呈浅红色)。坐浴可使局部血管扩张，减轻充血，可以清洁伤口，利于分泌物的引流，从而消除炎症，促使伤口愈合。凡属肛门疾病均可采取坐浴疗法。

8. 蒸气浴疗法

人体进行蒸气浴时，可大量出汗，引起神经系统、血液循环系统、心率和呼吸等方面的一系列变化，蒸气浴的温度应保持在 32℃～43℃，这样可以增加肺活量，使血乳酸浓度明显降低，如过热，效果不佳。蒸气浴可分 3 次进行，每次 5～7 分钟，每次之后冷淋浴 20～30 秒钟，做完最后一次蒸气浴要休息 10 分钟，如果条件允许，最好再在水温 25℃的游泳池里游几百米。

9. 海水浴疗法

海水浴对人体起着综合性的医疗和锻炼作用。在天气最暖和的时候，海水的温度也比人体的温度凉 11℃～12℃，因此，当人体浸入海水时，皮肤血管就会收缩，然后又扩张，对体温调节器官是很好的锻炼。此外，人体在海水中受到机械作用：小的压力及海浪的冲拍，有助于血液及淋巴液的流通，从而给心脏的工作创造了有利的条件。其次，对人体起作用的还有海水中所含的无机盐、微量元素及溶解于海水的气体等，海水的温度、机械的作用及化学的刺激因素，加上新鲜的空气、太阳辐射、大海景色引发的舒畅心情，十分有益于人体健康，使人的新陈代谢、心血管系统、呼吸系统，以及神经系统的功能都得到改善，同时还可以提高对寒冷引起的疾病的抵抗力。海水浴不仅可以健身，对那些呼吸道、心血管和神经系统有病的人也是一种良好的治疗手段。

10. 运动疗法

生命在于运动，运动使生命增强活力。在运动中，机体的各器官、各部位都得到锻炼，从而提高人体对各种疾病的抵抗力。运动是一种神奇的药剂，持之以恒的体育运动，无疑将会延长生命。

运动可以促使大脑获得积极休息，改善大脑的供血情况，因而可以使人的头部清醒、思维敏捷；运动可以促进血液循环，提高心脏的功能，运动时冠状动脉的血流量要比安静时提高 10 倍；运动时能改善呼吸系统的功能，这是因为肌肉活动时需氧量增加，呼吸加速、加强，有利于肺功能的提高；运动可促进骨骼、肌肉结实有力。实验证明：一般人的股骨只要承受 300 千克的压力就会折断，但经常锻炼的人的股骨，可以承受 350 千克的压力而不折断。运动可以调解人的心理，使人朝气蓬勃、充满活力；运动可以增强人对外界的适应力和抵抗力；能推迟衰老，防病治病，使人健康长寿。运动并不会增加人体内胰岛素的含量，却能使胰岛素代谢葡萄糖的功能增加 30％，胰岛素受体增加 50％。

(1)轻快散步：医学专家认为，轻快地散步 20 分钟，可将脉搏频率提高到限度的70%,效果与慢跑相等。它可以用平时步行的速度开始,逐渐提高速度和增加步伐的长度,直到感到轻快舒适为止。轻快散步正确的姿势是:抬头,摆平下颌,勿挺腹与臀,双脚平行,脚尖朝前。轻快散步,不仅对心肺有好处,而且能帮助人们澄清思虑,降低胆固醇及血中其他油脂的含量,有助于减肥。轻快的散步必须长期坚持,每周5天,每天45分钟。

(2)慢跑:慢跑的关键在慢字,以边跑边能与别人聊天为宜,使消耗的氧气量小于吸入的氧气量。慢跑时,吸入氧气量比静坐时多8倍,如每天坚持半小时到1小时慢跑运动,呼吸系统的功能就会得到明显的改善。慢跑时对心肌的锻炼也是很显著的。对于患有心血管病的患者,慢跑虽不能消除动脉粥样硬化所产生的凝块,但可以加强冠状动脉循环功能,改善心肌的血液供应,减少和防止心绞痛的发作。长期坚持慢跑,中枢神经系统的功能同样会受到锻炼,消化、内分泌、排泄等系统的功能也会得到改善。

(3)退步走:老年人往往有不同程度的"姿势性驼背",根治的好方法是以退步走的方式进行锻炼。退步走的方法是:立正挺胸,抬头平视,两手叉腰,拇指向后,按腰部的肾俞穴位,其余手指向前。退步走时,左脚开始,左大腿尽量向后抬,再向后迈出,身体重心后移,前脚掌着地,随后脚后跟着地,重心移至左脚,再换右脚,左右脚交替进行。退步走应选择平坦、无障碍物的场地进行。患有肿瘤和结核病的人不宜用此法锻炼。

(4)爬行:双膝着地的爬行运动也堪称一种疗法,可治疗腰肌劳损和脊柱侧弯,并有显著的效果。从对各种爬行运动进行详细的观察中可发现,爬行的动物很少患动脉硬化、冠心病、痔疮、下肢静脉曲张。60岁以上的患者像猴子一样每天在地上爬行20～30分钟,经过一段时间的锻炼后,健康情况会有明显的好转,所患的病也有不同程度的减轻。

(5)爬楼梯:爬楼梯被誉为运动之王,爬楼梯比一般运动所消耗的热能都多，爬楼梯看起来似乎只是两腿运动，但实际上是一种全身运动。爬楼梯不但可以锻炼腿脚使之灵便，而且可使周身血液循环加快，增大肺活量，有益于身心健康，特别有助于肥胖症患者的减肥。爬楼梯老幼皆宜，可根据自身身体状况，随意选择高度，即运动量。对于城市居民来说，这种运动场地随处可见。有人测算，每爬一级楼梯可延长生命 4 秒钟。

(6)跳舞：跳舞不仅仅是娱乐，研究表明：无论跳任何一种舞蹈，对人的健康与精神都有很大的益处。跳舞可减轻思想上的压力，令人在优美的旋律中感到轻松舒畅，进而对生活的态度更加积极。同时，跳舞也可以使人获得足够的运动量，锻炼肌肉、加强心脏与肺部功能，特别是高血压患者在轻歌曼舞中可以使血压降低。

(7)游泳：游泳通过水的浮力，使全身关节不受身体重力影响，而处在几乎完全松弛的情况下运动，因而对关节，特别是膝关节、肩关节病症有治疗效果。在 22℃以上温度的水中游泳可减轻风湿痛，在 35℃～36℃的温水中游泳能治疗风湿病。水压对淋巴液和静脉血液的流动特别有利，因此游泳对软组织的疾病也有一定疗效。患者在下水前应做几分钟的准备，使身体发热，关节、肌肉和肌腱放松，血流通畅，不要在过冷的水中游泳，而且上岸后要立即用毛巾擦干，以防感冒。运动量要适度，不要使关节和肌腱过度疲劳。

11. 睡眠疗法

睡眠在人的生命中占有极其重要的地位，现代科学称睡眠为天然补药。研究证明，动物可以 30 日不食，却不能 10 日不眠。从医学上讲，睡眠时间的长短因人而异，青壮年人睡眠较多，老年人睡眠较少，体力劳动者睡眠较多，脑力劳动者睡眠较少。在实际生活中，常有这样的情况，某些人即使是睡 8 小时，起床后仍然无精打采，另一些人虽然只睡 6 小时，醒来后却轻松愉快。这是因为睡眠是有节奏的，能掌握节奏，效果就好，反之就差。一般来讲，上床半小时之内能入睡者为最佳，如躺在床上辗转反侧睡不着，则不应该硬睡，可冲一杯热牛奶喝下再睡，或到外面散散步再睡，可有一定效果。

12. 瑜伽疗法

瑜伽源于古印度文化，主要是一种修身养性的方法。国外施行的瑜伽锻炼法的要点就是使“身体伸长”，恢复和保持优雅、健美的体态，促进骨骼的生长。方法如下：练习时，身体直立，两腿并拢，收紧肛门，挺直背骨。在呼气的同时将两手臂举在头上，两手互相握住肘部，保持住这个姿势，反复进行脚跟离地、着地运动。离地时呼气，以脚尖着地，重心落于双脚拇趾，收紧骨盆，脚跟着地时吸气。

13. 心理疗法

(1)控制情绪：心理情绪对健康有很大影响。不愉快、委屈和吵架引起的负面情感在人体内会产生一系列不良变化。高血压、动脉硬化、溃疡病等严重疾病，同经常发生的负面情感有直接联系。感情是完全可以控制的，控制感情的方法很多，自主训练法就是其中之一。每个人都能学会控制自己，如果情感状态使你受到压抑，就应该心平气和地分析原因，尽快设法从压抑中解脱出来。

(2)聊天：聊天可促使人思维，推迟大脑衰老。要谈话，就要脑、耳、目专注，嘴、手并用，这样可减少大脑中褐色素的积累。而褐色素的积累，是促使脑衰老的决定因素。在不愉快时找人聊聊天，能解除一时的不快，摆脱激动、愤怒、委屈、忧郁、疑虑等情绪；

聊天能增加快乐，学到许多知识，使人感到生活丰富多彩，保持心情舒畅。

(3)动脑：研究表明，人的衰老主要是脑细胞死亡。许多老年人迟钝纯属一种心理作用，以为自己老了。研究发现，中老年人的脑细胞虽然每天死亡，但在活动情况下，每天有新的细胞生成，适宜的脑运动与脑营养，会使新生细胞比死亡细胞还多。只有脑运动，才能直接促进脑健康，通过脑协调来控制全身的功能，达到真正的健康长寿。

(4)幽默：幽默是精神调节剂，一个富于幽默感的人常能自寻快乐，摆脱困境，消除烦恼，在艰难的困境中不消极颓唐，不牢骚满腹；遇到突发事件时不惊慌失措或勃然大怒。幽默是创造和谐的一种艺术。家庭中经常有幽默产生，可融洽感情。尤其当家庭中出现愤怒烦躁的情绪、紧张不安的气氛、窘迫尴尬的场面时，一个得体的幽默能使这一切云消雾散。幽默从某种意义上讲，是人与人之间的润滑剂，它可以使人们的交际变得顺利、自然。心理学家说：具有幽默感的人是一个幸福的人，也是一个智力颇高的人。幽默与乐观是孪生姐妹，乐观可使人长寿，幽默也有益健康。

(5)大笑：当人们放声大笑时，将胃和腹腔及肺等所在胸腔隔开的横膈膜上下振动，这种横膈膜的活动，能够促进内脏器官的血液循环。大笑时肺部吸入的空气有时可比静止吸入的空气多 4 倍，有助于将滞留在肺部不大活动的空气排出和再吸入新鲜空气，增进肺的健康。大笑也能促进胃肠的蠕动，增加对胃肠的血液供应，从而增进消化和吸收，可以缓解慢性便秘。

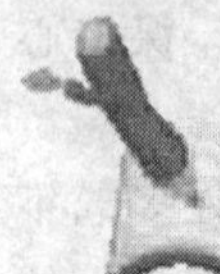

七、用药知识

1. 药品的贮存和保管

药品质量特性可概括为安全性、有效性、稳定性，它与保障人民群众的生命和健康密切相关。其主要内容分述如下。

(1)药品的稳定性：药品的种类繁多，剂型不一，性质复杂，易受外界影响，在储存过程中均有可能发生某些变化。主要有以下3个方面：①化学变化。药品由于化学变化引起的不稳定主要表现为水解、氧化、光化分解、聚合等化学反应。药物与药物之间，药物与溶剂之间，以及药物与附加剂、赋形剂、容器、外界物质(空气、光、水分)、杂质之间，都能发生化学反应而导致药品的变质分解。②物理变化。由于药品物理性状的改变，如吸湿、潮解、风化、挥发、蒸发、凝固、结块、熔化、变形、分层等，而使药品质量降低或不能使用。③生物学变化。由于微生物的滋生，引起药品发霉、腐败或分解。

(2)影响药品质量的外界因素

①空气。空气中的氧和二氧化碳对药品质量有较大影响。

●氧：有些药物如维生素 A、维生素 D、吡唑酮类、吩噻嗪类等，遇空气中的氧会缓慢氧化；其他的一些如硫酸亚铁氧化后生成硫酸铁，变成黄色；氯化亚汞氧化成氯化汞毒性增加。药品被氧化后，可以发生变色、异臭、分解、变质、失效，甚至产生毒性。

●二氧化碳：药品与空气中的二氧化碳结合而变质的现象称为碳酸化。例如，氨茶碱露置空气中吸收二氧化碳后析出茶碱不溶于水;磺胺类药物钠盐、巴比妥钠、苯妥英钠等和二氧化碳作用后,分别生成游离的磺胺类、巴比妥类、苯妥英钠而难溶于水;氢氧化钠、氧化镁等均易吸收二氧化碳生成碳酸盐。

②光线。光线能使药品变质,其中紫外线起主要作用,它能直接引起或促进药品发生变质分解、氧化等化学反应。

●变色:如肾上腺素受光影响可逐渐变成红色至棕色,使疗效降低或失效;磺胺类药物遇光逐渐变色;银盐、汞盐见光后能析出游离状的银、汞,颜色变深,毒性增加。

●分解:有些药品受光线作用后,可发生分解,如过氧化氢溶液,见光分解成水与氧;甘汞遇光能逐渐分解生成汞及升汞,变为深灰色,对人体有剧毒。

●氧化:许多药品在有空气或氧气的存在下,遇光能加速其氧化过程。如氯仿在空气中见光后,经氧化产生有毒的光、气及氯化氢;酚类药物在氧和光线作用下变为淡红色或红色;维生素A、维生素D等在光、氧等影响下,易氧化失效。

③温度。温度过高或过低都能促使药品变质失效。温度过高可促进氧化、水解等化学反应而加速药物的变质,如抗生素受热后加速分解失效;油脂类及其软膏长期受热易酸败变质。温度过高还能使挥发性药品如薄荷脑、乙醇、氨水等加速挥发;含结晶水药品可加速风化,同时还可破坏剂型,如使糖衣片溶化粘连;软膏溶化分层;胶囊、栓剂黏软变形等。温度过低也能使一些药品产生沉淀、冻结、凝固,甚至变质失效,如生物制品因冻结失去活性,胰岛素久冻后可发生变性;葡萄糖酸钙等溶液久置冷处可析出结晶不再溶解;乳剂溶液冻结后分层无法恢复原状,注射液及水溶制剂在0℃以下低温能发生冻结,体积膨胀,使玻璃容器破裂。

④湿度。空气中水蒸气的含量叫湿度。湿度对药品质量的影响亦很大。湿度过大能使药品吸湿而发生潮解、稀释、水解、变形、发霉;湿度太小又容易使某些药品风化。

●潮解：某些易溶于水的药品，露置于潮湿的空气中，逐渐吸收空气中的水分，使其部分溶解呈液状的现象叫潮解。如氯化钙、氯化钾、枸橼酸钠等易吸湿而潮解。

●分解：有些药品吸收水分后能分解变质。如阿司匹林吸湿后逐渐水解成醋酸和水杨酸，对胃的刺激性加大；碳酸氢钠吸潮后缓慢分解成碳酸钠，碱性增强；抗生素如青霉素、强心苷类如洋地黄，吸潮后加速分解，使疗效降低。

●变形：药品吸潮后引起物理形态的改变而变形。如片、丸剂吸潮后因崩解剂的膨胀而发生裂片。糖衣片发生溶化粘连，甘油栓剂变潮后变为不透明，软化变形。

●风化：许多含结晶水的药品，在干燥空气中容易风化。如硫酸钠、咖啡因、磷酸可待因等。药品风化后并不改变其化学性质和疗效，但含量不定，剂量难以掌握，特别是毒剧药品，可能超量而造成事故。

⑤微生物和昆虫。药品露置空气中，易受微生物(细菌、真菌、酵母菌等)和昆虫的污染、霉变或虫蛀，对一些含营养性物质(如淀粉、糖、蛋白质、脂肪等)的药物尤其如此。空气中湿度过高，温度适宜，有利于微生物的生长繁殖，尤能使药品发生这些变化。

⑥时间。有些药品贮藏时间过久，亦会变质失效。如效期药品，即使贮存条件适宜，过期后亦往往效价降低或毒性增强。还有些药品，特别是性质不稳定的药品，如乳剂、水剂、栓剂等，虽无效期规定，时间过长也会影响质量。当然，药品的贮藏时间与其他因素(贮藏条件)有很大关系，如保管不当，贮藏时间虽不长或失效期未到，也可能变质失效。

(3)药品的贮存管理：药品应按其性质和剂型特点，在不同条件下妥善保存。

①密闭贮藏。以下药品要用具有磨口的玻璃瓶贮存，或用软木塞及石蜡熔封，防止吸湿变质，相对湿度在60%以下保管较适

宜。易吸湿而变质的药品，如氢氧化钠、无水氯化钙、浓硫酸、溴化钠、对氨基水杨酸钠片、干酵母、复方甘草合剂、各类抗生素、胃蛋白酶、阿司匹林、硫酸亚铁等。易风化的药品，各种含结晶水的药品如枸橼酸、硫酸铜、硫代硫酸钠等。易挥发药品，如浓氨水、过氧化氢溶液、酒精制剂、薄荷油、樟脑等。

②避光保存。为避免光线对药品的影响，可储存于棕色玻璃瓶或黑色纸包裹的玻璃瓶，以防紫外线的透入，引起药品变色、变质。避光保存的药品，如硝酸银、碘化钠、肾上腺素溶液、氨茶碱、维生素 C 等。见光易氧化的药品，如麻醉乙醚、肾上腺素等。

③低温贮存。这类药品有受热变质失效的特性，如人血白蛋白、人血丙种球蛋白、促肾上腺皮质激素、鱼精蛋白、肝素、麦角新碱、催产素、脑垂体后叶素、疫苗、血清、抗毒素及生物制品等，应贮存于冰箱或冷库内，温度保持在 2℃～10℃。

2. 药品的外观检查

(1)批准文号：国务院卫生行政管理部门或省、自治区、直辖市卫生行政部门，对药品生产企业申请生产某种药品所报送的处方、工艺、质量标准、检验结果、药理、临床试验等技术资料和生产条件、检验条件等进行审核，认为已具备生产条件者予以批准，并给所申请生产的药品一个特定的编号，这就是药品的批准文号。药品批准文号有惟一性，法定性。因此，药品大小包装的标签和说明书必须注明批准文号，以示其药品为合法生产。

(2)药品的批号：批号是药厂同批生产投料药品的标志。目前国内通常是将批号与制造日期合并，从批号便知药品的生产年月和批次，了解药品存放时间的长短，便于检查药品质量情况。

(3)商标：是商品的标志。任何商品在市场上出售都要有商标，是区别其他同类产品的一种标记，药品作为特殊商品也不例外。

(4)药品的有效期:药物的有效期是指药物在特定贮存条件下,含量降到90%所需要的时间。有效期的产品标签上一律加以注明。归纳起来,有下列几种表示法:①直接标明有效期为某年某月,如有效期2009年10月即指该药可用到2009年10月31日。②直接标明失效期为某年某日,如失效期2009年8月,即指该药可用到2009年7月31日。③标明效期长短,写“有效期×年”系由生产日期(批号)的下月1日算起。例如,某药品有效期2年,批号为090801,按批号推算,此药有效期应到2011年8月31日。④国外产品效期多采用“失效期”Expiration Date(Exp. date),但表示法很不统一,各国各厂有自己的习惯写法。

(5)药品的包装:①包装容器。药品是一种特殊商品,物理化学性质各异,纯度及卫生要求极高,因此产品的贮藏和销售必须有特别的容器和包装才能满足需要。同时,不论内包装、外包装都要有正确的标签,才不会发生差错和事故。包装容器及贮藏温度均应按药典的规定执行。根据药品性质,药品的包装容器分为密闭容器、密封容器、熔封或严封容器和遮光容器4种。②说明书。是药品生产单位向医药人员和消费者宣传介绍药品特性、指导合理用药和普及医药知识的主要媒介,同时也是医药人员及患者治疗用药时的科学依据。③标签。是药品生产单位对药品质量和数量承担法律责任的标志之一,内容及写法与说明书类同,但简单明了。

3. 药品的性状检查

药品的性状检查主要是通过对药品的外观、色泽、澄明度、均匀度等方面的考察,看其是否符合国家药典标准。药品按剂型形态分类为液体剂型、固体剂型、半固体剂型和气体剂型。

(1)片剂:是指药物与适宜的辅料通过制剂技术制成片状或异

形片状的制剂，主要供口服。片剂应符合以下要求：外观应完整光洁，色泽均匀；有适宜的硬度；药物的含量准确；片剂的重量差异小；在正常贮存条件下化学性和物理性稳定等。

(2)胶囊剂：分硬胶囊剂、软胶囊剂和肠溶胶囊剂，供口服用。胶囊剂应符合下列规定：外观应整洁，不得有黏结、变形或破裂现象，应无异臭。

(3)颗粒剂：是指药物与适宜的辅料制成干燥颗粒的制剂。分为溶颗粒剂、混悬颗粒剂和泡腾颗粒剂等，供口服用。颗粒剂应符合下列规定：颗粒剂应干燥，颗粒均匀，色泽一致，无吸潮软化、结块、潮解等现象，宜密封贮藏，在干燥处保存。

(4)软膏剂：是指药物与适宜基质制成具有适当稠度的膏状外用制剂。软膏剂应符合下列规定：软膏剂应均匀、细腻，涂于皮肤上应无刺激性；并应具有适当的黏稠性，易于涂布于皮肤或黏膜上。应无酸败、异臭、变色、变硬、油水分离等变质现象。

(5)注射剂：是指药物制成的供注入体内的灭菌溶液、乳浊液或混悬液，以及供临用前配成溶液或混液的无菌粉末或浓缩液。注射剂应符合下列规定：注射剂要求无菌，无热原，不得有肉眼可见的混浊或异物，不能引起对组织刺激或发生毒性反应，确保使用安全。

4. 家庭药箱的配备

家庭药箱的常备药物要根据家庭成员的年龄及健康状况配备。一般常备药品应该有碘酒、红药水、甲紫、胶布、绷带、纱布、脱脂棉、高锰酸钾、消炎粉、云南白药、磺胺软膏、镇痛片、常用感冒药，以及体温计、镊子、剪刀等器械。有婴幼儿的家庭，还要配备小儿常用药品，如胖得生、小儿金丹、小儿清肺散、百炎灵、病毒灵等。此外，家庭药箱的药物配备还要根据季节增添常备药。夏秋两季要配备防暑降温和蚊虫叮咬的药，如藿香正气丸、人丹、风油精、清凉油，以及治疗胃肠炎等病的药物，如氯霉素片、乳酸菌素片、痢特灵等。春冬季节要备有冻疮膏和消喘、化痰、止咳药，如川贝精片、止咳糖浆、化痰片、对乙酰氨基酚、甘草片等。总之，家庭药箱的药品要根据家庭成员的健康状况合理配备，并做到以下几点。

(1)家庭药箱里的药品应放置整齐，外用药和内服药要分开放，箱内不要放置自己不熟悉的药物。

(2)盛药的药瓶或药盒上应贴有该药的正确名称标签，并说明服法、用量、失效日期等。

(3)用药前要仔细看好药品性能说明、用量、出厂日期、失效日期。过期药物坚决扔掉，千万不可服用，尤其是水剂。

(4)家庭药箱应选择避光和温度较低的地方，但要防止冰冻。

(5)家庭药箱不应上锁，但要放在孩子拿不到的地方。

5. 药物变质的判别

(1)片剂：凡变色、发霉、有臭味，药片松散或变形，表面出现斑点或出现结晶，糖衣片发生粘连或出现较多斑点者，不可再用。

(2)丸剂：出现发霉、变形、变色、有臭味者已变质。

(3)针剂：颜色有变化或色度异常、发浑、沉淀或盛药瓶有裂纹、有絮状物出现或有结晶析出时，已变质。

(4)胶囊：发霉、变软或碎裂者，不可用。

(5)内服药水：出现发霉、变色、有絮状物或沉淀者，说明已变质。

(6)眼药水：变色和色度异常、发浑、有沉淀物等，千万不可再用。

(7)眼药膏：出现颗粒、有败油臭味或出现液状物时，已变质，不能用。

6. 家庭用药注意事项

(1)不要草率用药:随着科学的发展,很多药品对家庭来说,已成为必备药、常用药。例如抗生素,特别是有些新药,虽然同过去常用药物具有相同效用,但用法、用量往往不同。有些人服用时,仅凭以往经验草率服用,这是非常有害的。还有的人求愈心切,不按说明,加大药量,这是很危险的。药物可以治病,但也可致病,例如消炎药复方新诺明,它在人体内的半衰期是12小时,每天2次口服,每次2片。若服药间隔小于12小时,在体内就会出现蓄积,严重者可损伤肾脏。

(2)不要盲目吃药:有些人常因为爱吃补药,而引起不适。正常情况下,人体内的微量元素锌、铁等都是处于动态平衡状态的,如果补充过量,就会破坏平衡,而产生不良反应。特别是维生素类药物,人体缺乏会生病,但体内摄入过量,同样可致病。人的最好补药是从食物中摄取,尽量不要从药物补充获得满足。

7. 老年人和小儿用药剂量推算法

(1)老年人量:60～80岁,用4/5成人量,80岁以上用1/2成人量。

(2)婴儿量:2岁以下婴儿剂量$=\frac{\text{年龄(月数)}}{150}\times$成人剂量(福氏法)。

(3)老幼用药剂量快速折算法:年龄用药量①60岁以上3/4～4/5成人量。②15～18岁3/4成人量。③12～15岁3/5成人量。④8～12岁1/2成人量。⑤6～8岁1/3成人量。⑥4～6岁1/4成人量。⑦2～4岁1/6成人量。⑧1～2岁1/8成人量。⑨初生儿至 1 岁 1/24～1/12 成人量。

8. 常见外用药水的使用方法

使用外用药水要用干净的药棉球涂搽，切忌用瓶塞直接在伤口上涂抹，以防止交叉感染。用完后，要盖好瓶塞，放在阴凉处待用。

(1)碘酒：碘酒是碘化钾和碘的酒精溶液。具有消肿、止痒、杀菌和消炎的作用。适用于没有破皮的创面，如疮疱初起、皮肤发痒、红肿等情况，不易涂抹在疮面、口腔和嘴唇的黏膜上，也不宜与红药水同时使用。

(2)过氧化氢溶液：过氧化氢的水溶液杀菌作用较强，主要用于清洗创伤、溃疡等。

(3)酒精：75％的乙醇溶液具有表皮消毒作用，常用于皮肤及器械消毒。此外，用酒精涂擦卧床不起的患者皮肤可防止压疮发生。

9. 各种维生素的功效

(1)维生素 A：也称抗干眼病维生素。这种维生素可帮助细胞生长，促进新陈代谢。人体内如果缺乏维生素 A，极易引起呼吸器官和消化器官的疾病。儿童缺乏维生素 A，生长发育缓慢。维生素 A 还可以治夜盲症。

(2)维生素 B_1：可治疗脚气病，多发性神经炎，呕吐及厌食等。此外，维生素 B_1 还可以医治长期饮酒、鼻子变硬而形成的酒渣鼻。当饮酒者感到鼻子发硬时，及时服用维生素 B_1，每次 2～3 片，每日 3 次，连服几天，鼻子就会变软。

(3)维生素 B_2：可参与体内各种代谢并维持眼正常视觉功能；

可治疗角膜炎、结膜炎、口角炎、舌炎、脂溢性皮炎、阴囊炎。

(4)维生素 B_6：参与氨基酸及脂肪代谢，可防治因妊娠呕吐、放射病呕吐、异烟肼中毒及抗癌药物引起的胃肠道反应。与烟酰胺合用可治疗癞皮病。

(5)维生素 C：可软化血管，是治疗高血压、动脉硬化患者的辅助药物，可增加人体对感染的抵抗力。防治坏血病、各种急性传染病及紫癜。

(6)维生素 D：具有抗佝偻病和骨质软化的功能。可促进钙、磷在体内的吸收，调解肠道的酸碱度，常与维生素 A 合用。

(7)维生素 E：预防衰老，阻止细胞蜕变。预防癌症，使上皮细胞稳定。可促进脑和神经系统发育。预防冠心病和动脉硬化，预防进行性肌肉营养不良及新生儿硬皮症。治妇科月经不调和不孕症。预防先兆流产，还可治疗冻疮。

10. 喉片不能当糖吃

喉片是指含于口腔内缓慢溶解的压制片，能对口腔及咽部产生持久的药效。常用喉片可分薄荷喉片和杜米芬喉片。因为喉片很甜，特别是薄荷喉片口感甚佳，因此有些没有咽喉疾病的人也喜欢含些喉片，还有的家长把喉片当糖片给孩子吃。岂不知喉片虽甜，但它是药，而不是糖。薄荷喉片具有收缩血管、消肿止痛作用。但咽喉无病而大量吃喉片，则会引起黏膜干燥破损而引发口腔溃疡。杜米芬喉片具有消炎杀菌作用，若口腔无炎症而大量服用，对口腔黏膜也有损害，甚至可以诱发胃肠疾病。

11. 镇痛药不能滥用

镇痛药是家庭药箱的必备品，但需使用得当，如错用、滥用和用量过大，不仅不能治病，还会造成严重后果。镇痛片可分两大类，一类是解热镇痛药，另一类是解痉镇痛药，它们虽有止痛这种共同作用，可是它们的应用范围、作用原理、治疗效果、不良反应等却大不一样。

(1)解痉镇痛药：主要用于治疗胃肠及其他平滑肌的痉挛性疼痛，如胃肠、胆道、泌尿道的绞痛。这方面的代表性药物有阿托品、溴丙胺太林(普鲁本辛)、颠茄片等。

(2)解热镇痛药：主要可用于治疗伤风、感冒、发热、疲劳性头痛、肌肉酸痛、神经痛、月经痛等。这方面的代表性药物有阿司匹林、对乙酰氨基酚(扑热息痛)、吲哚美辛(消炎痛)等。

12. 不可滥用肤轻松

肤轻松是一种人工合成的激素，制成软膏主要治疗接触性皮炎、神经性皮炎、湿疹等。但它有降低人体对真菌、细菌和病毒抵抗力的不良反应，如患真菌引起的手癣、足癣、体癣、股癣、化脓性细菌引起的毛囊炎、疖肿、脓疱疮和病毒引起的水痘，用了肤轻松不但治不好，还会发生病变，使病情恶化。因此，肤轻松不是医治皮肤病的万能药，不可滥用。

13. 正确服用中成药

中成药是中药制成便于服用和保存的成品药。剂型有药丸、药片、药水、药粉、药膏、药酒等。正确服用中成药的注意事项。

(1)注意用量：每种药服多少都是有科学根据的，不能少服，也不宜多服。一般药物(有毒性的除外)如服后效果不明显，且无不良反应，可逐渐加大剂量。

(2)注意服药的最佳时间：滋补类药物宜空腹服用；健胃消食

药宜在饭后 15 分钟服用；镇静安神药及酒类宜在睡前半小时服用。

(3)注意服法：大丸药可放口内咀嚼，再用白开水送下；也可切成小方块，捏成小丸服用；或者将药丸用水调成糊状服用。

14. 不要乱给孩子吃药

儿童生长发育期间，新陈代谢比较旺盛，血液循环时间短，吸收排泄快，抵抗力弱，对药物反应敏感，用药不当会产生不良反应。

(1)长期使用糖皮质激素(如泼尼松)，或免疫抑制药(如环磷酰胺)，能导致骨骼生长延缓；长期服用糖皮质激素如地塞米松，可引起消化道溃疡。早产儿长期应用四环素能使骨骼生长停滞。

(2)四环素、糖皮质激素、维生素 A 等药物可增加脑压或引起脑水肿，糖皮质激素还可以影响儿童对钙质的代谢，产生手足抽搐。链霉素、卡那霉素、庆大霉素、多黏菌素等可致使听力减退，引起药物性耳聋。过量服用氯霉素、四环素、金霉素、新生霉素、氯丙嗪、异烟肼等，可导致中毒性肝炎。长期服用氯霉素还可引起小儿再生障碍性贫血。

(3)磺胺类药物服用过多可引起血小板减少等。

(4)阿司匹林能够引起儿童非常严重的雷耶综合征，造成儿童肝脏和大脑疾病，因此绝不能给 12 岁以下的儿童服用阿司匹林，除非有医生的特殊指导。

15. 当心药物导致耳聋

据统计，我国现在耳聋患者约 500 万，其中因用药不当而造成的中毒性耳聋即占了 300 多万。

研究表明，许多药物，尤其是抗生素类药物中的链霉素、庆大霉素、卡那霉素和新生霉素等，都会损害人的听觉神经，此类抗生素有“耳聋性抗生素”之称。临床发现，短期内应用链霉素的儿童约有10%发生耳聋，长期注射造成听觉神经功能障碍者可高达75%以上。值得注意的是，孕妇、乳母使用此类药物，亦会造成胎、幼儿先天性耳聋。据调查，在药物引起的聋哑儿童中，7%是妊娠期和哺乳期母亲用药造成的。少数儿童对“耳聋性抗生素”十分敏感，只要偶然使用1～2次，就能导致耳聋，而且耳聋的早期症状又很不明显，仅表现为对外界刺激反应迟钝，等发现时往往为时已晚。对此，专家指出，应尽量避免对婴幼儿使用“耳聋性抗生素”，如果病情需要，非用不可，医生要向家长交代药物的毒性和观察方法，家长应按医生的交代密切观察用药反应，一旦患儿出现恶心、头晕、手足及口唇麻木等中毒先兆，应尽快报告医生，立即停药。

16. 老年人用药三忌

老年人因身体器官有衰老变化，用药有三忌。一忌滥用药物。人到老年，机体免疫系统功能减退，易得病，如果服药不遵医嘱，滥用后，会加重肝、肾等器官的负担。二忌剂量大。老年人用药原则是量宜小，不宜大，以不超过成年人用量的3/4为限。同时使用两种药品时，更要慎重。三忌滥用抗生素。有些人把抗生素当做“万灵药”，有点伤风感冒或发热，认为吃“素”病就能好。但据分析，滥用抗生素会造成二重感染（即菌群交替症），并出现严重后果。

17. 不可用果汁服药

果汁或冷饮中的果酸容易导致多种药物在小肠内的吸收，而大大降低药效；还有许多药物，如阿司匹林、保泰松等抗风湿痛的药，本来就对胃黏膜有刺激作用，而果酸则可加剧对胃壁的刺激，甚至可造成胃黏膜出血;有些抗生素,如红霉素、氯霉素等,在酸性液体作用下易被水解而降低药效,有的甚至与酸性液体反应,生成有害物质。

18. 中西药不可同服

(1)服用洋地黄类药物时,应避免同时服用含蟾酥的六神丸、喉症丸、牙痛一粒丸等中成药,因为蟾酥具有类似洋地黄的药理作用,洋地黄则有一定毒性,两种药同时服用可增加洋地黄的毒性。

(2)服用降压片、降压灵等药物时,不宜同服麻黄及含麻黄的药,如再造丸、定喘丸、防风通圣丸、麻杏石甘糖浆、祛风舒筋丸等。因为这些药物中所含的有效成分麻黄碱,在祛痰平喘的同时还有升高血压的作用。

(3)服用氨茶碱时,不宜与麻黄及其制品同服,否则会出现心跳过速、头痛恶心等不适症状。

19. 皮肤用药的学问

皮肤用药可根据病情需要与药物性质不同,选用不同剂型的外用药。在急性期,可选用含收敛及减少渗出物作用的水溶液或洗剂,如用3%硼酸溶液、炉甘石洗剂等均有效,但不宜选用软膏或含有刺激性药物的乳剂,因为在急性期选用软膏或含有刺激性药物的乳剂不仅不能治病,反而会使病情加重。在慢性期,则可选用保护皮肤、止痛止痒、起促进皮肤损伤愈合作用的软膏、硬膏,但不应选用具有收敛干燥作用的水剂或洗剂,因为这不会产生治疗效果。应该注意的是,抗菌类药物对真菌感染引起的皮肤病无治疗价值。除用药种类外,在用药方法方面也有学问。例如,用糊剂时下次用药可用花生油等先清洗患处,再用糊剂药物,可提高疗效。药物的浓度也要注意，以免刺激性大，甚至导致过敏。不同年龄、不同性别，以及患位不同在用药时都要有一定区别。女性与儿童多面部皮肤柔嫩，为避免有红肿、水疱等不良反应，宜选用刺激性小和浓度较低的药物。黏膜处药物容易吸收，要注意用量不宜过大。有毛发的部位，一般不宜用粉剂、洗剂和糊剂。

20. 食物的药效作用

日常生活中，很多食物可以相互补充，调节人体所需营养，达到既可防病治病，又可保健的目的。中医学认为，食物亦分寒性和温性，凡午后发热、手心脚心热，口干舌燥、小便短黄、大便干结、失眠、盗汗者，均不宜再吃温性食品，而应适当吃些寒性食品，如绿豆、豆浆、广柑、百合、甘蔗、柿饼、梨、兔肉等。凡畏寒、四肢常冷、唇舌色淡、不想喝水、自汗、小便清长、大便稀薄、阳痿者，均不宜再吃寒性食品，而应适当吃些温性食品，如酒、醋、生姜、大葱、大蒜、橘子、胡桃、鸡、羊肉、猪肉等。

21. 蔬菜的药用

(1)白菜:①用白菜根熬汤，可治伤风感冒。用白菜、葱、生姜煎汤温服，可治感冒、气管炎。②把白菜捣烂，敷于患处，可治过敏性皮炎。③经常食用白菜可治大便秘结。④取冻白菜叶，加水煮开洗患处，可治冻伤。

(2)芹菜:芹菜性味甘凉，无毒，有降血压、镇静、健胃、利尿等作用。①高血压、头痛脑涨、颜面潮红、精神易兴奋者，用鲜芹菜250克洗净，以开水烫约2分钟，切细绞汁，每次服1小杯，每日2次。②妇女月经不调、崩中带下或小便出血，可用鲜芹菜50克，茜草10克，六月雪20克。水煎服。③经常食用鲜奶煮芹菜，可以中和尿酸及身体其他部分的酸性物质。④喜欢吃芹菜的人不少，但连叶吃的人则不多。而芹菜叶无论是营养价值还是药理作用几乎都高于芹菜梗，所以食用芹菜时连梗带叶一起吃最好。

（3）冬瓜：冬瓜的瓜子、瓜叶、瓜藤、瓜瓤、瓜皮均可做药。中医学认为，冬瓜对动脉硬化症、冠心病、高血压及肥胖症患者，有良好的治疗作用。冬瓜性微寒，利小便、止渴、治水肿，益气延寿，除心胸满、祛头面热，长期食用，可使身体轻健。冬瓜尚有解鱼毒、酒毒的功能，能去掉人体中堆积的脂肪。

（4）土豆：①用土豆治手脚皲裂既经济又方便。将土豆烧熟，剥去皮，砸成黏条为止，将其往裂口处抹，然后用胶布贴上，一次就能痊愈。②长期肌内注射，易引起局部硬结，不及时处理，会引起脓肿。如用土豆薄片外敷，可除局部硬结。

（5）茄子：属茄科植物，性味甘寒，无毒。茄子分白茄、青茄、紫茄等品种，均可入药，其中以白茄使用比较广泛。①各品种的茄子几乎都有止血、散血、利尿、解毒和止痛等作用，临床上辅助治疗急慢性气管炎、支气管炎、风湿性关节炎、牙齿肿痛、龋齿及无名中毒等。②咳嗽、气喘，可用茄秧 90～120 克，水煎后，每日 2～3 次；也可煅灰存性，研末，每日 3 次，每次 9 克；还可以用白茄子每次30～60 克，煮后去渣，加蜂蜜适量，每日分 2 次服用。③治疗风湿性关节炎，用白茄根，加防己根、筋骨草各 15 克，水煎服即可。

（6）黄瓜：①黄瓜可帮助消除眼部水肿。用一小片黄瓜，敷在眼皮上，可使水肿渐渐消失。因为黄瓜含有微量收敛皮肤的物质。②黄瓜是一种药用瓜果。它性凉、味甘，有清热、利尿、除湿、滑肠的功效。③生黄瓜中含有丰富的丙醇乙酸，可以抑制糖类物质转变为脂肪，因此多吃黄瓜可以减肥。④黄瓜中所含的纤维素，对促进肠道中腐败食物的排泄和降低胆固醇，有一定的作用。⑤黄瓜还有滋润皮肤，使青春常驻的功效。

（7）萝卜：①助消化。当吃豆食、面食太多发生胀肚时，吃点生萝卜可顺气、化食、消食。②防治喉疾。将白萝卜与鲜橄榄一起水煎后，当茶饮。③治偏头痛。取生萝卜汁滴入鼻腔，可止痛。④治鼻出血。生萝卜汁加热酒喝，可止鼻血。⑤驱寒止痛。洗澡时，把萝卜汁放入澡盆，对医治寒证、神经病有一定功效。⑥治伤风感冒。白萝卜与水煎汤，趁热喝，早、晚各 1 次。可解热发汗。⑦治呕血。白萝卜和藕汁混合服用，每日 2 次，可治吐血。⑧治嗓子肿痛。吃生萝卜可消肿止痛。⑨治脚汗脚臭。白萝卜片煮水洗脚，可除脚汗解臭味。⑩受凉咳嗽。取磨盘状红萝卜 1 个，掏空内心(直径约 2 厘米)，在掏空部位放白糖适量蒸熟吃。⑪治煤气中毒。头晕、恶心时可服白萝卜汁，具有解毒作用。每次 1 小杯，每日 2 次，可使血压下降、症状减轻。

(8)韭菜：①韭菜根能活血消毒，叶能散瘀止血，子能温肾固精。胸肋疼痛，用韭菜根 15 克，陈皮 12 克，水煎后加少量陈酒同服，每日 3 次。②盗汗，用韭菜 60 克，洗净水煎，临睡前服。③肾虚滑精，用韭菜子 15 克，金樱子 30 克，莲肉 15 克，水煎后分 2 次服，每日 2 次。④跌打损伤，瘀血肿痛，将韭菜洗净，捣烂后敷伤处，能消肿止痛。⑤顽固性呃逆(神经性呃逆)，用韭菜子研成细末，每次 15 克，每日 2 次，温开水送服。

(9)辣椒：消化不良者适当吃一些辣椒，可医治胃寒、胃痛等慢性病，并有帮助消化的作用，但不宜多吃。辣椒中含有的辣椒素能刺激唾液及胃分泌，使胃肠蠕动加快，增进食欲。冬季吃辣椒可以御寒，又可防治因着凉受潮引起的风湿性关节炎、慢性腰腿痛、伤风感冒、冻伤等疾病。将 3～5 个辣椒泡在一瓶 75%酒精里密封 7 天，制成辣椒酒，可治疗冻疮。冬季长时间在外作业者可用辣椒细末 1 克，凡士林油 4 克，调制成辣椒油膏涂在耳轮、手背、足跟等易生冻疮的部位，可防止冻疮发生。

(10)豆腐：豆腐不仅营养丰富，而且药用价值也很高。富含蛋白质、脂肪、糖类、维生素 B_1、维生素 B_2 和维生素 C、氨基酸和钙、磷、铁等多种无机盐。具有止咳、祛痰、消食、清肺、生津、解毒、降浊等功效。研究发现,在370例癌症患者与健康人进行对照调查结果发现,豆腐有防癌作用,每天吃豆腐、喝豆浆者患癌症的危险相对减少一半。这是因为豆腐中含有5种抑制癌细胞生长的物质。

22. 野菜的药用

(1)蒲公英:蒲公英俗称婆婆丁,属多年生草本植物,性寒,味苦、甘,含多种维生素、无机盐及其他成分,对金黄色葡萄球菌及皮肤真菌有抑制作用。可用于治疗炎症、热症,不会产生过敏反应和蓄积中毒,无抗药性。食用蒲公英可降心火、驱瘟毒、增进食欲,并对肝炎、菌痢、胃炎、便秘、疖痈等有明显治疗作用。新鲜蒲公英洗净,捣烂后外敷,可治烫伤、乳腺炎、皮肤溃疡等。

(2)荠菜:荠菜俗称荠荠菜。这种野菜所含营养丰富,不仅含有蛋白质、脂肪、糖类,还含有钙、磷、铁等无机盐和维生素C、胡萝卜素等人体不可缺少的物质。它既是美味佳肴,又是保健良药。可用于治疗妇女月经过多、崩漏,以及内伤出血、痢疾等。

(3)薤白:薤白俗称小根蒜。它所含有的蒜素原,在蒜素酶的作用下,会生成具有强大杀菌功能的蒜素,对痢疾杆菌、大肠埃希菌、结核杆菌、化脓性球菌等均有杀灭作用。它可用于治疗冠心病、气管炎、高血压、胸闷胸痛、风湿等病症;也可用于治疗外伤,如遇跌打扭伤并造成瘀血、红肿时,可用鲜薤白洗净,捣烂后外敷,具有散瘀、止痛消肿的功效。

23. 水果的药用

(1)菠萝:菠萝中含有一种酵素——菠萝蛋白酶,它有助于溶解导致心脏病发作的血栓，还能防止血栓的形成，减少心脏病患者的死亡率。将菠萝榨汁以凉开水冲服，可预防暑伤，解身热烦渴；取菠萝叶或根 50 克，水煎服，主治夏日痧气和腹泻。

(2)梨：梨除了是甜美的水果之外，它还具有药用价值，能祛风热、凉心润肺，除火消痰。民间流传许多用梨治病的偏方，如梨和川贝母一起蒸食，能止咳化痰；梨和蜂蜜蒸食或梨和冰糖一同炖服，可治咳嗽；梨煎汁服用，有生津止渴，润肠的功效；橘子和梨同煎，可治维生素 C 缺乏症，突然声音嘶哑。

(3)橘子：橘子用于小儿呼吸道感染有特殊疗效。此外，对风热咳嗽、扁桃腺炎、胸膜炎、坏血病、化脓性咽炎等病也有显著疗效。烂橘子还可治烫伤，将烂橘子放在有色瓶中，密封备用，越陈越好，因为烂橘子中含有一种橘霉素，有强力抗菌作用。

(4)樱桃：樱桃营养价值很高，性温味甘，但不可食之过多，多食可引发虚热。樱桃浸酒服用，可治左瘫右痪，四肢麻木、风湿腰腿疼痛。常吃樱桃可清血热，补血补肾，并可预防喉疾。病后吃樱桃可治虚症、补元气。

(5)香蕉：①取熟香蕉 1 只，剥掉外皮，将果肉捣烂，均匀地涂擦患处，可促进龟裂的皮肤愈合。②取香蕉 1 只，放在炉旁焙烤。用热水洗手，待裂口变软后，用热香蕉少许擦患处，并进行摩擦，连用数次可愈。③香蕉还适用胃、十二指肠溃疡患者，特别是痔疮患者食用可以通便止痛。老年人便秘，吃香蕉效果甚佳，但高血压患者不宜多吃。

(6)山楂：山楂性味酸、甘，具有化食消积、止呕、止痛、收敛止泻之功效。①高血压、冠心病、心绞痛、阵发性心动过速等，可取野山楂 10～13 克或山楂花 3～9 克。水煎服。②肠炎下痢，可取山楂 15～30 克，水煎后加适量红糖，每日 2～3 次分服。③食积不化、上腹饱胀，可取山楂 12～18 克，莱菔子、枳实各 9 克。水煎服，每日分 2 次服。④荨麻疹，可取山楂 30 克，麦芽 15 克，鲜竹叶 15

克，甘草 3 克。水煎去渣，每日分 2 次服。山楂有收敛子宫的作用，孕妇慎用；因其味酸，胃溃疡、胃酸过多者慎用。

(7)西瓜：西瓜属寒性，营养十分丰富，对高血压、肾炎、水肿、糖尿病、黄疸、膀胱炎等均有辅助疗效。可根据病情适量食用。

(8)大枣：大枣内含有芦丁，常吃可治高血压。大枣内含有大量维生素 C，常吃可以养颜。枣还有养胃、健脾、益血、壮神等功效，中医常将大枣作药引子。

(9)葡萄：大量食用葡萄可用于改善由心脏、肾脏等病引起的水肿。小便赤黄者，食用葡萄也有一定疗效，糖尿病患者不宜多吃葡萄。

(10)杏：杏中含有大量维生素 C，对高血压、牙龈出血、支气管炎、癌症等患者，有“果到病轻”的功效。

(11)苹果：苹果也是一种止泻良药，因为它含有大量的鞣酸和果胶，可调整生理功能，对肠道有明显的收敛作用，尤其对小儿患有消化不良性腹泻，效果更显著。对皮肤发干、脱发、感冒等病症，具有一定疗效。

24. 干果的药用

(1)核桃：核桃营养丰富、味道香酥，是一种老幼皆宜的佳果，它的药用价值尤为显著。①用蜂糖浸泡核桃，常服治老年慢性气管炎有奇效。②每年秋后至清明节，每天食核桃 1 个，可有助消食化痰、治喘、健脑强身的作用。③用鲜核桃外面的肉质果皮（称青龙衣），可用于治疗牛皮癣、斑秃等症。④鲜核桃树皮可治胃脘痛。⑤核桃果实内子房室的木质隔膜（称分心木）可用于治疗遗精、遗尿及妇女崩漏下血等。痰热喘咳及阴虚火旺而致呕血者忌用。

(2)葵花子：葵花子含有丰富的脂肪、蛋白质、糖类、维生素 A、维生素 E、维生素 B_1、维生素 B_2 和人体必需的钙、磷、铁等无机盐类，同时它们含的热能很高，其中所含脂肪大部分是人体必需的不饱和脂肪酸，如亚油酸、亚麻酸和花生烯酸等，对人体的生理功能具有特殊的作用。①葵花子中维生素 E 含量极丰富，每天吃一把葵花子即可提供人体每天所需维生素量的 2 倍。②葵花子可安定情绪，能治疗抑郁症、神经衰弱及各种心因性疾病，还能增强人的记忆力。③葵花子中所含的不饱和脂肪酸能减少胆固醇在血液中的淤积，起到降低胆固醇的作用，对高血压、心脏病有一定的疗效。

(3)花生：①炒花生仁，具有健胃、补脾、滑肠、润燥、益气和行血的功效。②盐水煮花生仁，具有养肺的功效。③冰糖花生仁，适宜于久咳或患百日咳的小儿食用。④哺乳期妇女吃花生仁煮猪爪，可使奶汁丰富。⑤动脉硬化及冠心病的患者，每天早上吃几粒醋泡花生仁有软化血管的功效。⑥胃酸者，饭前空腹服生花生仁，每次 12 粒，每日 3 次，可使患者胃酸显著减少。食用花生仁后，经胃蠕动搅烂成糊状，其油渍附着在胃黏膜上，可防止胃黏膜炎症扩散，使胃酸分泌减少，达到治疗胃炎和轻度溃疡的目的。花生仁外衣，可用于治疗血小板减少症。

25. 肉、鱼、蛋的药用

(1)羊肉的药用：羊肉温中补虚，具有养肝明目，健脾和胃，利肺助气，化痰止喘的功效。冬季常吃羊肉可增加大量消化酶，保护胃壁、修补胃黏膜，并有抗衰老的作用。羊肉还可以补充钙、磷和铁的不足。①羊肉配豌豆清炖，用于治疗慢性胃病，以虚寒型为适宜。②羊肉 1 千克，加干姜、人参各适量和水煮烂，隔日服用，用于治疗脾胃虚寒，反胃呕吐，肠中积冷，腹痛，大便溏稀，身寒怕冷等疾病。③羊肉加枸杞子、陈皮煮烂服之，能补肺气，用于治疗肺气咳嗽，胸闷痰多，消渴，小便多等症。

(2)鱼类的药用：①鲤鱼。可下水气、利尿、消肿。对慢性肾炎，妇女月经不调，产后奶少不通，全身虚弱等症有一定疗效。②草鱼。可暖胃和中，用于益眼明目。用胆汁加食盐少量外涂，用于治疗水、火烫伤。③鲫鱼。可和中补气。用于治疗水肿、脾胃虚弱，也可用于催奶。④黄鳝。可补中益气。用于治疗虚痨咳嗽。⑤鳗鱼。可滋补，强壮身体，祛风杀虫。适用于年老、体弱者食用。⑥泥鳅。可调中益气，解渴醒酒，利尿等功效。泥鳅滑涎具有强力的抗菌消炎作用，对丹毒、疖肿等各种急性炎肿有卓效。活泥鳅10～20条，先养于清水中漂去泥污，再置盆中，投入白糖适量，搅拌约10分钟，取滑液糖浆，涂于患部，干即更换，数次即效。近来人们实践中发现它还能治急、慢性肝炎。泥鳅若干条，放烘箱内烘干（温度在100℃为宜），达到可捏碎为度，取出研粉，每服9克，每日3次，食后服，小儿酌减。治急性胆囊炎，生泥鳅1～2条，取其背上肉，切细，装入胶囊，吞服每次约1条，以温开水送服。⑦黄鱼。是婴幼儿、手术后患者、结核病患者及一般体弱者的营养佳品。鱼肚，有养血、止血、补肾、润脾、补气、消炎等功效；耳石，可清热去痰，通淋利尿。⑧带鱼。可催奶，有助于改善肝炎症状。⑨比目鱼。可消炎解毒、补脾胃等。⑩马面鱼。可用于治疗胃病、乳腺炎、消化道出血等。

（3）鸡蛋：①鸡蛋油有收敛杀菌，促进创面愈合的作用。取鸡蛋3～5个，煮熟，取出蛋黄，以文火炒熬，每个蛋黄可得3～5毫升蛋油。用于治疗口腔溃疡、烧伤，直接搽在创面上，连用数次。用于治疗小儿头疮、湿疹、阴囊湿痒时，需加等量香油及适量生粉，外搽，每日2次，3～5日可愈。②鸡蛋清。有解毒杀菌作用。如误服来苏儿、强酸、强碱等不宜洗胃的腐蚀性毒物，可立刻服1～2个鸡蛋的蛋清，每隔15分钟服1次，反复服用多次，再服缓泻药。用于治疗乳腺炎，可用蛋清加面粉，或加生粉、小豆末调和外敷，每1～2日换药1次。③鸡蛋皮。有防感染、促愈合的作用。④治疗慢性喘息性支气管炎，用蛋白皮加等份麻黄、紫菀末，每次1克，每日 2 次服用，数日可见效。⑤足癣。脚上长癣、起疱、脱皮，脚趾有裂口溃烂，可将 1 个鲜鸡蛋打破后，小心将贴壳的蛋膜大块撕下，贴于洗净后的患处，保持一夜。连续贴 3～5 次可愈。若能以淘米水洗泡几分钟再贴蛋膜，效果更好。⑥治秃。可取蛋壳数个，炒研成末，用菜油调和，外搽，每日 2～3 次。⑦治反酸嗳气。可取蛋壳粉 3 克，黄酒 10 毫升，每日 3 次，饭前服。⑧治尿毒症高磷血症。可取蛋壳粉 2 克，饭前半小时服用，每日 3 次，2 周见效。⑨整鸡蛋。可治疗妇女体虚白带增多。可取艾叶 5 片，黄酒 10 毫升，鸡蛋 1 个，一起煮熟，每日 1 次食用，1～2 个月见效。⑩治高血压。可取生鸡蛋 1 个，醋 150 毫升，浸泡 3 日，每日清晨空腹饮 30 毫升，5 日服完。⑪治婴儿腹泻。熟鸡蛋 1 个，趁热去壳，横行切开，去黄，取拇指大生姜片盖在脐上，将半个蛋清趁热盖住姜片及脐，用毛巾扎紧，一昼夜去除，2～3 次可愈。

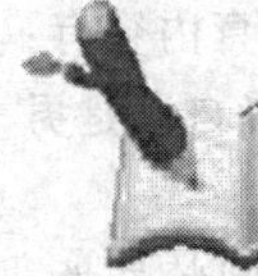

八、性知识与节育生育

1. 性教育要从儿童做起

孩子刚刚出生，给人们建立最早的印象就是根据外生殖器来识别其性别，在性别确认之后，就决定了人一生的性别角色。从此，取名字，社会称呼，服饰着装，包括玩具，都将按照其性别特征来设置，使孩子逐渐在性别角色上定位，自己认识到“我是男孩”或“我是女孩”。但有少数家长常常根据自己的喜好，把孩子打扮成相反的性别角色。长此以往，孩子可向大人安排的性别角色转化，这样不利于孩子的性别角色意识的建立，甚至造成孩子的性别角色错位，导致成人后出现人格或性心理障碍。

孩子的性观念正确与否，父母的早期性教育至关重要，父母是孩子性教育的启蒙老师。3 岁后的孩子就可能对性发出许多无意识的提问，如：“我是怎么生出来的？”“为什么小男孩不能跟妈妈一道去浴池洗澡？”“小娟为什么不长小鸡鸡？”。5～6 岁的孩子有可能出现玩弄生殖器，和异性同龄人之间互看互摸外生殖器，甚至有模仿成人的“接吻”“做爱”动作。这些都是孩子的性好奇，是有意识或无意识的性体现。这时家长应采取正面教育，让孩子知道男孩、女孩性器官不一样，但都是人体的重要组成部分，要好好地保护，不能用脏手去摸，不能给别人看和摸。要用科学的道理来满足孩子的好奇心，不能用欺骗、恐吓、打骂的措施制止孩子的这些言行，以防在孩子幼小的心灵里留下性不洁、性罪恶等感觉。如果形成这种心理，是不利于孩子的人格成熟和顺应社会的，到了青春期性觉醒时就容易出现偏差，甚至性心理异常。儿童性教育内容有：

(1)自我性别角色识别，要让孩子在2岁以后就明确自己是男孩或女孩。

(2)教育儿童处理好与同龄异性孩子的关系，识别同龄异性。正确称呼同龄异性，如哥哥、姐姐、弟弟、妹妹。

(3)教育儿童形成最早的性道德规范，如男孩不能欺负女孩。对不符合性别身份的行为举止加以约束，服装打扮要符合性别特征等。

(4)父母在生活中的各种亲密、爱恋等行为方式时刻影响孩子的性心理发育，也是潜移默化的性教材。因此，父母的性道德观念对孩子最初的性道德形成具有很大影响。

2. 青春期性教育不容忽视

青春期是人生中最关键时期，在这一时期性器官逐渐发育成熟，生理和心理上也发生了急剧变化，世界观和人生观逐渐形成，这时家长和老师要对青春期的少年进行正确引导和教育，使他们懂得必要的性知识，了解自身发生的生理和心理变化，解除紧张、焦虑和困惑。

(1)处理好异性关系：青春期少年处于好奇和生理需要，总是千方百计地想获得异性的好感，从而男子钟情，少女怀春，这是生理和心理发展的必然阶段，是不可违背的自然规律。这期间男女交往增多，不少家长对此采取“隔离”措施，禁止他们来往。其实，这种做法是不科学的，也是不可取的。青春萌动之情是无法禁止的。关键在于如何引导他们处理好异性交往。要使其交往限制在友情范围之内，要避免友情发展至恋情，产生占有欲，或者是“单相思”。要鼓励青少年多参加集体活动，尽量减少或避免异性之间单独、长期、经常的交往，更要注意身体部位的接触。

(2)控制青春期性冲动：青春发育成熟后，逐渐出现强烈的性欲望和性冲动，内心渴望了解和接触异性，想探索性奥秘，这是不奇怪的，是生理发展的普遍规律。此时的性教育重点是：加强性道德教育，使青少年认识到，人必须学会用自己的意志来调节和战胜自己的欲望，使之符合社会道德规范和法律约束。不能想入非非，更不能随心所欲。要让青少年加强学习，多开展体育、文艺活动，转移性欲望和性冲动。同时学校应安排男女生在一起上体育课及其他集体活动，为他们提供公开、自然、诚挚、大方的交往机会，使青少年男女在生理、心理上起到互慰作用，有利于双方身心健康。

需要特别指出的是，青春期少年对不良的性刺激和性挑逗缺乏防御能力，尤其是黄色淫秽书刊、录像，对青少年性冲动产生强烈的刺激，容易引诱青少年走向犯罪道路，这是青春期性教育不可缺少的一课。

(3)防止早恋：青春发育逐渐成熟的少男少女，开始感到异性的吸引力，于是开始与自己有好感的异性同学相处，交往，逐渐地加深友情，而导致恋情。这时的他们虽然性功能发育基本成熟，但心理发育尚不完善，社会角色尚未形成，思想意识和物质基础均不具备恋爱条件，更重要的是影响学习，荒废学业，不利于身心健康。有少数家长，一旦发现子女早恋，就如临大敌，对子女进行打骂，限制其自由活动，甚至因此转学。其实，对于青少年早恋不必大惊小怪，更不应该大肆渲染。而是要耐心、细致地教育他们，使他们认识到青春少年正是树立远大理想、努力学习的大好时光，恋爱的时机尚不成熟，双方年龄尚小，社会角色没有形成，双方都有很大的可塑性，今后的主观和客观都在不断地变化，过早恋爱对今后婚姻家庭不利。在思想教育的同时，家长应多关心、体贴，抽出一定的时间陪同子女一道散步、逛公园、谈心聊天，排遣和转移他们的性欲望和性冲动，排除他们的忧虑和困惑，使他们轻松愉快地度过青春期。

3. 和谐的性生活有利于人体健康

研究表明：夫妻恩爱，性生活和谐能使人健康长寿。原因是和谐适度的性生活能调节人们工作和学习的紧张情绪，放松紧张的机体，从性生活中获得极大的愉悦。人在愉快心境时，体内可分泌出一些有益于人体健康的激素、酶和乙酰胆碱等物质，能促使血流量加快，使神经细胞的兴奋调节到最佳状态，促进全身新陈代谢，从而延缓衰老，延年益寿。

和谐适度的性生活能增进夫妻双方的身心健康。相反，在物质生活同等的情况下，如果没有性生活，会使人情绪不稳定，精神空虚，烦躁不安。调查发现：鳏、寡、孤、独者，夫妻感情破裂或同床异梦者，比恩爱夫妻平均寿命明显缩短10岁以上。和谐适度的性生活对老年人更为重要。老年人最大的苦恼和自卑，就是感到青春一去不复返，随着性生活能力下降，体力及全身各器官功能明显衰退，感到生命力减弱，苦恼和自卑日趋严重。因为，人在中青年时期忙于学习、工作、抚育子女和赡养老人，精神生活紧张有序，性生活和谐美满，一切都表现得顺理成章。到了老年，社会工作和责任日益减少，儿女已经长大成人，成家立业，家庭琐碎事务明显减少，常表现为无所事事。这时，性生活虽然不能像中青年那样热烈、幸福和美满，但是能更深刻地体会到对方给自己的安慰，更多地交流感情，产生相依为命的感觉，从而增强老年人的生活自信心和生命活力。然而，纵欲无度、不讲科学的性生活有损于健康。研究表明：过度的性生活，可使大脑垂体前叶功能降低，从而加速衰老。性生活过度可导致腰膝酸软，头晕耳鸣，健忘乏力，面色晦暗，腹痛带下，精神萎靡不振。

4. 重视性卫生

为了使性生活和谐美满而又有益于身心健康，首先应该重视性卫生，防止功能性疾病和性传播性疾病的发生。

（1）性器官卫生：青春发育开始以后，性器官逐渐发育成熟，男性阴茎增长增粗，龟头外露，但有不少人包皮过长，致使龟头不能突出，甚至包皮狭窄不能翻转，包皮内容易积聚包皮垢。如结婚前不进行手术治疗，包皮垢在性生活中带入女性阴道，极不卫生，同时也影响性快感。男性应养成每日清洗阴茎，翻转包皮清洗的习惯，保持清洁卫生。女性外生殖器结构复杂，皱褶多，前有尿道，后有肛门，距离都很近，同时子宫及阴道分泌物也经阴道口流出，污垢容易积存，发生臭味，又容易受粪便、尿液污染，导致感染性疾病的发生。如不注意清洁，往往易患细菌性阴道炎、真菌性阴道炎、滴虫性阴道炎、白带增多等疾病，更要注意月经期卫生，月经期子宫内膜脱落，身体抗病能力下降易感染疾病。经常更换内裤，内裤应洗净后在阳光下暴晒，阳光中的紫外线有消毒杀菌作用，不要放在阴暗角落晾干。

（2）性生活卫生：夫妻性生活一定要讲究卫生，在性交前男女均应刷牙，洗脸，洗澡，洗净双手，剪去指甲，防止用手抚摸时污染。男性要特别注意翻转包皮，清洗包皮垢；女性应注意清洗小阴唇、阴蒂皱褶处的污垢，防止性交时把阴茎上的、阴道口的污物带入阴道内，引起感染。性交后男女双方均应清洗外生殖器官，最好是全身清洗，并排尿冲洗阴道外口。值得注意的是，大多夫妻注重性交前卫生，而性交后，精疲力尽，昏昏入睡，不愿起床冲洗。尤其是女性，不注意性交后卫生，易导致白带增多，并可能有异常气味，甚至引起阴道炎及尿路感染。

（3）性心理卫生：人类性生活不仅是生理本能，而且受思维、语言、感情、意识形态等社会心理因素的影响。在性生活中保持良好的心理状态，能促进性生活和谐美满；相反，不良的心理影响或心理障碍必然影响性生活的和谐。据有关调查表明，90%以上的性功能障碍都是由精神心理因素所造成的。因此，注意保持性心理卫生，对于维护身心健康非常重要。①正确认识性生活。性要求和性行为是人的正常生理、心理现象，性生活是人的自然本能，正常性生活能增加夫妻感情交流，增加生活色彩，也是促进家庭幸福和谐的桥梁与纽带。可是，受几千年的封建残余思想和西方性解放观念的影响，使少数人在对于性生活认识方面或多或少地存在误区，尤其是文化生活落后的地区和文化教育落后的人群更为明显。②正确对待性生活。性生活是复杂的生理和心理行为，不但需要男女性器官有效地密切接触，而且需要精神爱抚和心理上的满足，一般来说，男性的性欲在性交中，通过性器官有效接触即能得到满足。对女性而言，单纯性的性器官接触尚不能满足性欲，她们在性生活过程中非常需要拥抱、爱抚及语言情感交流。这正是人类在性行为中不同于动物的关键所在。由此可见，男性在性生活中应充分关心和体贴女方，同时给予心理上的满足，使性生活和谐美满。然而，往往一对性生活十分和谐的夫妻，也难免出现偶然的性生活不满意。这种现象并不少见，因为男女任何一方身体不适，情绪低落，工作不顺，环境干扰等因素，使得性欲处于低潮时，就难给予对方性满足。这时需要双方互相体谅，密切配合，坦诚相待，积极地寻找原因。不应过分地强求和指责对方，更不应抱怨争吵，甚至侮辱歧视对方，这样必然给对方造成心理刺激，加重心理负担，甚至进一步引起性功能障碍，严重者导致夫妻感情不和或家庭破裂。因此，正确对待性生活非常重要。③遵守性道德。性道德是一种人们约定俗成的性行为准则。它本来是一种习俗，在人们的生活中不断补充和完善，在生活实践中提炼升华，并上升为理论，从而成为人们在两性关系时应该遵守的行为准则。各个国家和民族都有自己的性道德。这种性道德支配和约束着性活动和性观念，调节人们性关系中的行为规范。性道德的根本是爱情，只有爱情才是两性发生性行为的惟一根据。由此而延伸至社会、法律、文化等领域。性行为是道德还是不道德，不仅要看有无婚姻形式，更要重视有无爱情基础。我们所提倡的性道德是：恋爱-结婚-性生活。遵守性道德规范，用性道德维系和指导纯洁而专一的性生活，使人们达到性与爱、身体与精神的和谐统一。

5. 性功能障碍的防治

性功能障碍，是指在性交过程中发生心理生理反应异常，以致不能圆满地完成性交的一组疾病。性功能障碍者心理受压抑、苦恼、自卑，严重影响身心健康，影响夫妻感情和家庭稳定。

(1)阳痿：是指男性虽有性欲，但阴茎不能勃起，或勃起不坚，勃起不能维持，以致不能插入阴道进行性交。阳痿分为两类，一类为原发性，是指在任何情况下阴茎都不能勃起，不能插入阴道进行性交，不能进行正常性生活，也无生育能力。另一类为继发性，是指以前有过成功的性交，后来出现勃起障碍；或平时(如色情画面等)能引起自发的勃起，但在试图性交时，勃起消失。其病因为：①疾病因素。见于多发性硬化症、糖尿病、酒精中毒、周围性神经病变、脊髓损伤、盆腔手术后等。②内分泌因素。如性腺功能低下、高泌乳素血症、甲状腺功能亢进或低下。③心理因素。如第一次性交失败，妻子责怪丈夫无能，从此背上思想包袱，每次性交担心再失败，精神紧张、焦虑、畏惧，形成恶性循环，精神严重压抑而导致阴茎勃起障碍。④血管因素。又分动脉性和静脉性，动脉性见于高血压病、动脉粥样硬化、高脂血症、糖尿病、会阴或盆腔外伤、盆腔放疗等；静脉性见于老年人、高胆固醇血症、阴茎外伤等。⑤药物因素。许多药物都可以引起阳痿，如高血压药、强心药、利尿药、镇静药等。

治疗阳痿应从以下方面入手：

①心理治疗。帮助患者分析发病原因，要求其妻子配合，共同理解，解除思想负担。向患者讲解有关性解剖、性生理等知识。进行心理疏导，消除患者恐惧、紧张及抑郁心情。

②中药治疗

●五味子、蛇床子、菟丝子各 10 克。每日 1 剂，水煎服。

●炒韭子、淫羊藿各 10 克。水煎服。

●龟版胶、枸杞子、肉苁蓉、淫羊藿各 10 克，阳起石 15 克。每日 1 剂，水煎服。

●蜻蜓 4 只，锁阳、肉苁蓉各 15 克。将蜻蜓翅膀、足微炒，加入锁阳、肉苁蓉一同煎汤，每日 1 次，连服 10 天。

●蜈蚣 18 克，当归、白芍、甘草各 60 克。先将当归、白芍、甘草晒干研细，过筛，然后将蜈蚣研细，再混合均匀分 40 包，每次 1 包，早晚各 1 次，空腹用白酒或黄酒送服，15 天为 1 个疗程。

●肉苁蓉 9 克。每日泡茶饮，饮毕嚼食残渣。

③药膳疗法

●煲狗肉。狗肉 500 克，小茴香 5 克，陈皮 5 克，生姜、大蒜、花椒水、料酒、食盐、味精、菜油、淀粉各适量。先将狗肉洗净，切块，调料备齐待用。置铁锅于火上放菜油，烧热后将狗肉与葱姜下锅，炸片刻，再放入花椒水、食盐、料酒，加水适量，然后将小茴香、陈皮放入锅内，置之火上煨炖，至肉煨熟烂时，移至武火上，加入淀粉汁，撒上味精即可。具有温补脾肾的功效，适用于肾阳虚的阳痿患者。

●枸杞蒸鸡。枸杞子 15 克，仔母鸡 1 只，料酒、胡椒粉、姜、葱、味精、食盐各适量。先将葱切段，姜切片备用，整鸡放入锅内，用沸水氽透，捞出后滴尽水，再把枸杞子放入鸡腹内，然后鸡腹朝下放入盆里，把葱、姜放入，加清汤、食盐、料酒、胡椒粉，将盆盖好，上锅蒸 2 小时，熟后加入味精即可。具有滋阴补胃的功效，适用于肾阴不足所致的阳痿者。

●韭菜炒羊肝。韭菜 200 克，羊肝 150 克，食盐、味精各少许。将韭菜去杂质，洗净后切段，羊肝切片，用花生油起锅，明火炒熟，加入食盐、味精，即可食用。本药膳温补肾阳，适用于肾阳不足之阳痿。

●猪肾汤。猪肾 1 个，车前草 15 克，杜仲 30 克，枸杞子 30 克。将猪肾洗净，去筋，与药材一起放入砂锅内煮汤。去药渣后调味服食，隔天 1 次，连服数天。具有补肾利湿，适用于肾虚，水湿停留所致阳痿。

●虫草胎盘汤。冬虫夏草 15 克，生地黄 20 克，鲜胎盘半个。将胎盘洗净，切块，放蒸锅内，与上药隔水炖熟服食，隔日 1 次，连服 7～8 次。

(2)早泄：是指男女交媾时，男性勃起的阴茎尚未与女性接触，或刚插入阴道便发生射精，随之阴茎软缩，称为早泄。在新婚或久别重逢后的第一次性交，由于男方高度兴奋，射精较快，属于正常现象。偶然出现的早泄也不能视为异常现象，经常反复出现则要引起重视。其病因大多数是功能性，如精神过分紧张，情绪过分激动，惟恐性交不能成功或害怕射精太快，都可以引起早泄。身体过度疲劳，房事过度，长期手淫，外生殖器及下尿路炎症，包皮系带过短等。

治疗早泄应从以下方面入手：

①心理治疗。帮助患者建立信心，增强意念控制，使患者心理状态稳定和心境良好，并要女方加以谅解，绝不能辱骂男方“无能”“窝囊”等，以免加重心理负担，女方应亲切地帮助男方克服恐惧、紧张和内疚心理。在性交时有意识地分散注意力，避免过分激动，有助于克服早泄。

②功能训练。由患者妻子采取非性交方式刺激阴茎，当达到

快要射精的程度时即停止刺激，等到兴奋程度降低以后再次开始刺激阴茎，待到将要射精的时候，再停止。如此反复间歇刺激，并逐渐延长刺激时间，缩短间歇时间，最终达到可以不间断地接受相当程度的刺激而不致射精，从而使早泄得到改善。

③夫妻性生活调适。进行适当运动和娱乐活动，调节生活情趣，保证足够的睡眠，做到劳逸结合，避免性生活过频；早泄严重时，可夫妻暂时分居一段时间，待性功能逐渐得到调整后，再进行性生活；如果因慢性炎症引起的早泄，应停止房事，彻底治愈后再行房事。

④药膳疗法

●核桃栗子羹：核桃仁 50 克，栗子 50 克，白糖适量。先炒熟栗子，去皮，与核桃仁同捣烂，加白糖拌匀，装瓶备用，不拘时食用。具有补益肝肾的功效，适用于肾气不足所致的早泄、遗精者。

●潼沙苑鲤鱼：雄鲤鱼 500 克，沙苑子 25 克，肉苁蓉 25 克，巴戟天 15 克，枸杞子 10 克，生姜 25 克。先将雄鲤鱼剖肚去脏，注意保留鲤鱼
(即雄性精子，为囊性白色浆状物)，洗净后，加药及清水 2 大碗，共炖熟，弃药渣，食肉饮汤。具有强阳益精的功效，适用于早泄、阳痿者。

(3)遗精：男性进入青春期后，在没有性交或手淫的情况下射精叫遗精。遗精在睡梦中发生叫梦遗，是男性生殖系统生长发育和功能成熟的标志，是正常的生理现象。初次遗精以后，经常会出现遗精，间隔时间没有规律，每周 1～2 次，也可能连续数晚均有遗精。且有少数健康男青年很少遗精。遗精过频(每周数次或一夜几次)，或婚后仍然遗精或滑精都属不正常的。遗精过频会引起头晕眼花，精神不振，记忆力下降，四肢乏力，腰膝酸软，思想负担沉重，对健康不利。

治疗遗精应从以下方面入手：

①加强青少年性生理卫生知识教育，减弱对性的好奇心，分散

大脑性兴奋，纠正手淫恶习，避免阅读淫秽书画，减少性刺激。

②积极治疗包茎、包皮过长、尿道炎、前列腺炎等疾病。

③药膳疗法

●莲子茯苓散：茯苓、莲子各 90 克。将 2 味共研粉，每次 15 克，每日 2 次，在两餐之间空腹用温开水送服。具有补益脾肾，固精安神的功效，适用于遗精者。

●苁蓉酒：肉苁蓉 30 克，白酒 500 毫升。将肉苁蓉用水浸，刮去鳞皮，洗净切片，浸于酒内，7 天后饮用，每次 20 毫升，每日 2 次。具有补肾益精的功效。适用于性功能低下、遗精者。

●桃肉蚕蛹汤：核桃肉 150 克，蚕蛹 60 克。先将蚕蛹略炒，然后同核桃一起放入碗内，加水适量，隔水炖熟，随时服食。具有益肾固精的功效。适用于遗精者。

(4)性欲亢进：性欲亢进是指性欲要求超过常人，不论白天夜晚均有性欲要求。有时每天多次性交，仍不能满足。其病因为：①疾病引起的大脑皮质功能紊乱。②垂体肿瘤。③精神病患者，性欲抑制活动失调。④女性患有阴道滴虫症、真菌性阴道炎、肺结核、甲状腺功能亢进等均可引起性欲亢进。⑤长期过度食用滋补品或某些兴奋药。⑥反复受到性刺激或过多地贪恋色情等。

治疗性欲亢进应从以下方面入手：①生活调适。合理安排生活，适当夫妻分居，将更多的精力集中在学习和工作上，开展一些业余兴趣爱好和娱乐运动，分散注意力是克服性欲亢进的最好方法。②加强道德修养，培养高尚情操，将旺盛精力投身于工作和劳动中去，转移意念。③对精神病患者或其他疾病所致者，彻底治疗原发疾病。④穿宽松衣裤，避免刺激阴茎、阴蒂。⑤对于阴茎持续性勃起者，可在包皮系带与冠状沟背侧用拇指和食指捏住片刻，或用冷敷方法使其松软。⑥药物治疗。可在医生的指导下，采用激素疗法，男性用雌激素如己烯雌酚，女性则用雄激素如甲基睾丸素或丙酸睾酮。

(5)性欲低下:男女均可出现性欲低下,包括无性欲,性欲缺乏和性欲不足。正常男性在55岁以后,女性在50岁以后,性欲会渐退,这是一种生理现象。在此年龄之前,在适当或反复的性刺激下,没有进行性交的欲望,或既往性欲良好,以后出现对性交意念冷淡,性欲减退者,称之为性欲低下。性欲低下的病因有:①心理因素。性教育不当,自幼接受错误的性教育,认为性生活是淫荡不洁的;对怀孕分娩有顾虑;初次性生活产生疼痛,以后性生活前准备不够,没有性快感,致使厌恶性生活,导致性欲逐渐减退。②疾病因素。全身或局部疾病均可引起性欲减退,性欲低下,如糖尿病、盆腔炎等;内分泌疾病可致卵巢和睾丸功能不足,如甲状腺病变和席汉综合征等;神经血管疾病,如性中枢兴奋性减弱,阴蒂及阴道黏膜的神经末梢感受器的功能失调,男性阴茎供血不足等。③药物因素。抗高血压、心脏病、利尿药物,以及镇静催眠药物均可引起性欲低下。

治疗性欲低下应从以下方面入手:①心理治疗。帮助患者了解有关性知识,给精神上的安慰,矫正不适当的性交方式。②病因治疗。治疗原有疾病,停用可能引起性功能低下的药物。③激素治疗。男性性欲低下可用雄激素如甲基睾丸素或丙酸睾酮,女性可用己烯雌酚等治疗,也可用中药治疗。

6. 性生活禁忌

性生活给人类生活增添了丰富多彩的内容,人类也离不开性生活。但是,为了健康,有下列情况者不宜或者应禁止性生活。

(1)疾病:患病期间身体体质下降,加之性生活中消耗大量机体能量和氧,对疾病预防不利,尤其是一些疾病直接受性生活影响,或者性生活直接影响疾病的治疗和预防。①各种阴道炎症。细菌性、真菌性、滴虫阴道炎,在急性期均可出现外阴奇痒、灼痛、尿频、尿痛及性交疼痛、白带增多，阴道黏膜红肿、糜烂，甚至溃疡。若此时性交，不但引起女方疼痛加剧，而且加重黏膜破溃，导致疾病加重，甚至久治不愈。男方也可因性交而感染，引起泌尿、生殖器官炎症。因此，应禁止性生活，治疗 1～2 周，待症状消失，临床检查正常方可恢复性生活。②外伤及手术。男、女外生殖器损伤，畸形矫正手术，骨盆骨折，骨盆外伤，应禁止性生活，待病情痊愈后方可恢复性生活。其他部位的外伤及头部、胸部、腹部手术后能否恢复性生活，要根据病情恢复情况及出院医嘱而定。③性附属器官疾病。前列腺、睾丸、附睾、子宫这些器官疾病往往直接或间接影响性生活。例如，前列腺炎症可导致性生活疼痛，服药治疗时可导致阳痿，手术治疗时容易损伤支配阴茎勃起的神经而发生器质性阳痿，因此本病在治疗、手术治疗及恢复期间应禁性生活。若手术损伤了神经造成器质性阳痿，可进行阴茎内假体置入治疗。子宫、睾丸及附睾疾病期间，尤其急性发病期间应禁止性生活。子宫、睾丸及附睾手术切除对性生活影响不大。

(2)避孕手术后：①上环及取环。宫内放置节育环避孕，这是我国女性避孕的最普遍措施。上环时，尽管医生进行严密的消毒，但操作中难免损伤子宫颈部和子宫腔，这种哪怕是非常轻微的损伤也给细菌感染提供机会。而且节育环也是一个异物，对子宫来说需要一个逐渐适应的过程，这期间会发生不断的少量出血。所以，在上节育环后的 1 个月内禁止性生活，否则容易造成细菌侵入而引起感染。同样道理，节育环放置在宫腔内，取出时也会不同程度地损伤子宫内膜，亦应禁止性生活，半月后可恢复性生活。②男扎。是指男性输精管结扎，是男性节育常用的方法。这种手术虽然损伤小，也不直接影响阴茎。但也需要禁止性生活至少 15 天。不少人做结扎手术后，担心影响性功能，而在手术后过早地进行试探性性交，在性交过程中，往往会产生手术部位的局部疼痛和不适，加之精神紧张，很容易造成性交中断，从而影响性功能。另一种，由于男性结扎而解除了怕怀孕的思想负担，过早过频的性生活也影响男性性功能，从而导致性功能障碍。③人工流产。在人工流产以后，一定要禁止性生活。其原因有两个方面，一是人流时子宫颈经手术扩张后，需经1～2周后才能愈合，这时如果过性生活，容易将阴道内的细菌带入子宫腔内，使细菌在子宫内蔓延繁殖，引起子宫内膜炎、盆腔炎等妇科疾病。二是人流后，卵巢功能恢复很快可很快排卵。如果过早地进行性生活，就有可能在子宫尚未复原的情况下再次怀孕。往往有少数人过早地恢复性生活，在当月还没有来月经的情况下就怀孕了，与前次人工流产只相隔40多天，又再次做人工流产手术，前次妊娠的影响尚未完全清除，再加上新妊娠的变化，子宫壁会明显充血，质地松软，弹性和张力差，很容易发生手术损伤，甚至导致穿孔和不孕症。因此，人工流产后应在1个月内严禁性生活。

(3)女性特殊“三期”：女性在经期、孕期和产褥期体质比较虚弱，抗病能力下降，故应禁止或节制性生活。①经期。女性月经来潮期间，由于子宫内膜的剥脱、出血，形成了一个易感染创面，同时，子宫颈口略微张开，局部抵抗力的下降。如果此时性交，容易将病菌由阴道带入子宫，造成子宫、阴道或盆腔的炎症。再者性交会加重盆腔充血，使月经量增多，行经期延长，严重影响女性健康，所以，在女性月经来潮期间应禁止性交。②妊娠期。妊娠期是个较长的时间段，在这期间绝对不过性生活对大多数夫妻是很难做到的。因此，应根据妊娠期间各阶段特点节制性生活。一般认为，在妊娠开始的3个月里应避免性生活。原因是由于性兴奋和机械性刺激会引起子宫收缩。同时，精液中的前列腺素可促进子宫收缩，并可使宫口松弛，易导致流产。妊娠的最后3个月也应禁止性生活。原因是子宫颈下降，性交时阴茎插入，会污染产道。而且这期间子宫处于高敏状态，性高潮刺激使子宫收缩，容易引起早产。其他时间虽然不是禁止性生活，但也需节制性生活，更应防止猛烈的性生活。③产褥期。女性在分娩过程中,子宫、阴道都受到巨大创伤,会阴常需切开。会阴伤口的愈合,子宫创面的恢复,都需要较长时间。加之分娩时大量出血,产程中体力消耗,以及哺喂婴儿的疲劳等,导致体质极为虚弱,抵抗疾病能力下降,需要长时间(6～8 周)的调养和休息才能恢复健康。在此期间,尤其是前 4～6 周,应绝对禁止性生活。过早的进行性生活,容易引起宫颈炎、子宫内膜炎、附件炎、盆腔炎及子宫出血,也妨碍阴道及会阴的产伤愈合。同时,过早的性生活使女方担心感染,惧怕疼痛,容易造成心理压力,甚至导致心理障碍。因此,产后男女双方应克制性欲,待女方身体完全恢复健康后,再开始性生活。

(4)其他禁忌:①醉酒后不宜进行性生活。《黄帝内经》云:"以酒为浆,以妄为常,醉以入房,以欲竭其精,以耗散其真,不知持满,不时御神,条快于心,逆于生乐,起居无节,故半百而衰也。"醉酒后失控,性行为常常粗暴,只顾自己发泄,不顾对方情绪,很容易引起性生活不和谐,甚至引起对方反感,影响夫妻感情。另外,酒后性生活受孕,还影响胎儿生长发育,可导致胎儿畸形,长大后可能出现智能低下等。②过饱、饥饿均不宜过性生活,过饱在性生活中易造成食物反流,影响消化和吸收,甚至造成恶心呕吐。饥饿时体内能量代谢明显降低,加之性生活大量消耗,容易出现虚脱。③心情不好,环境恶劣,气候炎热,均不宜进行性生活。

7. 常用的避孕方法

避孕方法很多,个人可以根据自己的具体情况,选用合适的避孕措施。

(1)新婚夫妇暂时不想要孩子,要求避孕者,首选避孕套或女用外用避孕药。有过一段性生活后也可考虑用阴道隔膜。一般不选用长效口服避孕药和宫内节育器。

(2)哺乳期妇女避孕,首选避孕套。月经来潮后也可选用宫内节育器,哺乳期不选口服避孕药。

(3)剖宫产后的妇女,首选避孕套,可考虑使用阴道隔膜。如选用宫内节育器应在半年后。

(4)有一个孩子的妇女,宫内节育器、口服避孕药、避孕套等均可选用。

(5)有两个孩子或多子女的夫妇。首选绝育,如女子结扎或男子结扎,也可考虑其他避孕方法。

(6)患有慢性疾病者,可依次选用下列方法:避孕套、阴道隔膜、外用避孕药、宫内节育器、绝育手术。

8. 药物避孕法

目前,国内外采用的甾体类女用避孕药是人工合成的雌激素、孕激素及其复方制剂。它们通过抑制排卵、改变宫颈黏液的黏稠度、阻止精子穿过,或改变子宫内膜的组织形态、影响受精卵在子宫内膜着床,或改变输卵管蠕动的速度,使受精卵与子宫内膜发育不同步,以达到避孕目的。药物避孕可分为长效口服避孕、短效口服避孕、探亲避孕、避孕针、缓释系统避孕 5 种类型。

(1)长效口服避孕药:由人工合成的一种或两种孕激素加上一种长效的雌激素配伍而成。服药 1 次避孕 1 个月。避孕有效率在 98%以上。常用药物:①复方 18-甲基炔诺酮。从来月经当天算起的第五天和第二十五天各服 1 次,每次 1 片。记住第二次服药日期,以后每月固定这个日期服药,每次 1 片。为加强避孕效果,头三四次服药时可剂量加倍。②复方 16 甲基氯地孕酮。从来月经当天算起的第五天,开始服第一次药,过 20 天后服第二次,再过 20 天服第三次,以后每隔 1 个月服 1 次,每次均服 1 片。

(2)短效口服避孕药:包括口服避孕片 0 号、1 号、2 号和复方甲基炔诺酮短效片 4 种。剂型有片剂、纸式薄型片和滴丸 3 个类型。使用时可任选一种避孕药,从月经当天算起的第五天开始服药,每日服 1 片。连服 22 天不能间断,下个月即往后以此类推。短效避孕片的避孕效果为 99.95%。

(3)探亲避孕药:又称速效避孕药。适用于分居两地的夫妇临时短期探亲时用。在服药同时不受月经期限制,避孕效果可达 99%。常用药物及用法。①甲地孕酮片(探亲避孕片 1 号)。在探亲或新婚当日中午服 1 片,当晚加服 1 片,以后每晚服 1 片,直到探亲结束,次日再服 1 片。探亲在一起不足 14 天,也要服完 14 片,以保证避孕效果。②炔诺酮。于探亲当天晚上开始服用 1 片,以后每晚 1 片。同居 1~10 天,必须连服 10 片,同居 11~14 天连服 14 片,探亲 1 个月者,服完 14 片后接着服短效避孕片 1 号或 2 号至探亲结束。服药期间不来月经,一般停药 1 周即月经来潮。③18-甲基炔诺酮。同居前 1~2 天开始服用,每日 1 片连服 10~15 天。如同居超过半个月者,从第十六天起可接服短效口服避孕片 1 号或 2 号,一直到假期结束停止服药。④探亲避孕药。于探亲前一天或当日服药。每次 1 片,可避孕 2 周左右。如同居时间超过 2 周,可从服药的第十五天起接服短效避孕片 1 号或 2 号。⑤53 号探亲避孕片。短期探亲每次性生活后即服 1 片,每天最多服 1 片,但探亲的第一次性生活后次晨须加服 1 片。1 个月经周期内(28~30 天内)服药总量不得少于 10 片,以保证避孕效果。⑥23 号探亲片。探亲当日服 2 片(上午 1 片,晚上 1 片,或当晚服 2 片)。以后每 3 天服 1 片或每周服 2 次,每次 1 片。探亲结束后第二天再加服 1 片。服药期间遇月经来潮即停药。月经后第一次房事起按同法服药。1 个月经周期内至少服足 5 片以保证效果。

(4)避孕针:可肌内注射,一般不常用,需要时可向医生咨询。

(5)缓释系统避孕药:是一种特殊的剂型,它能持续释放恒定的小剂量避孕药,达到长效避孕作用。目前有硅橡胶皮下植入剂和硅橡胶阴道避孕药环。一次放入后，前者可避孕 1～5 年，后者可避孕 1 年。

9. 人工流产

人工流产有负压吸引术、钳刮术、药物流产 3 种方法。

(1)负压吸引术：适用于妊娠 10 周以内，没有手术禁忌证者。这种方法比较简便，受术者痛苦较小，出血少，手术时间短，效果好。应当注意的事项有：①人工流产前 3 天不要进行性生活，以免发生术后感染。②行人流术时，应配合医生，思想上无须紧张，切忌身体乱动或使用腹压屏气。手术中感到不适时，可适当的张口喘气。③术后观察 2 小时，无异常情况才可回家。2 周内避免做过重的体力劳动。保持外阴部清洁，要用消毒过的月经垫并经常更换月经带。1 个月内禁止盆浴和房事，避免细菌感染，并注意预防感冒。同时应增加营养。人流术同时放环者，应在下次月经干净后复查环位。手术后有少量阴道流血，一般在 1 周左右干净。如果阴道流血量多或流血持续时间超过 15 天以上，或下腹疼痛、发热者，应及时到医院诊疗。④多次流产会损害身体健康，故人流术后应积极采取合适的避孕措施，以防再次妊娠。⑤人工流产手术一定要到医院请医生做，私自堕胎对妇女健康是有害的，严重者还会造成生命危险。

(2)钳刮术：适用于妊娠在 11～14 周以内，要求终止妊娠而无禁忌证者。注意事项同负压吸引术。

(3)药物流产：是一种无须手术仅需口服药物就可达到终止早孕的方法。据统计，完全流产率可达 92%以上。

①适应证。年龄在 18～35 岁健康的妇女；停经在 49 天以内的正常宫内妊娠；近 3 个月月经周期正常(25～35 天)，未用过甾体激素药物，无宫内节育器，未哺乳；无急慢性器质性病变，如心血

管病、血液和内分泌系统疾病；无肝肾疾病、妊娠瘙痒症；无与激素有关的肿瘤；无烟酒嗜好；无神经系统、胃肠道疾病；无严重妊娠反应（用药后会加重）。

②禁忌证。有心、肝、肾疾患者及肾上腺皮质功能不全、高血压患者；既往或现在有使用米非司酮的禁忌证（如肾上腺疾病，与甾体激素有关的肿瘤），以及禁忌使用前列腺素类药物的疾病，如青光眼、哮喘及过敏体质；带宫内节育器妊娠和怀疑宫外孕者。

③服药方法。空腹或进食后 2 小时口服米非司酮，每次 25 毫克（1 片），每日 2 次，共 3 天。第四天早晨于阴道后穹隆放置卡波前列甲酯栓 1 枚（1 毫克）。卧床休息 2 小时，门诊观察 6 小时。

④注意事项。服药前须进行体格检查，包括血压、脉搏、心肺及妇科检查；肝功能需正常，血红蛋白应＞95 克/升；血小板应在 90×10^9/升以上并查血型；必须在具有急诊刮宫手术和输液、输血条件的医疗单位，在经过培训的医生负责指导下使用；在医院服首次药，其余药片（5 片）带回家，应遵守医嘱，按照服用方法，不要漏服，第四天来医院加用前列腺素；服药时不能同时服用水杨酸盐、吲哚美辛和其他镇静药；服用米非司酮后，未用前列腺素之前，如阴道出血量超过月经量 2 倍以上，应立即就医，由妇产科医生酌情处理；在使用前列腺素前后，每隔 1 小时测血压。如出血量多，可肌内注射缩宫素 20 单位。

10. 男性绝育术

利用手术等方法使男性不再生育称为男性绝育术，其方法有输精管结扎和输精管粘堵两种。

(1)输精管结扎术：输精管结扎术是小手术，简单易行且比较安全，几乎无不良反应。输精管是输送精子的通道，将其切断和结扎之后精子就不能排出体外，从而达到永久避孕的目的。输精管结扎并不影响性生活，而且照常射精，只是精液里没有精子而已。结扎后睾丸激素的分泌及输送不受影响，因此不会损害身体的各种生理功能。也不会影响劳动能力。结扎输精管后需注意的事项有：①手术后休息1周，不做重体力劳动和剧烈运动，如长途行走、骑车、打球、负重等。②两周内禁止房事。要注意切口清洁，切口愈合前不要洗澡，以免感染。③有伤口出血、阴囊肿大或发热时必须及时到医院就诊。④结扎后靠阴茎端的输精管和精囊内仍可能有少量精子，所以术后2～3个月内仍要采用其他方法避孕。最好是做精液检查，证实已无精子后再停用避孕措施。

(2)输精管粘堵术：用注射器将粘堵剂注入到输精管内，堵塞输送精子的管道。其目的、效果及注意事项与输精管结扎相同。

11. 女性绝育术

用手术方法使女性永久不再生育称为女性绝育术。方法一般有输卵管结扎术和输卵管粘堵术两种，以前者应用最为广泛。

(1)输卵管结扎术：输卵管是从卵巢输出卵子到子宫的通道，切断和结扎输卵管，卵子便不能与精子相遇。输卵管结扎后卵巢照常排卵，卵子排出后由于没有受精，在几天内死亡、溶解并被人体吸收。结扎输卵管并没有损伤主管月经的脑垂体和卵巢，也没有损伤产生月经的子宫，因此不会影响女性健康和月经。输卵管结扎后需注意的事项有：①术后饮食可选半流汁或普通饮食。②术后尽早下床活动。③术后5天拆线。在此期间应注意保持切口清洁干燥，防止感染。如发现切口有渗血或红肿、发热、腹痛者，要及时看医生。④术后1个月内禁止房事。

(2)输卵管粘堵塞术：向输卵管内注入药物，使输卵管堵塞而绝育。方法简便安全。但可靠性逊于输卵管结扎术，以后如果想要再通输卵管也很困难。

12. 孕期保健

(1)怀孕征兆:对于已婚女性,下列现象提示你可能已经怀孕:①月经停止来潮。月经周期正常的健康生育年龄的妇女,婚后月经过期1~2周仍未来潮者,首先应考虑是否怀孕。②恶心或伴有呕吐。怀孕后由于体内激素的改变,常出现胃肠道的功能紊乱,孕妇大多有恶心或伴有呕吐。多在晨起时明显。这种现象一般发生在停经6周以后,至妊娠12周时自行消失。③尿频。在妊娠早期由于子宫增大,在盆腔内压迫膀胱,可出现尿频症状,尤其是在夜间症状明显。直至子宫逐渐增大升入腹腔后,此症状消失。④乳房胀痛。妊娠早期时,由于体内多种激素作用于两侧乳房,促使乳腺管及乳腺泡增多,乳房增大、硬挺。乳晕着色。部分孕妇自觉两乳房饱胀,摩擦接触时疼痛明显。⑤其他改变。怀孕后,有些孕妇会出现嗜睡、乏力、食物嗜好的改变。

(2)孕期母体变化:妊娠期由于胎儿不断生长发育,体内激素的改变,使母体各系统发生一系列的改变。

①生殖系统

●子宫。因为胎儿在子宫腔内生长发育,所以妊娠后子宫变化最大。子宫腔容量可较妊娠前增加许多倍,子宫重量也大大增加。至妊娠12周后,增大的子宫超出盆腔在下腹部可以触及。俗称为“出怀”。自妊娠12~14周起,子宫可以出现无痛性收缩,孕妇感觉到子宫发硬,但这种宫缩只是偶有发生,一般不会引起宫颈口扩张,不是早产的征兆。

●宫颈。宫颈在妊娠后血管增多、变粗,淋巴管扩张,组织水肿,故外观肥大呈紫蓝色,这是判断早期妊娠的参考依据之一。

●阴道。阴道黏膜紫蓝色,皱襞增多,结缔组织松软,伸展性增加。

●外阴。外阴表皮增厚，大小阴唇色素沉着。

②乳房变化。妊娠早期乳房开始增大，充血明显。孕妇自觉乳房发胀和刺痛。乳头增大着色，乳晕着色。乳晕上可见到多个隆起且肥大的皮脂腺。乳头、乳晕的这些变化是妊娠的一个特征。到妊娠后期，挤压乳房时常有少许稀薄的黄色液体流出。

③循环系统。妊娠期由于各种生理变化和胎儿生长发育的需要，母体对氧的需要量增加，血液循环量增加。相应地加重心脏负担。在妊娠32～36周，分娩期及产褥期最初3天内，是全身循环系统改变最大及心脏负担最重的时期。健康孕妇循环系统能够承受这些负担，但是有器质性心脏病的孕妇常在此时期内因心脏负担过重而发生心力衰竭。

④泌尿系统。妊娠后期肾血液量增加，同时由于孕妇及胎儿代谢产物增多，肾脏负担加重。孕妇中20％～30％可在尿常规中检出微量尿糖或蛋白质，少数孕妇甚至发生肾功能损害。此外，受孕激素影响，泌尿系统平滑肌张力降低，加之增大的子宫压迫输尿管或肾盂，可造成输尿管积水，故孕妇易发生泌尿系感染。

⑤呼吸系统。妊娠早期胸廓发生改变，呼吸时膈肌活动幅度增加。妊娠晚期子宫增大，膈肌活动幅度减小，胸廓活动增大，由通常的腹式呼吸改变为胸式呼吸，以补偿气体交换的不足。呼吸次数在妊娠期变化不大，不超过每分钟20次，只是呼吸较深。但妊娠期上呼吸道黏膜充血、水肿，局部抵抗力减弱，容易发生上呼吸道感染。

⑥消化系统。牙龈受体内大量雌激素影响而肥厚、充血、水肿，有时疼痛，易发生牙龈炎及牙龈出血。孕期中。由于胃贲门括约肌松弛，胃内容物反流到食管下部，可出现烧灼感。另外，胃肠道平滑肌张力降低，胃酸分泌减少。胃蠕动减弱，胃排空时间延长，易出现上腹部饱胀感。肠蠕动减弱及增大的子宫压迫肠道，常有腹部胀气及便秘发生。

⑦皮肤。妊娠期垂体分泌促黑素细胞激素增加，雌激素分泌也明显增多，使孕妇乳头、乳晕、腹白线、外阴部等处色素沉着。面颊部出现蝴蝶状褐色斑。产后可以逐渐消退。

⑧新陈代谢。为了适应胎儿生长发育的需要，分娩时补充母体的损耗及产后泌乳，孕妇对营养的需要量要多于一般成年人，应在饮食上予以满足。

(3)孕期卫生：①妊娠期母体新陈代谢率增高，出汗较多，应勤洗澡，勤换内衣，保持皮肤清洁。妊娠期尤其是在晚期应避免坐浴，防止污水进入阴道内，引起上行性感染。妊娠期阴道分泌物较多，每天要用清水清洗外阴。②注意乳头卫生，为产后哺乳做好准备。自妊娠 7 个月开始，经常用温毛巾擦洗乳头，然后涂以油脂，防止皲裂。如有乳头凹陷者，可用手牵拉乳头，或用吸乳器吸出，每天 2 次，每次 5～10 分钟。不要束胸，应该穿戴宽松的棉质胸罩或穿宽松内衣。③保持大便通畅，每天吃适量蔬菜、水果及粗粮。如有便秘可在医师的指导下用缓泻药。④精神要愉快。情绪要放松，要有充足的睡眠和休息。少去人多空气沉闷的场所。妊娠尤其在妊娠晚期应避免重体力劳动及剧烈运动，不宜作长途颠簸的旅行。在预产期前 2 周最好安排休息。总之，孕妇的活动要适量，如散步、简单的家务劳动等，以不感疲劳为宜。

(4)孕妇衣装：妊娠期孕妇体形有较大的变化，如腹部膨隆、乳房丰满，到妊娠晚期下肢有不同程度的水肿等。所以孕妇的衣着要宽大、柔软，式样简单、清洁卫生、防暑保暖。不要盲目地包扎腹部，这样会影响胎儿正常的生长发育，孕妇也会感到不适，并影响下肢的血液循环，引起静脉曲张及下肢水肿；束胸则影响乳房发育，不利于今后哺乳。孕妇的鞋袜也要选择合适，宜穿松软的便鞋。鞋跟要矮而宽，因孕妇的腹部膨隆，重心前移，鞋跟高则加重腰酸和腹坠。袜子也不易过紧，以免影响末梢循环，加重脚踝部的肿胀。

(5)孕期膳食:孕期除了做好产前检查,注意卫生,适当休息外,还要加强营养。因为胎儿的生长发育、孕妇为分娩和哺乳贮存养料,都需要充足的营养供给,而这些营养素都要从食物中摄取。孕妇需要的热能比非孕期时高25%。千万不能因怕胎儿生长过大而控制饮食,这样对胎儿或孕妇都不利。事实证明,如果孕期缺乏营养,可能引起流产、早产、胎儿宫内发育迟缓或孕期、产期和产后出现并发症。

①糖类、蛋白质和脂肪是人体产生热能的主要来源,也是组成人体器官的主要成分。

②在无机盐中,对孕妇来说,最重要的是钙和铁。胎儿骨骼生长需要大量的钙,如果孕妇的食物中缺钙,则胎儿所需要的钙只能从母体摄取,会引起孕妇腰痛、腿痛、手足抽搐及掉牙等现象,严重的甚至会引起骨质软化病、骨盆变形,分娩时可发生难产。母体缺钙,胎儿也会得软骨病,即为先天性佝偻病。铁是造血的主要原料之一,食物中缺铁,可使孕妇发生贫血。

③维生素类是人体生长发育所不可缺少的。维生素A有促进人体生长发育的作用。孕妇需要量应比非孕期多20%～60%。维生素B_1参与机体的糖代谢过程,维持神经、心脏及消化系统的正常功能。维生素C可预防坏血病和增加对疾病的抵抗力。如孕妇缺乏维生素C,容易发生牙龈出血、骨质疏松及骨折。

④孕妇需要的多种营养素是由多种食物提供的。为了孕妇和胎儿的健康,要选择容易消化的和营养丰富的食物,不要暴饮暴食,切不可偏食,避免吃刺激性食物,避免饮酒和吸烟。

(6)孕期性生活:一旦确定为妊娠,性生活要节制。尤其是在妊娠头3个月和妊娠末3个月内。因为在妊娠早期,频繁的性生活容易引起流产。妊娠晚期阴道及外阴组织充血、水肿、静脉曲张等,可因性生活造成阴道壁撕裂或曲张的静脉结节破裂,引起大出血,或造成胎膜早破,甚至早产。另外,妊娠末期的性生活使阴道的清洁度下降，易造成产前、产时、产后的严重感染。对母体及胎儿不利。

(7)产前检查：为了保护孕妇和胎儿的健康，有怀孕征兆的妇女应立即去医院就诊检查。便于医师及早了解孕妇的全面情况和发现潜在的对孕妇和胎儿不利的因素。如孕妇患有较严重的心、肝、肾等重要脏器疾病而不宜继续妊娠的；或在妊娠早期患有病毒性流感或出过风疹的，或双方直系亲属中患有遗传性疾病的，或确定胎儿已有遗传性疾病的，可以尽早采用人工流产的方法终止妊娠。如孕妇一切正常，则应从此开始定期产前检查。①推算预产期。即预测孩子将要分娩的大概日期。从末次月经第一天算起，月份加 9 或减 3、日期加 7(农历加 15)即为预产期。例如，末次月经的第一天是 3 月 1 日，预产期则为 12 月 8 日。②子宫底高度，腹围。测量子宫底高度和腹围，并描绘妊娠图，可大致估计胎儿在各阶段生长发育的情况，判断胎儿在宫内生长是否正常。如果妊娠图上的宫高、腹围线均在标准以下，则提示胎儿宫内发育迟缓，应首先找出引起胎儿宫内发育迟缓的原因，并给予对症处理。③胎位。临产时的正常胎位应是头朝下，臀部朝上。妊娠中期，胎儿尚悬浮于羊水中，体位可以转动，如果发现胎位不正，还可予以纠正。如果不做定期产前检查，到妊娠晚期才发现胎位不正，由于胎身已部分入盆，就错过了纠正的机会，易发生难产。④胎心音。正常胎心音每分钟 120～160 次，犹如钟表滴答声，孕 18～20 周后即可在孕妇腹部听到，胎心过快过慢都提示胎儿生长发育有异常。⑤血压。初次产前检查时就应予以记录。如在孕期中发现孕妇的血压有上升趋势，应引起重视。如收缩压超过初次产检血压的 30 毫米汞柱(4kPa)，舒张压超过 15 毫米汞柱(2kPa)以上，如果没有其他症状和体征，称为妊娠高血压。如果同时伴有水肿、蛋白尿、头晕等症状，则称为妊娠高血压综合征。⑥体重。孕妇在整个妊娠期内体重增加不超过 12.5 千克，妊娠后期体重增加的速度超过妊娠的其他阶段。如果水肿不明显，而体重每周增加超过 0.5 千克以上，则可能是隐性水肿，应及时治疗，以免导致其他并发症的发生。⑦骨盆。初产妇或有难产史的经产妇，在妊娠 28 周以后要测量骨盆。骨盆是产道的最重要组成部分。分娩的快慢和顺利与否，与骨盆大小和形态有无异常有着密切的关系。如果胎儿大小明显超过骨盆，或骨盆有畸形，会出现分娩困难。这些产妇可选用剖宫产。⑧化验检查。主要有血常规、血小板计数、出血时间、凝血时间、血型鉴定、肝功能等。特别是尿常规检查应作为每次产前检查必查项目。如有妊娠并发症时，还需做与该并发症有关的各项化验检查。⑨超声检查。应在医生的指导下进行。⑩并发症。孕妇患有心脏病、肝炎、慢性肾炎、原发性高血压、糖尿病、甲状腺功能亢进或减低等较严重的疾病，应在高危妊娠门诊随访和检查。还要在专科医师的协助下，进行系统监护并治疗，使之安全度过妊娠期。如果在妊娠期中出现产科并发症，如妊娠高血压综合征、母儿血型不合、多胎妊娠、重度贫血、前置胎盘、胎盘早期剥离、肝内胆汁淤积症，应在产科医师的指导下进行治疗。

13. 孕妇孕期常见症状

（1）纳差、呕吐：纳差、呕吐常作为早孕反应出现，多见于停经 40 天左右，以晨起时症状明显，有的呕吐为酸水，严重者可吐出绿色胆汁。有的呕吐次数不多，仅在刷牙或吃了油腻食物后呕吐。有的呕吐频繁，不能进食，甚至喝水即吐，孕妇出现乏力、皮肤干燥、口唇樱红、眼眶凹陷等严重脱水甚至衰竭现象。症状轻微者，无需特别治疗，应避免油荤食物，多吃清淡食物，少食多餐，注意休息，保持轻松愉快的生活环境，有助于减轻妊娠反应的症状。必要时，可选用维生素 B_6，每次 20 毫克，每日 3 次；维生素 B_1，每次 20 毫克，每日 3 次，口服。呕吐严重并出现明显脱水的患者，应住院接受补液、止吐等治疗。

(2)尿频:妊娠早期由于孕妇子宫增大,对膀胱的压力增加,膀胱的扩张亦受限制,可引起膀胱排空次数增加,出现尿频,尤其夜尿次数增加。一般无需特殊处理,待到妊娠 3 个月以后,增大的子宫升高进入腹腔后,症状自行消失。不过,妊娠期间的女性抵抗力较低,易出现尿路感染,应注意化验尿常规排除之。

(3)便秘:妊娠期间,胃肠道蠕动减慢,增大的子宫同时也压迫肠道引起便秘。①调整饮食,多吃含纤维素多的绿叶蔬菜和水果。②适量地进行一些轻体力活动,但不要过久的站立。③养成良好的排便习惯,按时排便。④适量地服用蜂蜜有助于排便,必要时在医师指导下服用缓泻药物,如中药麻仁丸、西药果导片等。

(4)瘙痒:最早可发生在妊娠第六周,一般孕妇在妊娠 28 周以后出现,以四肢及腹部皮肤为主,有时奇痒难眠。瘙痒可在短期内自行消失,也可持续到分娩后 1 周。部分孕妇伴有黄疸、血清胆红素增高,但多无肝脾大,血清转氨酶正常或轻度升高。黄疸可在分娩后逐渐消失。轻微的一过性瘙痒无需特别处理。瘙痒较剧者可每晚给予苯巴比妥 60 毫克,口服,使孕妇能很好地休息。但是要加强随访,观察病情的发展。瘙痒伴黄疸及血清胆红素、转氨酶升高者,应请医生排除传染性肝炎。确系妊娠引起者,给予中药茵陈汤加减可以止痒、退黄,也可口服消胆胺。严重的黄疸影响胎儿发育,应请医生检查,必要时住院治疗。

(5)下肢水肿:妊娠晚期,由于增大的子宫机械性地压迫下腔静脉,导致下肢静脉回流受阻,引起下肢水肿。这种水肿多为凹陷性,即用手指压迫皮肤,受压处出现凹陷。有时患者并无明显的凹陷性水肿,但每周体重增加超过 0.5 千克,称为隐性水肿。轻微的水肿一般不需要采用药物治疗。孕妇取侧卧位,略抬高双脚,多注意休息,即可使症状缓解。如水肿较明显,应去医院检查,并在医师指导下用药。

(6)小腿抽搐:妊娠20周以后,孕妇的需钙量明显增加,一般正常的饮食已不能满足其需要,此时可致小腿抽搐。及时服用钙剂,每日2克,可起预防和治疗作用。在服用时,还可以服鱼肝油丸、维生素B_1等。

(7)下肢血管充盈:下肢血管充盈又称下肢静脉曲张,多发生在妊娠晚期,造成的原因有:①妊娠期子宫、卵巢血容量增加,髂静脉内血流量增多,导致下肢静脉回流受影响。②增大的子宫压迫盆腔,下腔静脉回流受阻。③受激素影响血管扩张。④先天的因素,如静脉辦或静脉肌层发育不全。⑤长期站立或行走可加剧下肢血管充盈,下肢血管充盈主要表现为皮下静脉血管怒张,像蚯蚓盘曲纡回,呈现青蓝色血管网团。

(8)妊娠高血压综合征:妊娠高血压综合征为妊娠期严重的并发症,可影响孕产妇及胎儿健康,甚至危及孕产妇和胎儿的生命安全。一旦出现高血压症状,要引起孕妇的高度警惕,立即去医院就诊。此症多见年龄小于20岁的年轻孕妇和年龄大于40岁的经产妇,还有多胎妊娠、羊水过多及有慢性肾炎和高血压病史等的孕妇。妊娠高血压综合征的基本病理变化是全身小动脉痉挛,导致血管壁紧张,管腔狭窄,血流缓慢,血压升高,脏器供血不足。临床上可表现为水肿、高血压、蛋白尿、头痛、头晕、视物不清、呕吐,甚至抽搐、心力衰竭。妊娠高血压综合征还可引起胎儿宫内缺氧,发育迟缓,窒息,甚至死亡。治疗及处理方法主要有:①定期产前检查,每次检查时要称体重,测血压,检查尿蛋白。尤其在妊娠后半期这些检查更为重要。②注意适当休息和营养。孕妇在妊娠期要多休息。争取每天卧床休息10小时以上,以左侧卧位为宜,以利于下肢及腹部血流充分回流到心脏,保证肾脏及子宫、胎盘的血流量。饮食中要有丰富的蛋白质及维生素,补充适量的钙剂,不要偏食。③在医生指导下适当使用降压、利尿及镇静药。④加强监护,必要时住院治疗。如妊娠已近足月,可及时终止妊娠,并根据孕妇的宫颈条件决定分娩方式。

(9)孕期阴道出血:妊娠早期阴道出血的疾病有流产、宫外孕、葡萄胎等。妊娠中、晚期出现阴道出血的疾病有前置胎盘、胎盘边缘血窦破裂、胎盘早期剥离、早产等。需要与之鉴别的有妊娠合并宫颈黏膜下肌瘤、宫颈息肉、宫颈癌、阴道外伤等,但非常少见。①流产。多发生在妊娠早期。确诊为妊娠者,若出现阴道出血,是流产常见的一种表现。在阴道出血的同时,伴有轻微的下腹痛,检查子宫大小符合停经月份,为先兆流产。当阴道出血增多,或腹痛加剧,检查见宫口扩张,即为难免流产。当部分胚胎组织排出了阴道口外,阴道内仍有大量出血时,为不全流产或完全流产。②葡萄胎。临床特点是停经后妊娠反应较严重,很早就可以出现妊娠高血压综合征的症状;阴道出血出现早,有时为少量淋漓不尽,有时阴道大出血可以发生休克,有时血块中混有水泡样组织;检查时发现子宫明显大于停经月份,孕妇自觉下腹部包块增长迅速,同时伴有下腹隐痛;增大的子宫无胎动感,并且听不到胎心音;血、尿的人绒毛膜促性腺激素(HCG)明显升高;B超可协助诊断。葡萄胎一经确诊,需行刮宫术。刮出的组织应送病理检查,并根据医生的意见,决定是否行预防性化疗。③宫外孕。怀孕后,胚胎不是着床于子宫腔内,而是在子宫腔以外的地方,如输卵管、卵巢、腹腔内,或子宫颈外,即称为异位妊娠(俗称宫外孕)。异位妊娠发生部位,其中以输卵管妊娠最多见。临床特点是短时间停经后,阴道出现少量流血,有时呈点滴状,淋漓不尽,同时伴下腹隐痛不适;当出现下腹剧烈疼痛时,常伴有恶心、呕吐、心慌、出冷汗、肛门坠胀感,甚至晕厥;检查时患者呈休克状态,腹部出现压痛、反跳痛,但阴道出血不多;尿妊娠试验多为阴性,血 HCG 升高;B超探及妊娠囊在子宫腔以外处即可诊断。如果出现宫外孕破裂应立即手术治疗。④前置胎盘。妊娠中、晚期出现阴道出血。如不伴随有下腹痛,称为无痛性阴道出血,这是前置胎盘的主要症状。临床特点是孕妇常常在没有任何原因的情况下，突然阴道大出血。出血时间的早晚、出血量的多少则与胎盘与宫颈口的位置有关。当胎盘完全覆盖于子宫颈口时，出血时间较早，约在妊娠7个月的时候开始反复阴道出血，量可多可少，但一次比一次严重，孕妇常合并严重贫血，并可在一次大出血后出现休克，甚至危及母婴的生命。当胎盘部分覆盖在子宫颈口时，出血的时间较晚，出血量亦较少。⑤胎盘早期剥离。临床特点是妊娠中、晚期出现阴道出血伴腹痛，出血少者对母婴不构成严重威胁。出血量大者，有剧烈腹痛或休克，但血液可积聚于子宫腔内，阴道出血并不一定很多。孕妇患有慢性肾炎、高血压病、妊娠高血压综合征等血管性疾病，或在妊娠晚期有腹部外伤史，或性生活，均可成为本病的诱因。根据胎盘剥离的程度可将本病分两种类型，轻型阴道出血量少，伴轻微腹痛，多无胎心变化；重型以子宫内出血为主，阴道出血不一定多，腹痛剧烈，可出现休克。

14. 孕期特殊疾病

(1)合并心脏病：妊娠及分娩期间，心脏负担加重，身体健康的孕妇对此可以承受。但心脏已有疾病者，则可能面临许多风险。因此，已婚的患有心脏病的妇女，应根据专科医师的意见决定能否生育。通常，患者如能胜任一般体力劳动或活动后稍有心悸、气短和疲劳感的，可以妊娠和分娩。但是，患者应接受产科和内科医师的监护，妊娠期避免体力劳动，防止情绪紧张和激动，注意休息，增加营养，预防感冒和其他感染。妊娠头5个月每2周检查1次。5个月以后每周检查1次，在预产期前2周住院，根据医生的建议选择分娩方式。

如果患者轻微活动就感心悸、气短，夜间不能平卧，并有咯血或痰中带血丝，肝大，或下肢水肿，说明心脏功能已很差，不能再冒风险怀孕和分娩。病毒性心肌炎的妇女，治愈后才能怀孕。

(2)合并肝炎：肝脏是重要的器官，肝炎患者肝功能降低，难以承受妊娠负担，在肝炎急性阶段或活动阶段妊娠，可能危及母婴安全。如孕妇是乙肝患者，还有可能把肝炎传染给新生儿。因此，妊娠后发现患了肝炎，如怀孕时间尚未超过 3 个月，以人工流产为妥，如果到中晚期才发现患有肝炎，应在专科医生指导下，对肝炎积极治疗，注意休息和进高蛋白饮食。产后不宜哺乳，以减少产妇的体力消耗及对婴儿的传染机会。乙肝患者的新生儿应注意注射高效乙型肝炎免疫球蛋白和乙型肝炎疫苗。

(3)合并慢性肾炎：慢性肾炎的患者应该经专科医师检查后，证明肾炎已基本痊愈(血压及肾功能正常，尿蛋白阴性或微量)方能妊娠。因为在妊娠期间，肾脏负担很重，可使原有的病情恶化，在妊娠后半期还容易并发妊娠高血压综合征，更加重肾脏损害，影响胎盘功能，危及母婴安全。

(4)合并糖尿病：糖尿病患者妊娠时，较易发生感染、妊娠高血压综合征和酮症酸中毒。患者所生的婴儿畸形、死胎或巨大儿的比例较健康女性高得多。因此，糖尿病尚未控制，或已发生明显的肾脏病变、眼视网膜病变的患者不应妊娠。糖尿病已控制，血压不高，肾功能和眼底检查均正常者，可以妊娠分娩，但必须接受专科医师的监护。

(5)肺结核：肺结核活动期的患者不仅有传染他人的危险，也难以承受妊娠的负担，而且常用抗结核药对胎儿有一定危害。如在此时发现妊娠，应早进行人工流产手术。

肺结核已治愈的患者可以妊娠和分娩，但仍要注意加强营养，充分休息，定期请专科医生检查。

(6)子宫肌瘤合并妊娠：小的子宫肌瘤对妊娠和分娩没有太多影响。但若是较大的子宫肌瘤对胎儿则有影响：①妊娠时易发生胎位不正。②分娩时妨碍子宫收缩，可使产程延长，出血增加，如生长在子宫下部，还可能妨碍胎儿娩出。③有时会因肌瘤中心坏死而出现腹痛、发热。如果子宫肌瘤大，孕妇需在产科医生密切监护下，到适当时机行剖宫产。并在娩出胎儿的同时，对子宫肌瘤进行治疗。

(7)卵巢肿瘤：卵巢肿瘤对妊娠分娩的影响取决于肿瘤的性质、部位和有无并发症。卵巢肿瘤常位于子宫两侧或后方，随着妊娠子宫月份的增长，肿瘤位置上升到腹腔，易产生扭转而发生坏死、破裂。如卵巢肿瘤仍留在盆腔内，会阻碍胎儿由阴道分娩，或因子宫收缩和儿头压迫而破裂。如为卵巢癌，最主要的担心是随着时间推移，转移的可能性增大。

发现卵巢肿瘤后是否终止妊娠视肿瘤性质和妊娠时间而定。良性者可在妊娠 16～20 周手术摘除，此期间手术不易引起流产。如果在妊娠晚期才发现，只要无恶性表现或阻塞产道等情况，可待自然分娩后将肿瘤切除。亦可在剖宫产同时摘除肿瘤；如卵巢肿瘤扭转破裂和感染，应随时手术切除。卵巢肿瘤如系恶性，需立即手术，不应再考虑胎儿的存活问题。但发现时已在妊娠晚期者，可根据患者要求行剖宫产的同时切除肿瘤。

(8)甲状腺功能亢进：妊娠对甲状腺功能亢进(甲亢)的患者无大的直接影响。但妊娠加重心脏负担，可使甲亢患者的心血管负担加重。孕妇若使用抗甲状腺药物，也可使胎儿产生先天性甲状腺功能减退。患者虽然可以妊娠分娩，但是必须在专科医师指导下用药，抗甲状腺药物的剂量宜小。产后若继续服用抗甲状腺药物，则不应哺乳。以下两种情况者应考虑人工流产：①怀孕初期接受过放射性同位素碘或服用大剂量抗甲状腺药物，或甲状腺全切除、大部切除而未及时补充甲状腺素者。②甲状腺功能亢进伴有心脏病、高血压者。甲亢患者所生的婴儿，应在生后 3 个月内向医生咨询是否需要补充甲状腺素。

15. 产褥期的养护

(1)产褥期母体变化:胎儿娩出后,胎盘自母体排出,自此至产后 6～8 周,称为产褥期。在此期间,产妇的生殖器官及全身各系统都在逐步调整恢复中。①生殖器官。包括子宫、阴道、会阴和盆底肌肉组织,其中子宫是产褥期变化最大,也是产妇可直接感知的器官。产后第一天子宫底一般平脐部,以后每天下降 1～2 厘米,一般 7～10 天子宫回到盆腔内,此时耻骨联合上方不易触及。产后 6 周子宫基本恢复到妊娠前大小。一般初产妇感到下腹部疼痛,实际上是子宫收缩所致,无须处理。如疼痛剧烈时,可给予镇痛药对症处理。②全身情况。在整个分娩过程中产妇体力消耗很大,所以分娩后即会感到非常疲乏,并很快入睡,这些属于正常现象。③体温与产后发热。产后 24 小时内体温可有轻度升高,一般不超过 38℃,这是由于体力消耗、疲劳过度的缘故。如产后 24 小时以后仍在发热,则应该详细检查,寻找发热的原因(如有无乳房红肿热痛,有无泌尿生殖道感染),并做相应处理。④大便与便秘。产后腹壁松弛,肠蠕动减弱,活动少,有时产妇摄入含纤维素的食物较少,常常引起便秘。解决的办法是:产后要经常下床活动,多饮水,多吃蔬菜等粗纤维的食物,定时排便。已出现便秘时,可使用开塞露。⑤小便与尿潴留。产后 4～8 小时应当解第一次小便,但有些孕妇产后排尿困难,甚至解不出小便(即尿潴留)。其主要原因有产时胎头压迫膀胱,使膀胱水肿、收缩力差而影响排尿;外阴部伤口疼痛,不敢解小便;不习惯躺着解小便。解决的办法是:产后要多喝水,产后 4～6 小时要自解小便;若产后 8 小时产妇仍不能自解小便或只解出少量的小便,可以采用温水冲洗外阴部,使水慢慢地从前庭部流下,促其产生尿意;在下腹部放置热水袋以刺激膀胱收缩。上述方法处理无效时,采用保留导尿,并给予抗生素预防感染，一般2～3天后拔出尿管，即可自行解出小便。⑥恶露与产后出血。产后阴道内排出物称恶露。正常情况下，产后头3～4天恶露为红色，量较多。以后出血量减少，颜色变淡，为粉红色。产后10～14天恶露变为黄白色或白色，其中含大量白细胞、蜕膜细胞等，持续3周左右干净。当恶露伴有腐败臭味或颜色呈浑浊的土褐色时，则表示有感染存在，应予抗生素治疗。如果产后24小时内阴道出血量达到或超过500毫升，称为产后出血。常见的原因：一是子宫收缩乏力。多由于产妇在分娩过程中精神紧张，或产程较长、体力消耗较大和极度疲劳，或由于多胎妊娠、羊水过多、巨大儿等使子宫过度膨胀，产后子宫肌纤维不能有力地缩复。二是前置胎盘或胎盘早期剥离，胎盘滞留，产道损伤，或原有出血性疾病。产后24小时以后，在产褥期内的任何时候的阴道大出血，称为晚期产后出血，最常见于胎盘残留和子宫胎盘附着面复旧不全。产后出血过多，使产妇全身抵抗力降低，产褥感染的机会增加，延长了恢复期。如出血急而且严重，可引起失血性休克，危及产妇的生命。故应及时送医院诊断处理。⑦多汗。产后容易出汗，尤其在睡后或初醒时，常满身是汗。这是因为妊娠期间体内积存的大量水分需要通过皮肤排出，属于正常的生理现象。这种汗也称为“褥汗”。出汗常在分娩几天之后自然减少，不必治疗。但要随时用干毛巾将汗擦干，以防感冒。最好每晚用温水擦澡1次，还应勤换内衣裤。

(2)初乳及开始哺乳：大多数妇女在产后第二天就可从乳头挤出少许乳汁，这叫做初乳。以后由于哺乳的关系，乳汁的分泌量增多。关于开始哺乳的时间，现在多主张产后4～6小时就让婴儿吸吮乳头，以刺激母亲的乳汁分泌。母乳喂养对母子双方均有利。但有下列情况的母亲不适合哺乳：活动性肺结核、糖尿病、乙型肝炎、较严重的心脏病、肾脏病、重度贫血。

(3)产妇个人卫生：民间有许多“清规戒律”，其中有些是科学的。从医学的观点来看,可提出如下建议:①产后 1～2 小时即可进食,进食前应洗手、洗脸、刷牙、漱口。以后个人卫生应和正常人一样,每天照常进行。只是要注意洗脸、刷牙应以温热水为好。②产后 6～8 小时即可坐起来,12 小时后可自己去厕所小便,次日便可随意活动及行走。③产妇可以吃水果,如怕水果凉,可用开水烫一下。食物中盐的含量也要和正常人相同。④分娩顺利的孕妇,产后休息好后即可洗澡。身体过分虚弱或腹部、外阴部伤口未愈者,可用温水擦身。⑤产后可以适当看书、读报、听音乐、看电视,只是不要太疲劳。⑥产妇的房间要注意清洁通风,千万不能关闭门窗"捂月子"。⑦产后 8 周可恢复正常工作,剖宫产者可延长到 10 周。

(4)产后锻炼:产后经过适当休息,自觉体力有恢复时,即可通过一些运动来锻炼身体、增强体质、恢复形体。在此介绍一套产后运动健美操。①平卧,背部和足部伸直,收缩腹肌,尽量将背部紧贴床面,保持此姿势片刻,然后放松,连做 5 次。②平卧,双腿上屈,并膝,两脚左右分开,然后以双脚及肩部支床面,挺起身体,同时收缩腹肌。③平卧,双臂贴床面平伸,缓缓上举至两掌相触,然后还原。④平卧,屈起一腿直至脚跟与臀部相触为止,缓缓还原。另一脚做同样的动作,交替进行。⑤胸部紧贴床面,屈膝,双脚分开约 35 厘米,提高臀部。⑥平卧,两臂交叉于胸前,上身坐起,坐定后,挺胸,双手置头后,手指相交。⑦平卧,两臂伸直,左右两腿交替抬起达 90°,待体力稍增强,可练习两腿同时抬起的动作。⑧平卧,抬起头部,并使下颌与胸相触,在动作过程中,尽量保持身体与脚部姿势不变。

(5)产后检查:经过产褥期的休养,产妇一般自觉恢复良好。但是,尚有必要做一次产后检查来了解身体各器官恢复的情况。同时,婴儿的生长发育和营养状况也需要检查。产后检查一般应在产后 42～56 天进行。

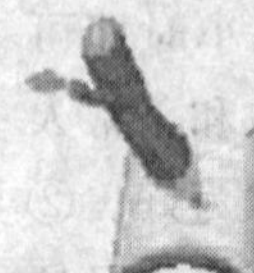

九、常见病治疗

1. 心绞痛

心绞痛是指由于冠状动脉粥样硬化狭窄导致冠状动脉供血不足，心肌暂时缺血缺氧所引起的以心前区疼痛为主要临床表现的一组综合征。多发生于40岁以上的中年人，男性多于女性，脑力劳动者多于体力劳动者。临床上将心绞痛分为两大类型：劳累性心绞痛、自发性心绞痛。劳累性心绞痛又可分为3型：稳定型劳累性心绞痛、初发型劳累性心绞痛、恶化型劳累性心绞痛。

(1)病因：常因劳累、生气、兴奋、饱餐、饥饿、紧张、烦闷、忧伤、惊恐，特别是爬山、上斜坡、上楼梯、逆风行走等诱发心绞痛，休息或平静下来就可缓解。休息不好，睡眠不足也容易诱发心绞痛。

(2)临床症状：①劳累性心绞痛。突发的胸痛，疼痛部位通常始于胸腔前方上部，甚至在胸骨体中上部的后方，可放射到左肩、左臂，左上肢前内侧达无名指与小指。疼痛有压迫、窒息、沉闷的感觉，有时还感觉麻痹和灼热。严重者会出现脸色苍白、出汗等现象。疼痛时间一般比较短暂，常为1～5分钟即可消失。②自发性心绞痛。疼痛发作时间与劳累并无多大关系，可在夜间或休息时发作，发作程度较为严重，且持续的时间也较长，而且不容易被硝酸甘油所缓解。发作时心电图上显示异常。

(3)临床检查：①实验室检查。包括血脂、血糖、尿酸、肝肾功能、高敏感CRP等。②心电学检查。是诊断冠心病最有价值的检查手段。其中常规12导联心电图是发现心肌缺血、诊断心绞痛最方便、最经济的检查方法。特别是心绞痛发作时的心电图显示心肌缺血，症状缓解后心电图的缺血恢复更具有诊断价值。③超声心动图。稳定型心绞痛病人的静息超声心动图大部分无异常表现，进行该项检查的主要目的在于评估心脏功能和发现其他类型心脏病，有助于鉴别诊断。④放射性核素检查。这种检查主要有^{201}Tl-心肌显像或兼做负荷试验，在冠状动脉供血不足部位的心肌，可显示灌注缺损。主要适合于心电学检查不能确诊或者需要进一步对心肌进行特殊评估者。⑤冠状动脉CT检查。这项检查是近几年刚刚广泛用于诊断冠心病的方法，属于无创性，也需要应用对比剂显像。可以直接显示冠状动脉血管壁和腔内的情况。⑥冠状动脉造影。目前仍然是诊断冠心病冠脉病变最准确的方法，因为它是有创性检查方法，通常在上述方法不能确诊时，或者是对于诊断明确者需要介入治疗时才进行。

(4)治疗

①西药治疗。治疗原则主要是改善冠状动脉的供血和减轻心肌耗氧，并注意防治动脉粥样硬化。硝酸盐制剂主要药物有硝酸甘油、丹参滴丸、硝酸异山梨酯(消心痛)等。β受体阻滞药常用的药物有普萘洛尔(心得安)、氧烯洛尔等。钙通道阻滞药有硝苯地平(心痛定)、维拉帕米、地尔硫䓬等。

②中药治疗。丹参滴丸口服，每次10粒，每日3次。或选用方药治疗。

③按摩疗法。取肺俞、肾俞、膈俞、内关、神门、膻中、血海、厥阴俞、丰隆、足三里、气海穴。

④食疗法

●麦冬精：麦冬30克。将麦冬洗净，冷水泡透，加水煎煮。每半小时取煎汁1次，共取汁3次，合并再煎，直至呈黏稠状，停火保温，拌入绵白糖500克，晒干、压碎，装瓶。每日2次，每次9克，口服。具有养阴清热，润肺止咳的功效。适用于心绞痛。

●刺五加酒：刺五加200克，低度白酒1 000毫升。将刺五加洗净、晒干、研末，密封浸泡在白酒中，半个月后就可饮用。每日1～2次，每次约15毫升。具有补气养心功效。适用于气虚型冠心病心绞痛患者。

●人参黄芪饮：人参200克，黄芪500克。共研成末，瓶装备用。每日2次，每次6克，温开水送服。具有补脾益气等功效。适用于气虚型冠心病心绞痛。

●桃枣蜂蜜饮：桃仁300克，枣仁150克，蜂蜜150克。将桃仁、枣仁炒熟、晒干，研成细末，兑入蜂蜜，调匀顿服。每日2次，每次10克。此方具有活血化瘀，养心安神功效。适用于心血瘀阻兼有阴血不足的冠心病心绞痛。

2. 心肌梗死

心肌梗死是指冠状动脉血供急剧减少或中断，导致相应心肌严重而持久的缺血、缺氧性坏死的一种比较严重的病症。心肌梗死有时表现为不典型症状，甚至没有任何症状，仅能通过心电图、心脏标志物升高或影像学检查发现。心肌梗死患者预后与梗死范围的大小、侧支循环产生的情况，以及是否及时救治有关。

(1)病因：①冠状动脉有血栓形成。这是动脉梗阻最常见的原因。这种血栓多在动脉管壁硬化的脂肪斑上形成。造成冠状动脉栓塞不通，心脏的血液供应受阻，就会损害心肌。与睡眠时易产生冠脉血栓等因素有关。心肌梗死的发病常以午夜1时11分(平均时刻)最为集中。②与温度有关。气温低于0℃时容易发生心肌梗死，这是因为寒冷不但会使周围血管收缩，也会使冠状动脉强烈收缩，从而阻碍心脏本身的血液供应；寒冷刺激下，会使体内儿茶酚胺的数量增多，从而促使血小板聚集和血栓形成，也会阻塞冠状动脉。③其他因素。如吸烟、肥胖、高血压、糖尿病、饮食不当、缺乏运动，以及家族中有心脏病发作的病史等，都会增加心肌梗死的危险。

(2)临床症状：①先兆。部分患者于发病前数日至数周出现神倦乏力、心前区或胸部不适、活动时有心悸、气急、烦躁、心绞痛等症状。②疼痛。是最先出现的症状，部位、性质与心绞痛相似，位于胸骨中上后部，但程度更剧烈，多呈难以忍受的压榨、窒息，甚至“濒死”感。伴有大汗淋漓及烦躁不安。③全身症状。有发热、心动过速、白细胞升高、血沉增快等症状。④胃肠道症状。频繁的恶心、呕吐、上腹部胀痛、肠胀气等症状。⑤心律失常。极为多见，尤其是起病3日之内、以室性异位心律(频发性早搏、阵发性心动过速和颤动)最为常见。且为急性期的主要死亡原因。⑥低血压和休克。疼痛时血压偏低甚为常见，未必都是休克。若疼痛缓解而收缩压仍低于10.6千帕(80毫米汞柱)，伴有面色苍白、皮肤湿冷、烦躁不安、大汗淋漓、神志迟钝、脉搏细速、尿量减少(＜20毫升/小时)则为休克，主要是心源性的。⑦心力衰竭。主要为急性左心衰竭，为梗死后心脏收缩力显著减弱或不协调所致。患者可出现呼吸困难、咳嗽、发绀、烦躁不安等症状。严重者可发生肺水肿，随后可发生颈静脉怒张，肝大压痛、下肢凹陷性水肿等右心功能不全的表现。右心室心梗者可一开始就发生右心衰竭，且可伴血压下降。

(3)临床检查：①常规检查。血常规白细胞总数及中性粒细胞增高，血沉增快。②血清心肌酶检查。磷酸肌酸激酶(CPK)、天门冬氨酸氨基转移酶(AST)、乳酸脱氢酶(LDH)增高，并呈一定的演变规律，反映了心肌细胞的坏死。③心电图检查。ST段明显抬高，呈弓背向上的单向曲线；并可出现异常深且宽的Q波；T波倒置呈动态改变。④监护仪。心电图、血压、呼吸、脉搏监测，必要时做血流动力学监测，防止突然心脏骤停。⑤其他检查。血和尿肌红蛋白测定、超声心动图、冠脉造影及放射性核素检查等有助于诊断。

(4)治疗：根据医生的建议选用溶栓疗法。尿激酶、链激酶使闭塞的冠脉再通,心肌得到灌注。经皮腔内冠状动脉成形术。

①西药治疗。陈旧性心肌梗死的治疗,应预防再梗死或急性冠脉不全,保护存留心肌的功能,关键在于防治高黏血症、高脂血症、糖尿病及其他并发症。60%的陈旧性心肌梗死患者常出现抑郁症,在其心功能代偿良好时可给阿米替林,每次 25 毫克,每日 3 次,口服;或睡前服 12.5～25 毫克。

②拔罐疗法。背部:取厥阴俞、心俞穴。胸部:取膻中穴。上肢:取间使、内关穴。下肢:取足三里穴。

③刮痧疗法。足部反射区有 6 个基本反射区,重点刮拭心脏、胃、胸、横膈膜反射区。背部取心俞、至阳穴。胸部取天突、膻中、巨阙穴。上肢取郄门、间使、内关穴。

④按摩疗法。对以下 3 个穴位进行自我按压,可起到疏通筋络,活血的作用(可用于心肌梗死急性期过后的保健)。劳宫穴:自然握拳,中指尖下所指即劳宫穴,在手掌第二、三掌骨中。内关穴:掌侧腕横纹中点上 2 寸,两条筋腱之间。神门穴:掌心向上,腕横纹内端肌腱内缘凹陷中。

⑤食疗法

●海带玉米粥:水发海带丝 60 克,玉米糁 120 克,腐乳 2 块。将水发海带丝洗净,切成碎末。锅内加水适量,烧开后撒入玉米糁,煮至五成熟时,加入海带末,煮至粥熟即成。佐以腐乳食用,每日 2 次,连服 15～20 天。此方具有降压降脂、清热行水、软坚化痰等功效。

●蜜汁番茄:新鲜番茄 2 个,蜂蜜 30 克。先将番茄洗净,切成厚片,置于碗中,加入蜂蜜,拌匀,腌 1～2 小时,待番茄汁水大部分浸出时饭后当水果食用。此方具有和血脉、降血压、生津开胃、清热解毒等功效。

●丹参蜂蜜饮:丹参 30 克,蜂蜜 40 克。先将丹参洗净、晒干、切片,放入锅中加水 1 000 毫升,文火煎至 500 毫升,去渣留汁,兑入蜂蜜饮用，上下午分服。此方具有活血、化瘀、强心的功效。

3. 高血压

高血压是最常见的慢性病，也是心脑血管病最主要的危险因素，脑卒中、心肌梗死、心力衰竭及慢性肾脏病是其主要并发症。高血压患病率随年龄增长而升高；女性在更年期前患病率略低于男性，但在更年期后迅速升高，甚至高于男性；高纬度寒冷地区患病率高于低纬度温暖地区，高海拔地区高于低海拔地区；与饮食习惯有关，盐和饱和脂肪摄入越多，平均血压水平和患病率也越高。

(1)病因：高血压病的发病原因虽然目前还不太明确，但起码与下列因素有关。①遗传因素。父母血压均正常者，其子女患高血压的几率明显低于父母均有高血压者。②精神因素。精神长期、高度紧张可促使血压增高或诱发高血压的发生。③饮食因素。食盐摄入量与高血压的发生密切相关。高盐摄入可使血压升高而低盐摄入可降压。高钠低钾摄入与高血压有关，限制钠，补充钾可使高血压患者血压降低。膳食中钙不足可使血压升高。④肥胖因素。肥胖尤其是向心性肥胖多见于男性，常伴有高血压。

(2)临床症状：高血压病根据病情进展的速度可分为：缓进型高血压和急进型高血压两种类型。①缓进型高血压病。本病起病隐匿、病程进展缓慢、故又称良性高血压。大多数高血压病属于这一类型。早期仅在精神紧张、情绪波动或过度劳累之后出现暂时和轻度的血压升高，休息后可以恢复，称为波动性高血压。患者可出现头痛、头晕、头胀、耳鸣、眼花、失眠、健忘、注意力不集中、胸闷、乏力、心悸等症状。中期常有头痛、头晕、耳鸣、眼花、健忘、注意力不集中、心悸、失眠、焦虑和易疲劳等，以前两者最为常见。后期由于小动脉硬化及大中动脉的粥样硬化，引起脑、心、肾等重要器官的供血不全。脑部症状有头痛、眩晕、眼花、颈强、肢体麻木和乏力等。②急进型高血压病。临床表现基本与缓进型高血压病相似,但各种症状更为明显。具有病情严重,发展迅速,视网膜病变明显,肾功能恶化快的特点,亦称恶性高血压。患者常于数月到1～2年内出现严重的心、脑、肾损害。最后常因尿毒症死亡。

(3)临床检查:①基本项目。血生化(钾、空腹血糖、血清总胆固醇、三酰甘油、高密度脂蛋白胆固醇、低密度脂蛋白胆固醇和尿酸、肌酐);全血细胞计数、血红蛋白和血细胞比容;尿液分析(尿蛋白、糖和尿沉渣镜检);心电图。②推荐项目。24小时动态血压监测(ABPM)、超声心动图、颈动脉超声、餐后血糖(当空腹血糖≥6.1毫摩/升时测定)、尿白蛋白定量(糖尿病患者必查项目)、尿蛋白定量(用于尿常规检查蛋白阳性者)、眼底检查、胸片、脉搏波传导速度(PWV),以及踝臂血压指数(ABI)等。

(4)治疗

①西药治疗。血管紧张素转化酶抑制药(ACEI)的卡托普利(开博通),每次12.5～50毫克,口服。每日宜从小剂量开始,逐步加大。钙拮抗药常用的有硝苯地平。新型的钙拮抗药有尼群地平、尼卡的平、尼莫的平等。长效钙拮抗药有络活喜。β受体阻滞药常用的有普萘洛尔(心得安)、美托洛尔、阿替洛尔。利尿药:多用氢氯噻嗪。周围交感神经抑制药有利血平。

②中药治疗。根据症状及脉象辨证论治。

③拔罐疗法。头颈部:取印堂、太阳、风池、风府、人迎穴。背部:取心俞、肝俞、肾俞穴。腹部:取中脘、大横、气海穴。上肢:取曲池穴。下肢:取三阴交、涌泉、太冲、足三里穴。

④刮痧疗法。每天晚上睡觉前用40℃温水泡脚(水没过踝骨),在泡的过程中,盆内水渐凉要不断地注入热水,使水温始终保持所能耐受的较高温度。泡脚要持续30分钟以上,要达到手心微微出汗,则表示末梢循环已经改善。泡完脚,用刮痧工具刮双脚脚心(涌泉穴)300下左右,刮头部百会穴300次左右。天天如此,效

果显著。

⑤食疗法

●凉拌芹菜:把芹菜洗净,用醋、香油、食盐、味精、芥末油凉拌,连叶带茎一起经常嚼食。

●生芹沙拉:将芹菜洗净,切段;胡萝卜削皮,切片;西蓝花或菜花撕成小朵,用水焯一下,捞出。将上述 3 种食材混合在一起,撒上少许盐腌制一下,然后滗去水分,浇上沙拉酱拌匀即可。

芹菜具有健胃、利尿、凉血、调经功效。芹菜中所含的维生素 P 有降低毛细血管脆性等功能。可使高血压患者头痛脑涨、颜面潮红、精神兴奋的症状减轻。最好是生吃或凉拌,可以最大限度地保存营养,起到辅助降压的作用。

●生吃大蒜:每顿饭吃 1～2 瓣大蒜,血压有明显降低。生大蒜最好切成片,放置 10 分钟左右再吃效果好。大蒜具有降血脂、降血压、预防冠心病及动脉硬化的作用,并可防止血栓的形成。

4. 糖尿病

糖尿病是遗传因素和环境因素长期共同作用所致的一种慢性疾病。主要病理基础是体内胰岛素分泌绝对或相对不足,以及细胞对胰岛素敏感性降低引起的血糖、尿糖升高,严重时出现脂肪、蛋白质、无机盐、水及酸碱代谢紊乱。所以说糖尿病是一种内分泌代谢性疾病,如果糖尿病长期得不到良好的控制,能造成脑、心、肾、眼、神经等器官的严重并发症。

(1)病因:1 型糖尿病的发病与遗传易感性、病毒感染、自身免疫等有关;2 型则有更强的遗传易感性和环境因素影响。

(2)临床症状:①多饮、多尿、多食和消瘦。严重高血糖时出现典型的“三多一少”症状,多见于 1 型糖尿病。发生酮症或酮症酸中毒时“三多一少”症状更为明显。②疲乏无力,肥胖。多见于 2

型糖尿病。2 型糖尿病发病前常有肥胖，若得不到及时诊断，体重会逐渐下降。

(3)临床检查：血糖测验。①有糖尿病症状(三多一少或酮症酸中毒史)，每日中任何时间血糖≥11.1 毫摩/升，可诊断。②有或无糖尿病症状，多次空腹血糖≥7.8 毫摩/升，或口服葡萄糖(75克)耐量试验 2 小时血糖≥11.1 毫摩/升，可诊断。③无糖尿病症状，口服葡萄糖耐量试验 2 小时血糖≥11.1 毫摩/升，同时 1 小时血糖≥11.1 毫摩/升，或重复 1 次口服葡萄糖耐量试验，2 小时血糖≥11.1 毫摩/升，或另 1 次空腹血糖≥7.8 毫摩/升，方可诊断。④糖耐量异常，空腹血糖<7.8 毫摩/升，口服葡萄糖耐量试验 1 小时血糖>7.8，但<11.1 毫摩/升时可诊断。

(4)治疗

①药物治疗

●磺脲类药物：2 型糖尿病患者经饮食控制、运动、降低体重等治疗后，疗效尚不满意者均可用磺脲类药物。因降糖机制主要是刺激胰岛素分泌，所以对有一定胰岛功能者疗效较好。对一些发病年龄较轻，体形不胖的糖尿病患者在早期也有一定疗效。

●双胍类降糖药：降血糖的主要机制是增加外周组织对葡萄糖的利用，增加葡萄糖的无氧酵解，减少胃肠道对葡萄糖的吸收，降低体重。主要适应于肥胖型 2 型糖尿病，单用饮食治疗效果不满意者；2 型糖尿病单用磺脲类药物效果不好，可加双胍类药物；1 型糖尿病用胰岛素治疗病情不稳定，用双胍类药物可减少胰岛素剂量；2 型糖尿病继发性失效改用胰岛素治疗时，可加用双胍类药物，能减少胰岛素用量。

●α 葡萄糖苷酶抑制药：1 型和 2 型糖尿病均可使用，可以与磺脲类，双胍类或胰岛素联用。如伏格列波糖(倍欣)餐前即刻口服；拜唐苹餐前即刻口服。胰岛素增敏剂：有增强胰岛素作用，改善糖代谢。可以单用，也可与磺脲类、双胍类或胰岛素联用。

●格列奈类胰岛素促分泌药:如瑞格列奈(诺和龙)为快速促胰岛素分泌药,餐前即刻口服,每次主餐时服,不进餐不服;那格列奈(唐力)作用类似于瑞格列奈。

●胰岛素:1型糖尿病需要用胰岛素治疗。非强化治疗者每天注射2～3次,强化治疗者每日注射3～4次。2型糖尿病口服降糖药失效者先采用联合治疗方式,方法为原用口服降糖药剂量不变,晚10:00注射中效胰岛素或长效胰岛素类似物,一般每隔3天调整1次,无效者停用口服降糖药,改为每日注射2次胰岛素。

②拔罐疗法。背部:取大椎、肺俞、肝俞、脾俞、肾俞、命门穴。腹部:取中脘、关元穴。上肢:取太渊、鱼际、曲池、合谷穴。下肢:取足三里、三阴交、内庭、太溪、太冲穴。

③刮痧疗法。足部反射区有6个基本反射区;重点刮拭肾、胃、十二指肠及小腿外侧糖尿病反射区。背部:取风门至肾俞穴。腹部:取上脘至关元穴。

④按摩疗法。取胰俞、肝俞、脾俞、肾俞、胃俞、中脘、气海、关元、大椎、曲池、三阴交、涌泉等穴。

⑤食疗法。食疗法是一项基础治疗措施,适用于所有类型的糖尿病患者。

●苦瓜汤:每天用250克苦瓜洗净,去子切碎,放入砂锅内,加水煎半个小时后分成两杯,午饭、晚饭前各服一杯,1个疗程为半个月。具有清热解暑、清肝明目等功效。

●双瓜皮天花粉:取西瓜皮、冬瓜皮各15克,拌入12克天花粉,水煎服,可治糖尿病及小便浑浊。具有生津止渴、利尿祛暑、解毒排脓等功效。

●南瓜山药粥:南瓜、山药、粳米各30克。将南瓜切丁,山药切片,与粳米共煮成粥。随意服食,每日2～3次。具有补中止渴等功效。

●鸡蛋核桃粥:鸡蛋2个,核桃(去壳)2个,大枣7枚,花生仁、黄豆、黑豆各 14 粒，分别洗净后温水浸泡备用，每天早晨同时入锅，用温水煮熟粥一碗，熟鸡蛋去皮与粥空腹食用，15 天为 1 个疗程。具有滋阴润燥、补肾固精、养血补脾等功效。

●黑豆粉：将黑豆洗净，煮熟（要把豆汤熬完）后晒成烘干，研或磨成面，每次服 10 克，每日 3 次。具有活血、利水、祛风、解毒、滋阴等功效。

5. 高脂血症

高脂血症是指血液中脂类物质含量过高，即血清中胆固醇、三酰甘油、低密度脂蛋白过高，高密度脂蛋白过低的一种全身性代谢异常。因为血脂在血液中都是以与蛋白结合的形式存在，所以又有人将高脂血症称为高脂蛋白血症。

（1）病因：血脂的主要成分是胆固醇、三酰甘油、磷脂、游离脂肪酸等。造成血脂增高的因素很多，一般认为与营养过剩、运动减少、体重超重、精神紧张及遗传等因素有关。本病多见于中年以后身体肥胖者，无明显性别差异。高脂血症分为原发性和继发性两种类型。①原发性高脂血症，比较罕见，病因未明，属遗传性脂代谢紊乱性疾病。②继发性高脂血症，常继发于未控制的糖尿病、黏液性水肿或甲状腺功能减退、动脉粥样硬化、肾病综合征、胆汁淤滞性肝硬化、脂肪肝、胰腺炎、痛风等疾病。

（2）临床症状：头晕、头昏、胸闷乏力、易疲劳、嗜睡，大部分患者体重超标。皮肤、肌腱、眼睑等部位可出现扁平或结节状黄色瘤和黄色斑。

（3）临床检查：①实验室检查。胆固醇和三酰甘油测定数值超过正常值。一般认为胆固醇超过 5.2～5.7 毫摩/升，三酰甘油超过 1.5～1.7 毫摩/升为增高。②诊断检查。根据实验室测定胆固醇和三酰甘油的数据进行诊断：胆固醇增高而三酰甘油正常者称为高胆固醇血症；三酰甘油增高而胆固醇正常者称为高脂蛋白血症；二者同时增高的称为高胆固醇高三酰甘油血症。

(4)治疗

①西药治疗。选用烟酸、烟酸肌醇酯、消胆胺、非诺贝特、新安妥明、右旋甲状腺素；选用不饱和脂肪酸及其复方制剂，如亚油酸丸、益寿宁、脉通、血脂平等。

②中药治疗。根据症状及脉象辨证论治。化痰通络：可选用中成药天麻丸、白金降脂丸、冠心苏合丸等；清化湿热：可选用中成药龙胆泻肝片、当归龙荟丸、防风通圣丸等；养血育阳，滋补肝肾：可选用杞菊地黄丸、麦味地黄丸、二至丸等。

③拔罐疗法。背部：取肺俞、厥阴俞、心俞、督俞穴。上肢：取郄门、间使、内关、通里、曲池、合谷穴。下肢：取足三里、三阴交、公孙、太冲穴。

④食疗法

●山楂荷叶茶：山楂 5 克，荷叶 4 克。将山楂、荷叶混匀用沸水冲泡 15 分钟，代茶饮。具有降血脂、芳香醒脾，清热解暑的功效。适用于高脂血症兼高血压患者。

●鲤鱼小豆汤：鲤鱼 1 条，去鳞和内脏，加紫皮大蒜 1 头，葱白 1 段，赤小豆 60 克，入锅，加水，温火炖熟，吃鱼喝汤(勿放盐)。每日 1 次，7 日为 1 个疗程，连吃 6 个疗程。具有健脾益气、利水消肿的功效。

6. 脑卒中

脑卒中是脑中风的学名，是一种突然起病的脑血液循环障碍性疾病。是指有脑血管疾病的患者，因各种诱发因素引起脑内动脉狭窄、闭塞或破裂，造成急性脑血液循环障碍，临床上表现为一过性或永久性脑功能障碍的症状和体征。脑卒中分为缺血性脑卒中和出血性脑卒中。

(1)病因:①缺血性脑卒中。由于脂质物质增多而使血管管腔变窄,导致血流不畅,脑细胞、脑组织供血供氧不足发生脑动脉硬化性病变。脑栓塞多见于风湿性心脏瓣膜病、亚急性细菌性心内膜炎、心肌梗死、心肌病。②出血性脑卒中。当患者由于血压波动、情绪及运动性伤害等因素造成流经大脑的血流量变大,但是硬化了的脑动脉血管承受不了血流带来的冲击力,这种冲击力超过极限就会造成脑血管破裂即为脑出血。

(2)临床症状:脑卒中的发生是有预兆的,而且因人而异。有的人表现为头晕、头痛、恶心、呕吐;有的人则出现肢体麻木、耳鸣眩晕;有的人则成天昏昏欲睡、不爱说话、喜欢独处;有的人会出现一只眼睛失明或鼻出血现象。

是否患有脑卒中,用3个基本办法来判断:①对着镜子微笑一下,看两边的嘴唇是否不对称。②平举双手,看10秒钟之内是否有一边手臂控制不住往下坠落。③说一句比较复杂的话,看是否说不完整或说得含糊不清。

(3)临床检查:包括脑脊液检查、CT扫描、MRI检查、经颅多普勒超声检查,脑血管造影、单光子发射计算机断层(SPECT)、正电子发射断层扫描(PET),检查血尿常规、血糖、血尿素氮等。

(4)治疗

①药物治疗。防治脑卒中的西药,如拜阿司匹林、氯吡格雷、脑活素片、弥可保等,其中阿司匹林是防治脑卒中的基础用药,对防止脑卒中复发有一定疗效。脑卒中可选用镇肝熄风汤,补阳还五汤等中药汤剂治疗。

②按摩疗法

●手指搓握、抓挠法:双手合十,相互对搓36次;左手搓握右手掌18次,右手再搓握左手掌18次。以此类推。

●"浴面",即干洗脸:用两手掌自下而上推面颊至前额时改用掌根分推前额，并沿颞部(靠近耳朵上方两侧部位)向后推至枕骨，再改用手指向下推颈动脉至下颌，改用两手拇指向前捋腮部，以刺激腮腺增强其分泌津液，约 20 秒。重复做 18～20 次。

●梳头：两手握成鹰爪形，用两手指甲面自前发际梳头至后发际 36 次，约用 40 秒钟左右。

③刮痧疗法。足部反射区有 6 个基本反射区，重点刮拭肝、胆、脑垂体、颈、生殖腺反射区，以及平衡器官反射区。背部：取风池、大椎、风门、腰阳关、膀胱俞穴。上肢：取肩髃、曲池、手三里、外关、合谷穴。下肢：取风市、委中、阳陵泉、足三里、承山、解溪、内庭、太冲穴。

④拔罐疗法：头面部：取太阳、印堂、睛明、颧髎、下关、颊车穴。背部：取天宗、膈俞、肝俞、胆俞、肾俞穴。上肢：取尺泽、曲池、手三里、合谷穴。下肢：取环跳、风市、阳陵泉、委中、承山、伏兔、膝眼(为经外奇穴，位于膝盖关节伸侧面，髌骨韧带两侧之凹陷中)、解溪穴。

⑤食疗法

●罗汉果粥：将适量罗汉果干品研末，浸汁过滤后，与 100 克粳米煮成粥，即可食用。具有降血脂、降血糖的功效。

●白矾姜汁饮：鲜姜汁 1 杯，白矾 6 克。用开水冲化白矾后，兑姜汁服用。具有清痰、燥湿止泻、止血、解毒的功效。

●竹沥姜汁饮：竹沥 3 毫升，生姜汁数滴。将 2 味混合均匀，用调羹频饮。具有清热化痰、镇静利窍、化痰、止咳、平喘的功效。

7. 支气管炎

支气管炎是指气管、支气管黏膜及其周围组织的慢性非特异性炎症。临床上以长期咳嗽、咳痰或伴有喘息及反复发作为特征。慢性咳嗽、咳痰或伴有喘息，每年发作持续 3 个月，连续 2 年或以上，并能排除心、肺其他疾病，部分患者可发展成阻塞性肺气肿、慢性肺源性心脏病。

(1)病因:①急性支气管炎。在机体抵抗力低下的时候,病毒或细菌乘虚而入,一般在病毒感染的基础上继发细菌感染,常见致病细菌有流感嗜血杆菌、肺炎球菌、链球菌、葡萄球菌及怒卡菌等。②慢性支气管炎。空气污染,吸入粉尘、刺激性气体、过冷空气或二氧化硫、二氧化氮、氨气、氯气、烟雾等均可刺激黏膜而发病。40岁以上的人为多见,其中男性较女性多。

(2)临床症状:①急性支气管炎。初起有不同程度的上呼吸道感染症状,如鼻塞、喷嚏、咽痛咽痒、声音嘶哑、头痛、周身不适或肌肉痛,轻度畏寒、发热等。②慢性支气管炎。长期咳嗽,咳时有痰,痰通常呈白色,有泡沫。呼吸短促,有喘鸣声,越来越严重。初起活动或干活时气短,以后躺卧时也出现气不够用的现象。

(3)临床检查:①X线检查。无异常,或有肺纹理略粗。②实验室检查。病毒感染,血常规无异常;细菌感染,白细胞总数及中性粒细胞可轻度升高。

(4)治疗

①西药治疗。急性支气管炎,抗感染治疗选用阿莫仙胶囊、希刻劳、交沙霉素口服,或青霉素、克林霉素肌内注射。慢性支气管炎,口服止咳药可选用复方甘草合剂、咳必清、沐舒坦、茶碱控释片等。

②中药治疗。清热化痰、止咳:可选用橘红丸、千金化痰丸、清肺抑火丸、凉膈散、炎热清胶囊、牛黄蛇胆川贝液、三蛇胆南星末、贝羚丸、急支糖浆等中成药。宣肺、散寒、止咳:可选用感冒冲剂、半夏露冲剂、治嗽丸、川贝止咳露、杏苏二陈丸、杏苏止咳冲剂等中成药。宣肺、清热、止咳:可选用羚羊清肺丸、风热感冒冲剂、三号蛇胆陈皮末、蛇胆川贝散、蛇胆陈皮末、止咳定喘丸、桑菊银翘散、银柴冲剂、川贝枇杷冲剂等中成药。

③拔罐疗法。头颈部:取风池、天柱、大椎穴。背部:取大抒、肺俞穴。胸腹部:取中府、膻中、中脘穴。上肢:取列缺、合谷穴。

④刮痧疗法。足部反射区有 6 个基本反射区；重点刮拭肺、支气管、甲状旁腺、淋巴(上身)、淋巴(腹部)、淋巴(胸部)、上腭。背部：取大椎、肺俞、风门、肾俞穴。下肢：取足三里、丰隆穴。腹部：取膻中、天突、中府、神厥穴。

⑤按摩疗法。取太阳、迎香、天突、膻中、中脘、气海、定喘、肺俞、脾俞、肾俞、丰隆等穴位。

⑥食疗法

●海蜇牡蛎丸：海蜇(煎成膏后烤干磨粉)30 克，牡蛎(炸后磨粉)5 克，蛤壳(煅后磨粉)5 克，蜂蜜 3 克。混合后搓成丸为 1 日用量，分 3 次饭后服。10 天为 1 个疗程。此方具有清热解毒、化痰软坚、降压消肿等功效。

●绞股蓝粉：将绞股蓝研细末，每次 3 克，每日 3 次，开水冲服或吞服。10 天为 1 个疗程。具有清热解毒、祛痰止咳的功效。

●猪肺粥：猪肺 500 克，粳米 100 克，薏苡仁 50 克，料酒、葱、姜、食盐各适量。猪肺切丁，加水适量，放入料酒，煮七成熟后，加入粳米、薏苡仁、葱、姜、食盐，用文火煨炖，米熟烂即可。具有补肺气、养肺阴的功效。

●南瓜松子汤：南瓜 100 克，松子 30 克，橄榄油、食盐、白糖、淀粉、鲜奶油各少许。南瓜去皮，切薄片；松子文火炒香备用。用橄榄油将南瓜、松子炒至香软，倒入果汁机中，加入 400 毫升水打成汁备用。将南瓜松子汁倒入锅中煮开，放食盐、白糖，再加入水淀粉勾薄芡，淋入鲜奶油即可。具有补中益气、润肺的功效。

8. 哮喘

哮喘是由多种细胞特别是肥大细胞、嗜酸性粒细胞和 T 淋巴细胞参与的慢性气道炎症。因为肺部细小的支气管管壁发炎肿胀，其中部分受黏痰阻塞，或者因气管周围的肌肉收缩而变窄，呼吸时便发出喘鸣。具有发作性、可逆性、支气管广泛阻塞性特点。哮喘可大致分为外源性哮喘、内源性哮喘、混合性哮喘等。

（1）病因：哮喘可发于任何年龄，但以 12 岁以前开始发病者居多，以秋冬季节发病最多，春季次之，夏季最少。主要激发因素有特异性或非特异性吸入物，如屋尘螨、动物毛皮、花粉、食物、气候变化、精神因素、遗传因素、运动及药物因素等。幼儿常受到屋尘螨、羽绒枕头、宠物毛皮的刺激，常在晚间发病。

（2）临床症状：主要症状是反复发作的咳嗽、喘息、胸部憋闷，常为哮鸣性呼气性呼吸困难，可自发或经治疗后缓解。哮喘发作时，表现为胸廓饱满、叩过清音和肺内广泛哮鸣音等。有的患者出现发绀症状，面部呈紫蓝色。脉搏急促，每分钟 90 次以上。吸气时下胸腔凹缩，这种情况婴幼儿最显著。①外源性哮喘。常在童年、青年时发病，多有家族过敏史。前驱期，发作前多有鼻咽发痒、流涕、流泪、喷嚏和干咳等；发作期，以哮鸣性呼气性呼吸困难为主，伴胸闷和平卧困难；缓解期，喘息好转，咳出多量黏液痰后哮喘缓解。②内源性哮喘。多在成年发病，非致敏原引起，以呼吸道感染诱发最常见。先有咳嗽、咳痰，而后逐渐出现哮喘症状。③混合性哮喘。外源性哮喘过程中可兼有感染因素，常使喘息长期发作。④其他类型哮喘。职业性哮喘、运动型哮喘、精神性哮喘、药物性哮喘和胃-食管反流性哮喘等均有相应病史。

（3）临床检查：①听诊，双肺可听到散在或弥漫性的以呼气期为主的哮鸣音。②X 线检查、肺功能检查、血气分析、嗜酸性粒细胞检查、致敏原皮肤试验有助于诊断。

（4）治疗

①西医治疗。激素治疗：选用氢化可的松 200 毫克静脉滴注；泼尼松 30 毫克，早晨顿服；必可酮气雾剂，每次喷 2 下。控制感染：合并呼吸道感染时，使用抗生素治疗。通畅呼吸道：选用复方甘草剂、沐舒坦、强力稀化黏素等祛痰药。另外，还有雾化吸入、体

外引流排痰，以及纠正缺氧（低流量吸氧）。

②中药治疗。温肺散寒、化痰平喘：可选用中成药射麻口服液、咳喘胶囊、小青龙冲剂、鸡鸣定喘丸、寒喘丸、麻黄止嗽丸、消喘膏、顺气止咳丸、橘红痰咳冲剂等。健脾化痰：可选用中成药人参健脾丸。补肾纳气、阴阳并补：可选用中成药百令胶囊、麦味地黄丸等。

③拔罐疗法。背部：取定喘、肺俞穴。胸部：取天突、膻中、中府穴。上肢：取天府、尺泽、列缺穴。下肢：取足三里穴。

④刮痧疗法。足部反射区有 6 个基本反射区；重点刮试肺、支气管、甲状腺、甲状旁腺、大肠反射区，以及淋巴（上身）、淋巴（胸部）、横膈膜反射区。胸部：取天突、膻中、中府穴。背部：取定喘、肺俞、肾俞、灸哮、命门穴。下肢：取足三里、丰隆、三阴交穴。

⑤按摩疗法。取穴风池、肩井、大椎、肺俞、膏肓俞、胃仓、人迎、气舍、命门、肾俞、肩中俞。

⑥食疗法

●杏仁麻黄豆腐汤：取麻黄、杏仁各 9 克，豆腐 100 克，加水共煮 1 小时，去药渣，吃豆腐喝汤。具有发汗散寒，润肠，止咳，补气，宣肺平喘的功效。

●葱白粥：连须葱白 6 根，粳米 50 克，生姜 3 片。粳米煮粥，粥熟后放葱白、姜片，再煮片刻，分早晚食用。具有疏风散寒，滋阴润肺，温中化湿的功效。

●冬瓜冰糖盅：取小冬瓜 1 个，剖开不去瓤，放入冰糖 150 克，将冬瓜合好，上笼屉蒸熟，连服 7 天。具有补中益气，润肺生津，利尿消肿的功效。

●丝瓜饮：取嫩丝瓜 5 个，洗净、切碎水煮，去渣饮服。具有清热化痰，解毒凉血的功效。

●核桃大米粥：取大米 80 克，核桃仁 30 克，入锅加水适量熬煮成粥，随量食用。具有温肺定喘，补肾固精，健脾和胃的功效。

●燕窝白及饮：取燕窝、白及各 12 克，慢火炖熟，去渣，加冰糖少许，早晚饮服，连服 10～15 天。具有补中益气，和胃润肺的功效。

9. 小儿肺炎

小儿肺炎是小儿最常见的一种呼吸道疾病，四季均易发生，3 岁以内的婴幼儿在冬、春季节患肺炎较多。如治疗不彻底，易反复发作，引起多种并发症。

(1)病因：肺炎是小儿的常见疾病。是由于不同病原体或其他因素，如羊水吸入或过敏引起的肺部急、慢性炎症。多发于上呼吸道感染之后，也可继发于麻疹、百日咳等疾病。一年四季均可发病，而以冬春季节气候变化时发病率尤高。

(2)临床症状：起病可急可缓，发高热、时有咳嗽或完全没有咳嗽、呼吸急促、发绀、烦躁不安、呕吐和腹泻等。以上是支气管肺炎临床表现的普遍规律，但由于其发病原因不同，患者体质状况差异，临床上有些特殊类型还需注意。①新生儿支气管肺炎。症状常不典型，多数不发热，即使发热也不高，所以新生儿虽不发热，但哭声无力，面色苍白，嗜睡，厌食，咳嗽无力，口吐泡沫。病情加重时有呼吸浅表，见点头状呼吸，口唇指甲青紫。②婴幼儿肺炎。一般为支气管肺炎。表现为起病急，发热(体温 38℃～39℃)、咳嗽、气急、烦躁不安、面色苍白、食欲减退，有时可有呕吐、腹泻等。早期体征可不明显，婴幼儿可表现为拒奶、吐沫，而无咳嗽。

(3)临床检查：血常规、鼻咽拭子培养、血培养等实验室检查。胸部 X 线检查，超声波检查可助诊断。这些是诊断的普遍方法，但因发病原因和肺炎类型不同，检查诊断时还有较大区别。例如，支气管肺炎除具有本病症状特征外，一般由细菌感染引起者白细胞总数及中性粒细胞增高，病毒感染引起者则降低或正常。肺部 X 线摄片或透视见肺纹理增粗，有点状、斑片状阴影，或大片融合病灶。

(4)治疗

①西药治疗。抗生素治疗:细菌性肺炎首选青霉素,若效果不佳或过敏者,可用林可霉素,静脉滴注;头孢噻肟(凯福隆),静脉滴注。轻者可口服抗生素,如羟化氨苄西林(阿莫西林)、弗莱莫星(羟氨苄青霉素)。抗病毒治疗:可选用病毒唑,或无环鸟苷,口服。支原体肺炎治疗首选红霉素,口服或静脉滴注。

②中药治疗。辛温开肺、定喘化痰:可选用中成药如小青龙冲剂、每次半袋,儿童清肺口服液、儿童清肺丸、小儿保元丹。辛凉清解、宣肺涤痰:可选用中成药如射麻口服液、止咳橘红口服液、银翘解毒片、小儿化痰丸、贝羚散、琥珀保婴丹、小儿金丹片。清热宣肺、化痰定喘:可选用中成药如竹沥水、小儿牛黄散、八宝镇惊丸、乾元丹、妙灵丹、至圣保元丹、紫雪散等。

③食疗法

●香菜黄豆汤:取新鲜香菜 30 克,嫩黄豆 50 克(干黄豆可先用水泡发后用),加水两碗半煎至一碗半,加食盐少许,调味服食。具有润燥消水,发汗透疹,消食下气功效。适用于风寒闭肺型肺炎。

●生姜炒米粥:取生姜 40 克,切成薄片,生米炒黄约 50 克,将两者一起熬粥,加食盐、芝麻油各少许,调味服食。具有解表散寒,止呕化痰功效。适用于风寒闭肺型肺炎。

●冰糖梨水:冰糖 12 克,雪梨 1 个。用刀将梨核挖出,把冰糖放进梨内,然后把梨放于碗里隔水蒸 30 分钟,吃梨喝水。具有生津润燥,清热化痰,和胃润肺功效。适用于风热袭肺型肺炎。

●豆腐石膏汤:生石膏 50 克,豆腐 200 克。加清水适量,煮 2 小时以上,加少许食盐调味即可。具有清热解毒,生津润燥的功效。适用于风热袭肺型肺炎。

●蜜糖银花露:金银花 20 克,蜜糖 30 克。将金银花煎水,去渣放凉,分次加入蜜糖溶化后饮用。煎时不要太浓,一般煎成两碗金银花汁,瓶装分冲,加蜜糖服。具有清热解毒的功效。适用于肺炎后期热虽退，病邪未清的患儿。

●海蜇荸荠汤：取鲜海蜇 80 克（干品酌减），荸荠（去皮，切成薄片）120 克，煎汤服用。具有清热化痰，消积润肠，生津利尿的功效。适用于肺炎后期热虽退，病邪未清的患儿。

10. 肺气肿

肺气肿是一种常见的慢性阻塞性肺病，由于肺内小气囊（肺泡）膨胀，导致囊壁变薄，最终破裂。肺内如果发生多次严重感染，都可使肺失去弹性，肺泡过度膨胀就会丧失其应有的功能。

（1）病因：肺气肿是由多种肺脏疾病，尤其是慢性支气管炎引起的支气管狭窄、气腔壁结构破坏及肺容积增大所致。引起慢性支气管炎有各种因素，如感染、吸烟、大气污染、职业性粉尘和有害气体的长期吸入、过敏等。支气管哮喘、肺纤维化也可逐渐演变为肺气肿。

（2）临床症状：胸闷、气急是肺气肿的突出症状。轻症患者疾步或上楼梯时出现气短，病情稍重者平地常速走路即感气急，严重者日常活动如洗脸、穿衣、吃饭、排便也感到呼吸困难。

（3）临床检查：胸廓呈桶状，肺部叩诊呈过清音，肝浊音界消失或下移，呼吸音及语音减弱，呼气延长双肺有时可闻及干、湿啰音。心浊音界变小，心音低钝遥远。本病应与弥漫性肺间质纤维化、慢性肺源性心脏病等疾病鉴别。①X 线检查。双肺透明度增高，肺血管纹理细直、稀疏。心影垂直狭长，膈穹隆变扁平。②肺功能测定。残气量/肺总量超过 35%。第一秒肺活量/肺活量值低于 60%，或最大通气量占预计值的 80%以下。气体分布不匀，肺泡气浓度高于 2.5%。

（4）治疗

①西药治疗。提高免疫功能可选用核酪口服液、胸腺肽。解痉祛痰药可选用茶碱控释片、酮替芬、复方甘草合剂等。合并有感

染时酌情使用抗菌药。

②中药治疗。补肺健脾温肾，纳气平喘：可选用中成药百令胶囊、金匮肾气丸。补肺健脾滋肾，益气养阴：可选用中成药麦味地黄丸、生脉口服液。并发感染期实喘：参照慢性支气管炎辨证治疗。

③拔罐疗法。背部：取大椎、肺俞穴。胸部：取膻中穴。下肢：取足三里穴。

④食疗法

●杏仁核桃粥：将甜杏仁洗净放入锅内，加水适量用武火烧沸，后用文火煎熬1小时，加入切碎的核桃仁，熬煮片刻后充分搅拌，拌入蜂蜜搅匀即成。每日吃2次，每次3克。具有补肾壮阳、强腰膝、温肺定喘、润肠通便的功效。适用于久咳久喘。

●百合粥饮养肺二法：一法将百合剥皮去须切碎(或干百合粉)与糯米同入砂锅内，煮至米烂汤稠，加冰糖即成。作早晚餐，温热食。20天为1个疗程。二法用百合粉1匙，藕粉1匙，加冷开水2～3匙，先调成薄芡，后用沸水冲泡一小碗，调拌均匀熟透，并加入蜂蜜1匙，做早晚餐。本二法具有补中益气，清热润肺，凉水止血的功效。

●竹叶水冲鸡蛋：将1个鸡蛋打入碗中，搅匀备用。将竹叶一小把放入水中煮沸，竹叶弃去，用沸竹叶水将蛋液冲开，每天早晨1次(不要放任何调味品，尤其是盐)。一年四季均可服用。具有养阴润燥，清热除烦，养血润肺的功效。适用于老年慢性支气管炎。

●糖腌萝卜：将500克萝卜洗净、去皮，切成薄片，置于容器中，撒上100克饴糖或白糖，盖盖腌制一夜即可。可当零食或佐餐食用。具有补脾养胃，润肺化痰，平喘止咳，除燥生津的功效。适用于老年慢性支气管炎。

11. 胃炎

胃炎是由各种不同因素引起的胃黏膜甚至胃壁的炎症。本病常见于成年人，许多病因可刺激胃，如饮食不当，病毒和细菌感染、药物刺激等均可能引发本病。

(1)病因：①急性胃炎。主要病因有细菌和毒素的感染，理化因素的刺激，机体应激反应及全身疾病的影响等。大多是由于饮食不当造成的。②慢性胃炎。长期进食或服用刺激性食物、药物。③中枢神经功能失调。使胃黏膜的保护功能低下及营养障碍，导致慢性炎症。④胆汁反流。可破坏胃黏膜屏障而引起炎症。⑤免疫因素。可能是萎缩性胃炎的重要原因。

(2)临床症状：①急性胃炎。因其病因不同，表现也各异，一般常见症状以恶心、呕吐和腹痛为主，另有便血。②慢性胃炎。进食后上腹部不适或疼痛，亦可为无规律的阵发性或持续性上腹疼痛。伴有食欲缺乏、恶心、腹胀及嗳气。③慢性萎缩性胃炎。除上述症状外，可伴有疲乏、痞满、贫血、腹泻、舌炎、指甲脆弱、上腹部轻微压痛，消瘦、皮肤黏膜苍白及光滑舌等。

(3)临床检查：①急性胃炎常规检查。本病病变可局限于胃窦、胃体或弥漫分布于全胃。多数仅有消化不良的表现，常为原发病掩盖，多数患者可确定病因。胃部出血常见，有时可引起呕血和(或)黑粪。确诊有赖于纤维胃镜，可见多发性糜烂、出血灶和黏膜水肿为特征的急性胃黏膜病损，一般应在大出血后24～48小时内进行。②慢性胃炎常规检查。依靠胃镜检查及活检病理组织可确诊。胃液分析、幽门螺杆菌检查、胃分泌功能测定、X线检查，有关抗体的检查可作为诊断本症的参考。

(4)治疗

①西医治疗

●急性胃炎对症治疗：腹痛者给予解痉药，如颠茄、溴丙胺太林。恶心呕吐者，用甲氧氯普胺(胃复安)或多潘立酮。

●急性胃炎抗菌治疗：急性单纯性胃炎有严重细菌感染者，特别是伴有腹泻者，用抗菌治疗。选用药物有黄连素、氟哌酸、庆大霉素。

●急性胃炎止血治疗：急性胃炎导致的消化道出血者属危重病症，可予冷盐水洗胃，或冷盐水加去甲肾上腺素洗胃(适用于血压平稳，休克纠正者)。保护胃黏膜可使用 H_2 受体阻断药，如西咪替丁。通过胃镜直视下用电凝、激光、冷凝、喷洒药物等方法，迅速止血。对出血量较大者，适量输血。

●对症治疗：腹痛，可给予抗胆碱能药物，如阿托品、溴丙胺太林；反酸、胃酸分泌较高者，可给予碱性药物，如氢氧化铝凝胶、碳酸钙；消化不良、胃酸分泌缺乏者，可服用胃蛋白酶合剂；贫血，可给予口服铁剂，胃镜检查有胆汁反流者，可服胃复安。

●抗菌治疗：对有局灶性感染或幽门螺杆菌检查阳性者，选用庆大霉素、链霉素、痢特灵、甲硝唑、呋喃唑酮等。

●其他治疗：与自身免疫有关的低酸性慢性胃炎，可选用糖皮质激素治疗，如泼尼松、地塞米松(应在严密观察下慎用，疑有消化性溃疡者应禁用)。

②中药治疗

●急性胃炎：活血化瘀，理气止痛：可用中成药云南白药。疏邪解表，化浊止痛：可用中成药藿香正气胶囊。清热利湿，和中止泻：可用中成药加味香连丸。消食导滞：可用中成药加味保和丸。

●慢性胃炎：用于疏肝理气，和胃调中：可用中成药四逆散、舒肝丸、气滞胃痛冲剂等。消食导滞，安胃和中：可用中成药保和丸、加味保和丸、大山楂丸、木香顺气丸等。健脾和胃，益气调中：可用中成药人参健脾丸、香砂养胃丸、香砂六君子丸、三九胃泰等。若伴有胃痛遇冷则甚，得温则减者，可配合服用黄芪建中丸、附子理中丸等。

③拔罐疗法

●急性胃炎：颈部：取大椎穴。腹部：取中脘、天枢、关元穴。上肢：取内关穴。下肢：取足三里、解溪穴。

慢性胃炎：背部：取膈俞、肝俞、胆俞、脾俞、胃俞、三焦俞、肾俞、气海俞、大肠俞穴。腹部:取中脘、天枢穴。下肢:取足三里、阴陵泉穴。

④刮痧疗法。足部反射区有6个基本反射区;重点刮拭胃、胰、十二指肠、肝、胆囊、横膈膜、肋骨、淋巴(上身、腹部)反射区。腹部:取上脘、中脘、下脘、天枢穴。背部:取胃俞、大肠俞穴。上肢:取内关穴。下肢:取足三里、丰隆、内庭穴。

⑤按摩疗法。揉摩肚腹,用掌心顺时针方向揉摩腹部,在肚脐周围可多次揉摩,每次10分钟,每天1次。

⑥食疗法

●银耳羹:银耳5克,鸡蛋1个,冰糖60克。3味入锅,加水适量炖烂服用,每日1次。具有养阴生津,润肺健脾的功效。适用于虚热型胃炎。

●陈皮大枣汤:陈皮10克,大枣12枚。2味入锅,加水适量煎汤,饮服时加糖适量,分早晚各服1次,可连服3～5日。具有行气健脾,补益脾胃,滋阴养血的功效。适用于气滞型胃炎。

●麦芽汤:麦芽50～120克。入锅,加水适量煎汁,分早、晚各服1次,可常服。具有消食健胃的功效。适用于食滞型胃炎。

●砂仁粥:粳米100克,砂仁5克。先将砂仁研为细粉,于粳米煮粥熟时放入。每日1次。具有理气开胃的功效。适用于气虚型胃炎。

12. 胃、十二指肠溃疡

胃、十二指肠溃疡是一种消化系统常见病,因其发生和发展与胃液中胃酸、胃蛋白酶的消化作用有关,故约98%的溃疡发生在胃、十二指肠,由此而得名。

(1)病因:本病病因较多,地理环境、精神、饮食、病菌及药物等因素均是致病源。除胃酸等因素外,与幽门螺杆菌关系密切。

①幽门螺杆菌感染。幽门螺杆菌感染是慢性胃窦炎的主要病因，几乎所有十二指肠溃疡均有慢性胃窦炎存在，而大多数胃溃疡是在慢性胃窦炎的基础上发生的。②药物。水杨酸类（如阿司匹林）、肾上腺皮质激素、吲哚美辛等会引起黏膜出血、糜烂、溃疡。③胃酸、胃蛋白酶分泌过多。溃疡只发生于与胃酸接触的黏膜，抑制胃酸分泌可使溃疡愈合。胃蛋白酶也较多。④应激和心理因素。急性应激可引起急性消化性溃疡，消化性溃疡患者在焦虑和忧伤时，可使症状复发或加剧。⑤吸烟。长期吸烟者的发病率要比不吸烟者高，而且溃疡面大且愈合慢。

(2)临床症状：溃疡病以腹痛为主。疼痛常限于上腹部，有缓慢性、周期性和节律性 3 个特点。①缓慢性起病。起病多缓慢，一般少则几年，多则十几年，甚至几十年。②周期性发作。一些患者随着病程进展，发作变得频繁，发作持续时间延长，而缓解期相应缩短。除季节或气候突变影响外，过度疲劳、饮食失调也可以引起发作。③节律性疼痛。疼痛呈隐痛、灼痛、钝痛、压痛或胀痛，甚至像是饥饿的感觉。有时在进食或服用抗酸解痉药物后，疼痛可暂时缓解。典型的胃溃疡疼痛往往在餐后半小时发生，经过 1～2 小时发作，持续至下次进食为止，患者常以进食来缓解疼痛。因此，胃溃疡有进食-疼痛-缓解的规律；十二指肠溃疡也有疼痛-进食-缓解的规律。本病的其他症状，如反酸、嗳气、流涎，多见于溃疡活动程度较高的患者。部分患者常伴有恶心、呕吐、食欲减退或烦躁、失眠等消化道症状及全身症状。

(3)临床检查：①体征检查。溃疡病在没有引起严重并发症的情况下，体征一般不明显。仅在上腹部有轻度压痛，腹壁一般柔软，其压痛点多与溃疡的部位相符。②胃液检查。胃溃疡患者的胃液分析多无明显改变；十二指肠溃疡患者的总胃液和胃酸分泌往往高于正常人。③粪便隐血试验。经 3 天隐血饮食后，若粪便隐血仍呈阳性，则提示溃疡处于活动期。④X 线钡剂造影。可呈现激惹、变形或龛影。⑤胃镜检查。可直接观察到胃黏膜及十二指肠黏膜的溃疡性改变，并可取活检标本或脱落细胞做病理检验，以鉴别病变的良性与恶性。

(4)治疗

①西医治疗

●药物治疗：主要是中和胃酸和抑制胃酸分泌。制酸药物可选用氢氧化铝凝胶、碳酸钙、三矽酸镁；抗胆碱能药物可选用阿托品、溴丙胺太林、胃疡平；H_2受体阻滞药，如西咪替丁；质子泵抑制药，如洛赛克；胃黏膜保护药，如硫糖铝。抗生素可抑制甚至杀灭幽门螺杆菌，治疗本病可选用庆大霉素、痢特灵。

●手术治疗：若出现溃疡病合并出血、急性穿孔和幽门梗阻者，可疑为恶性或复发性胃溃疡；顽固性的溃疡，如穿透性或多发性溃疡，以及术后复发性溃疡，可考虑手术治疗。

②中药治疗。理气行滞，疏肝和胃：可选用中成药柴胡疏肝丸、调胃舒肝丸、舒肝丸等。清胃泻热，疏肝理气：可选用中成药左金丸、加味左金丸、溃疡宁胶囊等。用于活血化瘀，通络和胃：可选用中成药延胡索止痛片、九气拈痛丸、心腹气痛丸等。健脾和胃，温中散寒：可选用中成药附子理中丸、黄芪建中丸、虚寒胃痛冲剂或胶囊等。

③拔罐疗法。肩背部：取肩井、脾俞、胃俞穴。胸腹部：取膻中、中脘、章门、天枢穴。上肢：取内关、手三里、合谷穴。下肢：取足三里穴。

④按摩疗法。取中脘、脾俞、胃俞、期门、阳陵泉、章门、建里、膈俞、合谷等穴。

⑤食疗法

●佛手柑粥：取佛手柑 15 克，加水适量，煎汤，去渣留汁。将粳米 100 克，冰糖适量同煮为粥，纳入佛手柑汁微沸即可。日服 2～3 次。具有行气止痛，滋阴润肺，健脾和胃的功效。适用于肝气犯胃型。

●糖蜜红茶饮：取红茶 5 克，放入保温杯中，用沸水冲泡，加盖温浸 10 分钟，再调入蜂蜜、红糖各适量。趁热频频饮用，每日 3 剂，饭前饮用。具有杀菌消毒，润肠通便，助脾化湿，散寒止痛的功效。适用于脾胃虚寒型。

●小白菜汁：取小白菜 250 克，洗净，剁碎，以食盐少许腌拌 10 分钟，然后用洁净纱布绞取汁液，加白糖适量。每日 3 次，空腹饮用。具有解热除烦，通利肠胃的功效。适用于肝胃郁热型。

●芍甘散：赤芍、白芍各 30 克，甘草 50 克，煅瓦楞子 200 克。共研细末，每次 10 克，用粳米煮汁送下，每日 3 次饭前服。具有缓急止痛，活血祛瘀的功效。适用于瘀血阻络型。

13. 细菌性痢疾

细菌性痢疾是由痢疾杆菌引起的肠道传染病，好发于夏秋季。儿童发病率一般较高，其次是 20～39 岁青壮年，老年患者较少。

(1)病因：痢疾杆菌经口进入消化道后，在抵抗力较强的健康人可被胃酸大部分杀灭，即使有少量未被杀灭的病菌进入肠道，亦可通过正常肠道菌群的拮抗作用将其排斥。此外，在有些过去曾受感染或隐性感染的患者，其肠黏膜表面有对抗痢疾杆菌的特异性抗体(多属分泌性 IgA)，能排斥痢疾杆菌，使之不能吸附于肠黏膜表面，从而防止菌痢的发生。而当人体全身及局部抵抗力降低时，如一些慢性病、过度疲劳、暴饮暴食及消化道疾病等，即使感染小量病菌也容易发病。

(2)临床症状：①普通型菌痢。起病急，突然畏寒，一般有高热，病初有时发生惊厥，也可低热。食欲减退，继以腹痛、腹泻、里急后重，左下腹压痛，肠鸣活跃。初为稀便，而后转为黏液脓血便，排便次数多而量少，大便每日数次至十数次。轻者或乳儿大便似一般腹泻。②中毒型菌痢。6～9 月份发病，起病急骤，突发高热、昏迷，重度毒血症状，少有腹痛、腹泻或无消化道症状。多见于3～5 岁幼儿，中毒症状可先于肠道症状数小时，也有在较轻腹泻数日后突然变化者。一般高热在 40℃以下，可有意识障碍或惊厥，面灰肢冷，脉数，血压正常或稍低；重者体温 40℃以上，神志不清或浅昏迷，惊厥频发，可伴血压下降、发绀、皮肤花纹等严重循环衰竭或呼吸衰竭征象。③慢性型菌痢。急性期延误诊治，营养不良，肠寄生虫病及全身情况较差等，使病程超过 2 个月，即称慢性菌痢。其中，症状持续 2 个月以上，或虽仅有肠道功能紊乱而大便反复培养阳性为迁延型慢性菌痢；有急性菌痢史，急性期过后症状不明显，而在受凉、劳累或进食生冷后发生腹泻、腹痛、脓血便，但发热等症状轻微或不明显的为慢性菌痢急性发作型；过去有痢疾病史，现已较长时期无临床症状，但乙状结肠镜检查肠黏膜有溃疡及增生病变，或粪便培养痢疾杆菌仍阳性的为慢性隐匿型菌痢。

(3)临床检查：①常规检查。根据各种类型的菌痢特点，检查诊断也有一定差异。②普通型菌痢。腹部检查可有左下腹压痛。粪便检查、大便培养、用间接荧光免疫法检测痢疾杆菌抗原可协助诊断。③中毒型菌痢。可分为休克型(迅速发生休克)和脑水肿型(以颅内压增高、脑疝、呼吸衰竭为主)，以及二者兼有的最为凶险的混合型。采集粪便镜检有助于早期诊断。④慢性迁延性菌痢。大便常常带有黏液。左下腹压痛，乙状结肠可有增厚。粪便培养可助诊断。⑤慢性型急性发作。在症状时好时坏的漫长过程出现急性症状，粪便培养得到与过去相同的菌型。

(4)治疗

①西医治疗。西医药治疗一般有退热、止痉、抗菌、抗休克等。但根据不同类型，在治疗中也各有侧重。

●普通型菌痢：应根据粪便细菌培养和药物敏感试验选用抗菌药物。无发热、中毒表现者，可予诺氟沙星、氧氟沙星、环丙沙星、复方新诺明。腹痛、里急后重者,给予溴丙胺太林。高热者应及时降温。

●中毒型菌痢:多采用两种抗生素联合治疗,如环丙沙星,静脉滴注;氧氟沙星,静脉滴注。对症治疗,如降温止痉,可用安痛定、柴胡注射液,肌内注射。过高热伴惊厥者,应使用亚冬眠疗法,氯丙嗪、异丙嗪各50毫克,肌内注射或静脉滴注,配合物理降温。高热、休克、中毒表现明显者,可短期应用氢化可的松,静脉滴注。扩容、纠正酸中毒治疗:可予低分子右旋糖酐,静脉滴注;5%碳酸氢钠,静脉注射或静脉滴注。

●慢性型菌痢:坚持按疗程、联合用药原则,尽可能根据粪便培养、药物敏感试验或既往用药疗效选用抗菌药物。可用诺氟沙星、庆大霉素,肌内注射;也可采用0.5%卡那霉素,每次100~200毫升,每晚1次,保留灌肠,10~14日为1个疗程。

②中药治疗。急性菌痢:用于清热利湿,理气和血,可选用中成药香连丸、木香槟榔丸、抗菌痢片等;用于清热解毒,凉血醒神,可选用中成药穿心莲片、紫金锭、玉枢丹、紫雪丹、牛黄安宫丸等。慢性菌痢:用于温中祛寒,健脾化湿,可选用中成药泻痢固肠丸、痢疾奇效丹等。

③食疗法

●大蒜醋汁饮:大蒜3~4瓣。去皮捣成泥,加醋适量。每日2次,连服3~4天。具有行滞气、暖脾胃、解毒、杀虫、散瘀、止血的功效。治急性痢疾。

●苦瓜红糖饮:鲜苦瓜150克。水煎,加红糖适量,随量饮服。具有清热解毒、益气、缓中的功效。治急性痢疾。

●马齿苋糖茶饮:马齿苋50克,白糖30克,茶叶10克。同放入砂锅中,加水适量煎煮片刻,取汁代茶饮服,连服3~5天。具有清热解毒、散血消肿的功效。治细菌性痢疾。

14. 阑尾炎

阑尾炎是指阑尾由于多种因素而形成的炎性改变，为腹部外科疾病。它是一种常见病，其预后取决于是否及时的诊断和治疗。早期诊治，患者多可短期内康复，如果延误诊断和治疗可引起严重的并发症，甚至造成死亡，死亡率为0.1%～0.2%。

(1)病因：其病因可由阑尾腔梗阻、细菌感染等引起，常见的致病菌为大肠埃希菌、肠球菌和厌氧菌。阑尾腔梗阻以后，黏液在腔内淤积。原存在于腔内有毒力的细菌繁殖，从而引起炎性病变。也可能是邻近器官或血液、淋巴液中的细菌从外而来侵袭阑尾，引起炎症。

(2)临床症状：典型的急性阑尾炎表现为突然发作的上腹部或脐周围疼痛，接着出现短暂的恶心和呕吐。几小时后，疼痛转移至右下腹。右下腹可有压痛和反跳痛，咳嗽时有局限性疼痛，低热。①单纯性阑尾炎。表现为轻度隐痛和钝痛。②化脓性伴梗阻的阑尾炎。多呈阵发性剧痛或胀痛。③坏疽性阑尾炎。开始呈持续性的重度跳痛，后呈程度较轻的持续性胀痛，随后出现全腹疼痛，仍以右下腹为主。盆腔位阑尾炎或盆内积脓可有里急后重感。④慢性阑尾炎。为右下腹部疼痛，并伴有胃肠道功能障碍。全身症状，初期头痛、乏力、咽痛，体温多正常，或有微热。以后可有出汗、口渴、尿黄、脉速、发热及虚弱等中毒症状。若出现寒战、高热、黄疸则提示伴化脓性门静脉炎。

(3)临床检查：①体征。重者可有反跳痛，腹肌紧张，腰大肌试验阳性，闭孔肌试验阳性，直肠指检右前上方有触痛。如已形成炎性包块、脓肿时，则可触及有压痛的包块。②实验室检查。结肠充气试验阳性。白细胞和中性粒细胞增高，尿中可有白、红细胞。③仪器检查。在阑尾炎的早期，X线、超声波和CT检查基本上不能提供诊断帮助，钡剂灌肠是危险的。在疾病的晚期，超声波和CT的检查对脓肿的诊断很有帮助，盆腔和膈下的区域可进行腹腔镜检查。

(4)治疗

①手术治疗。急性阑尾炎的治疗以手术切除阑尾为主。手术指征：化脓性或坏疽性阑尾炎；阑尾炎穿孔伴弥漫性腹膜炎；复发性阑尾炎；急性单纯性阑尾炎；炎症不能控制的阑尾周围脓肿；阑尾脓肿非手术疗法或引流后，经2～3个月可择期行阑尾切除术。

②西药治疗。抗生素选用庆大霉素、卡那霉素、头孢类抗生素(头孢噻肟钠、头孢哌酮)、甲硝唑。

③中药治疗

●验方1：用大蒜3份，芒硝1份，捣制成糊，敷于脓肿上的腹壁。

●验方2：大黄末适量，以醋调成泥状敷于患处部位。

●验方3：阑尾清化汤、败酱草汤加减，口服，每日1剂。

以上验方用于局限性阑尾周围脓肿的治疗。

④食疗法

●马齿白糖饮：鲜马齿苋适量，捣取汁液70毫升，加冷开水至300毫升，调入白糖适量，每次100毫升，每日3次。

●败酱草饮：败酱草、鬼针草各50克。加水800毫升，煎至300毫升。每日1剂，分2次服。

●银蒲饮：蒲公英30克，忍冬藤60克。加水煎煮取汁，去渣，加酒适量，饭前服。

15. 便秘

便秘是临床常见的复杂症状，而不是一种疾病，主要是指排便次数减少、粪便量减少、粪便干结、排便费力等。上述症状同时存在2种以上时，可诊断为症状性便秘。通常以排便频率减少为主，一般每2～3天或更长时间排便1次(或每周<3次)即为便秘。

(1)病因：①器质性便秘。可由多种器质性病变引起，如结肠、直肠及肛门病变，老年营养不良、全身衰竭、内分泌及代谢疾病等均可引起便秘。②功能性便秘。多由功能性疾病(如肠道易激综合征)，滥用药物及不良的饮食、排便、生活习惯所致。③患病或发热的人，常因食量减少而引起便秘。④患者长期卧床，只习惯于在床上使用便盆，不适应上厕所使用坐便，也容易发生便秘。⑤饮食中摄入的水分少或缺少粗纤维物质也容易发生便秘。

(2)临床症状：便秘的主要表现是大便次数减少，间隔时间延长或正常，但粪质干燥，排出困难，或粪质不干，排出不畅。可伴见腹胀、腹痛、食欲减退、嗳气反胃等症。常可在左下腹扪及粪块或痉挛的肠型。

(3)临床检查：①常规检查和粪便化验。②生化和代谢方面检查。③肛门直肠指检。

(4)治疗

①西药治疗。此类药物有些不宜久服，最好在医生指导下选择使用。润湿剂：辛丁酯磺酸钠，口服。适用于粪便坚硬，排便无力，直肠疾患及术后患者。滑润剂：液状石蜡，睡前服。适用于肛门疾患所致大便干结。泻药：酚酞、蓖麻油。栓剂：甘油栓，每次1粒，纳入肛内；开塞露，每次1支，插入肛门并把药液挤入直肠。灌肠法：温盐水500～1 000毫升或肥皂水75毫升加水至1 000毫升灌肠。

②中药治疗。顺气行滞：可用中成药开胸顺气丸。益气润肠通便：可用中成药补中益气丸。养血，润燥，通便：可用中成药润肠丸。滋阴润肠：可用中成药增液口服液。

③拔罐疗法。背部：取脾俞、胃俞、肾俞、大肠俞、八髎穴。腹部：取中脘、天枢、大横、关元穴。下肢：取足三里穴。

④刮痧疗法。足部反射区有6个基本反射区；重点刮拭升结

肠、横结肠、降结肠、直肠、肛门、胃、肾、腹腔神经丛反射区。腹部:取天枢、关元穴。下肢:取足三里、上巨虚穴。上肢:取支沟穴。

⑤按摩疗法。取中脘、天枢、大横、关元、肝俞、脾俞、胃俞、肾俞、大肠俞、八髎、长强、内庭、曲池、太冲、气海、足三里、建里等穴。

⑥食疗法

●松子炒茼蒿:取松子 25 克,茼蒿 250 克,下油锅,旺火急炒,鲜嫩清脆即可。天天佐餐。具有开胃健食、滋阴、润肺、滑肠的功效。

●蜜汁醋饮:取米醋 30 毫升,蜂蜜 40 毫升,搅拌 3～5 倍的水,餐后饮用。具有杀菌、消毒、补中润燥的功效。

●冰糖萝卜:白萝卜 150 克,胡萝卜 50 克,冰糖 20 克。萝卜用水 500 毫升,煮熟放冰糖,稍沸。吃萝卜喝汤,每日 1 次。具有补脾养胃、清热降浊、滑肠通便的功效。

16. 痔疮

人体直肠末端黏膜下和肛管皮肤下静脉丛发生扩张和屈曲所形成的柔软静脉团,称为痔。医学上所指痔疮包括内痔、外痔、混合痔,是肛门直肠底部及肛门黏膜的静脉丛发生曲张而形成的一个或多个柔软的静脉团的一种慢性疾病。通常当排便时持续用力,造成排便处静脉内压力反复升高,静脉就会肿大。妊娠期妇女,肥胖者都易罹患痔疮。

(1)病因:直肠肛管位于人体下部,长期的立、坐使下部静脉回流困难。直肠静脉无静脉瓣,以及直肠上、下静脉丛壁薄位浅都是痔形成的基础。任何增高腹内压力的因素,如习惯性便秘、排尿困难、肝硬化腹水、盆腔肿瘤、妊娠等,都能使静脉回流受到影响,以致直肠静脉丛充血而扩张。直肠下端和肛管的慢性炎症,使静脉壁纤维化,失去弹性,也是痔发生的因素。

（2）临床症状：①内痔。排便出血，为内痔早期症状，轻者大便表面带血，继而滴血，重者可喷射状出血。便秘、便干，饮酒或刺激性食品常引发出血。痔块脱出，轻者可回纳，重者不能回纳。不能回纳可形成嵌顿、坏死，多为晚期。疼痛，无并发症内痔无疼痛，有时仅有肛门坠胀感。当内痔嵌顿、栓塞、水肿、感染、坏死时，疼痛才会出现。肛门瘙痒，内痔常脱出，直肠黏膜分泌增加，刺激肛门外皮肤引起瘙痒，甚则湿疹。②外痔。肛门外出现青紫色的圆形小肿块。用力排便后，肿块会变大，往往疼痛会持续五六天。如受摩擦，可能出血，疼痛随之缓解，有时会出深色小血块。③混合痔。兼有内、外痔的症状和特点。

（3）临床检查：①内痔肛门直肠检查。主要依据病史及临床表现。②指诊检查。有无血栓形成或纤维化，可排除息肉、直肠癌等。③肛门镜检查。可见痔块数目、形态、部位。

（4）治疗

①西医治疗。注射疗法：常用药有5%～10%酚植物油溶液或甘油水溶液，5%盐酸奎宁尿素水溶液，5%鱼肝油酸钠溶液，2%酚和8%氯化钠溶液，4%～6%明矾甘油溶液，消痔灵等。适用于内痔。对症疗法：便血者，可口服安络血，也可肌注维生素 K_4，或止血芳酸；并发感染者，选用抗生素治疗。缓泻药：液状石蜡10～20毫升，每晚1次；或双醋酚酊5毫克，每晚1次。适用于痔疮、便秘。

②中药治疗。根据症状及脉象辨证论治。活血祛瘀：可选用中成药痔疮内消丸、少腹逐瘀丸、消痔丸等；外用痔疮膏、化痔栓。清热化湿，凉血止血：可选用中成药地榆槐角丸、肠风槐角丸、脏连丸等，便秘加服脾约麻仁丸；外用马应龙麝香痔疮膏、九华膏、野菊花栓。补血止血：可选用中成药归脾丸、阿胶补血膏等；年老体虚，痔核脱出难以回复者，可服补中益气丸。

③坐浴疗法。用1∶5 000高锰酸钾溶液热水坐浴。

④食疗法

●木耳汤:黑木耳 30 克,砂糖 60 克。2 味入锅,加水适量炖煮 10 分钟,喝汤吃木耳。具有益气补血,补中润肺的功效。适用于内、外痔疮及大便时肛痛、出血。

●香蕉:每日清晨空腹吃 1～2 只香蕉。具有润肠、养肺、滋补的功效。适用于大便干结和痔疮出血。

●荸荠糖饮:新鲜荸荠 500 克,红糖 100 克。加适量水煮 1 小时,取汤饮服,每日 1 剂,连服 3 天。具有清热化痰,生津利尿的功效。适用于痔疮出血。

●炭茄子:茄子 2 个。放火中烧成灰,研成细末,每次 1 克,每日 3 次,温开水送服。具有止血的功效。适用于内痔出血。

17. 脂肪肝

脂肪肝是指由于各种原因引起的肝细胞内脂肪堆积过多的病变。脂肪性肝病正严重威胁人们的健康,成为仅次于病毒性肝炎的第二大肝病,已被公认为隐匿性肝硬化的常见原因。脂肪肝是一种常见的临床现象,而非一种独立的疾病。其临床轻者无症状,重者病情凶猛。

(1)病因:主要病因有酗酒、肥胖、糖尿病、妊娠、肝炎及药物(如糖皮质激素)或毒物损伤肝脏所致。

(2)临床症状:肝大,肝区疼痛或不适,食欲减退,脘腹痞胀,溏泄,少数可有轻度黄疸。亦有无明显临床症状者。

(3)临床检查:脂肪肝通常无症状,往往在体检时因无触痛性肝大而被发现,但也可因右上腹痛、触痛及黄疸而被发现。实验室检查包括血浆蛋白、胆红素、转氨酶有或无异常,血脂升高;超声波、CT 及同位素扫描示脂肪肝图像;肝活体组织检查可助诊断。

(4)治疗

①西药治疗。一般治疗以祛除致病因素为原则,如酒精引起脂肪肝需戒酒,药物毒性引起脂肪肝停止使用毒性药物,同时注意原发疾病的治疗。常用治疗脂肪肝的药物,如利肝能粉剂、阿卡明、甲硫氨基酸、肌醇。

③食疗法

●花生豆浆汁:黄豆 50 克,花生 25 克。共泡软,用豆浆机打出浆汁,煮开,每天早晨饮热的花生豆浆 1 次,随量饮服,连用半年。具有养血补脾,健脾宽中,润燥消水的功效。适用于轻度脂肪肝。

●枸杞大枣饮:枸杞子 30 克,大枣 3～4 颗,同泡入沸水中,让其入味。喝汤吃枣,经常食用。具有滋肝、补肾、润肺、补虚、益精、明目的功效。

18. 肝硬化

由于病毒、虫积、酒食或药物等不同病因长期损害肝脏,致肝细胞变性、坏死、再生,广泛纤维组织增生,逐渐造成肝脏结构不可逆改变,以右胁胀痛坚硬,恶心纳差,倦怠乏力,腹筋怒张,红丝赤缕,舌紫暗,脉弦为主要表现的慢性肝病。

(1)病因:主要病因是慢性肝炎及长期酗酒。炎症、毒性损害、肝血流改变、肝脏感染,先天性代谢异常的物质累积疾病,化学物质和药物如酒精、异烟肼、甲基多巴、乙胺碘呋酮,长期胆汁阻塞和营养不良等也可引起肝硬化。较少见的成因有心力衰竭。发病高峰年龄在 35～48 岁,男性较多。

(2)临床症状:一般肝硬化患者常有肝区不适,疼痛,全身虚弱、厌食、倦怠和体重减轻,也可以多年没有症状。通常面色苍白、懒倦无力、手指和足部有刺痛麻木的感觉。皮肤出现微血管扩张形成的蛛状痣。男性患者乳房可能胀大、睾丸萎缩、性欲减退。若胆流受阻可出现黄疸、瘙痒、黄斑瘤。营养不良常继发于厌食、脂肪吸收不良和脂溶性维生素缺乏。常见症状是门静脉高压引起痔、食管-胃底静脉曲张导致消化道出血，亦有表现为肝细胞衰竭，出现腹水或门体分流性脑伤。

(3)临床检查:①触诊。患者可有肝大且质地较硬，肝掌、蜘蛛痣、脾大、腹壁静脉曲张、腹水等体征。②免疫学检查。由慢性活动性肝炎演变而成的肝硬化者，血 IgA、IgG 和 IgM 均可增高，尤以 IgG 为最显著。HBsAg 亦可呈阳性。③常规检查。B 型超声波检查，肝内回声增高、增粗、不均匀。早期肝大，晚期肝缩小且表面不平。④CT 检查。肝脏密度普遍降低或与脾脏密度相等。脾影增大。

(4)治疗

①西药治疗

●一般治疗:原发病病因治疗，停用毒性药物，禁酒，注意营养(包括维生素的补充)，处理并发症。适当补充血白蛋白。

●抗脂肪肝药物:如胆碱、甲硫氨基酸、肌醇或维生素 B_6、葡萄糖醛酸内酯、维丙胺。

●抗肝硬化或肝纤维化药物:糖皮质激素，可用泼尼松、泼尼松龙。青霉素胺、秋水仙素(但糖皮质激素和青霉素胺长时期应用毒性较大)，新的制剂(α-干扰素、酮戊二酸类似物和前列腺素类似物)能减少胶原形成，可酌情选用。

●促进代谢的药物:对于肝功能严重障碍，一般情况较差者，如用 ATP 20 毫克，辅酶 A50 单位，胰岛素 12 单位及 10%氯化钾 10 毫升共同加入 10%葡萄糖注射液 500 毫升中，静脉滴注。

②中药治疗。温阳利水:可选用中成药济生丸、肾气丸、参桂理中丸、五苓丸等。滋养肝肾:可选用中成药杞菊地黄丸、滋补肝肾丸、养阴脉安片等。解郁利湿:可选用中成药四逆散、胃苓丸、中

满分消丸等。行气化治肝硬化瘀散结：可选用中成药鳖甲煎丸、化症回生丸、紫参保肝冲剂等。

③饮食疗法

●二皮汤：鲜西瓜皮 50 克，橘皮 20 克。洗净，切碎，水煎，每日 1 次，分早晚服用，可连续服用 1 个月。具有生津止渴，解酒利尿，开胃理气的功效。适用于气郁湿阻型肝硬化。

●丹参桃仁饮：丹参 30 克，桃仁 10 克，大枣 6 枚。先将大枣洗净，去核，备用。水煎丹参、桃仁 20 分钟，去药渣，再加入大枣煎煮 10 分钟即可。每日 1～2 次，食枣喝汤。可连用数周。具有活血祛瘀，清热消肿，养血安神的功效。适用于气滞血瘀型肝硬化。

●茵陈姜桂饮：茵陈 15 克，干姜 6 克，桂枝 10 克，红糖适量。前 3 药水煎后，红糖调服，每日 1 剂。具有清热利湿，解表散寒的功效。适用于脾肾阳虚型肝硬化。

●鲤鱼赤豆汤：鲤鱼 1 条(约 500 克)，赤豆 120 克，五味子 10 克，陈皮 6 克。鱼去鳞及肠杂洗净，加赤豆、五味子、陈皮共煮至熟，加白糖适量，吃鱼喝汤。可常食用。具有利水消肿，健脾益气，利湿退黄的功效。适用于肝肾阴虚型肝硬化。

●甲鱼大蒜：甲鱼 500 克，独头蒜 200 克。加水煮熟，吃鱼、蒜，喝汤汁。每日 1 剂。具有滋阴补虚、止泻截疟、益肾、凉血、健骨的功效。适用于行气化瘀型肝硬化。

19. 病毒性肝炎

病毒性肝炎是由肝炎病毒引起的，以肝细胞损害为主的全身性传染病。其主要病变为肝细胞变性、坏死及肝脏间质炎性浸润。具有传染性强、传播途径复杂、流行面广泛、发病率较高等特点。临床可分为急性肝炎、慢性肝炎、重症肝炎、淤胆型肝炎等。目前已知肝炎病毒分甲型(HAV)、乙型(HBV)、丙型(HCV)、丁型

(HDV)及戊型(HEV)。

(1)病因:甲、戊型肝炎病毒主要通过消化道传播,如食物和水;乙、丙、丁3型肝炎病毒主要经过肠道外途径传播。

(2)临床症状:典型症状为肝区疼痛、乏力、食欲缺乏、恶心、厌油腻、腹胀、便溏等,部分患者可出现发热、黄疸症状。

(3)临床检查:①体征。可有肝大,肝区痛,右胁下有压痛、触痛,可触及质地柔软或坚实的肝脏。还有的患者巩膜或皮肤黄疸,比消化道症状出现得晚。以甲型肝炎较为多见。②实验室检查。肝功能及血清酶学检查,对诊断帮助甚大。各项酶学检查中以丙氨酸氨基转移酶(ALT)最重要。如有转氨酶升高,再加上有症状或体征,一般可以诊断。但如只有转氨酶升高,则不能轻易诊断。③病毒性肝炎的血清免疫学标志物检查。甲肝患者可出现抗-HAVIgM 阳性。乙肝患者可出现 HBsAg 阳性,或抗-HBc-IgM 阳性,或 HBV-DNA 阳性。如某人无肝病的临床表现及肝功能和丙氨酸氨基转移酶的异常而仅有上述阳性血清标志物,可考虑为乙肝病毒携带者,但仍应定期做临床及实验室检查。丙肝患者出现抗-HCV 阳性。丁肝患者可出现 HDAg 及抗-HDV-IgM 阳性。戊肝患者可出现抗-HEV-IgM 阳性。重症肝炎时,血白细胞总数升高,中性粒细胞增加,凝血酶原时间延长,纤维蛋白原及血小板下降,血氨升高,在血清胆红素明显升高的同时,可能出现转氨酶的明显下降,即所谓胆酶分离现象。④肝脏活体组织检查、超声波检查等对诊断有较大价值。

(4)治疗

①西药治疗

●保肝降酶药:选用肝泰乐、维丙胺、阿卡明、联苯双酯、促肝细胞生长素。

●疫苗:甲肝疫苗:减毒活甲肝疫苗只需要接种1针;灭活甲肝疫苗需要接种2次,中间相隔半年(6个月)。乙肝疫苗:按照0、

1、6 个月的程序，即接种第一针疫苗所隔 1 个月接种第二针疫苗，到 6 个月接种第三针疫苗。

●干扰素：人类白细胞干扰素或重组 DNA 白细胞干扰素，可抑制 HBV 复制，隔日肌内注射 3 万～5 万单位，连续 6 个月有 30%～50%患者获得较持久的效果。

●阿糖胞苷和干扰素联合疗法：可增强对 HBV-DNA 复制的抑制作用，但毒性反应也相应增高。

●肾上腺糖皮质激素冲击和干扰素联合疗法：先用泼尼松，然后给予干扰素。

●免疫调节药：选用抗乙肝免疫核糖核酸、核糖核酸。

②中药治疗。根据症状及脉象辨证论治，选用方剂治疗。养血益气，疏肝健脾：可用中成药乌鸡白凤丸。疏肝清热，理气宽中：可选用中成药柴胡疏肝丸、慢肝解郁胶囊。清热利湿，活血通络：可选用中成药肝友胶囊。

③食疗法

●珠壳鲫鱼汤：珍珠壳 120 克煮汤，取汁煮鲫鱼。具有利尿消肿、清心肝之火的功效。适用于肝炎。

●双蜂饮：将蜂乳与蜂蜜加水调成 1%的浓度，每日 2 次，每次 10 克，20 天为 1 个疗程。具有补中润燥、缓急止痛、降压通便、解毒的功效。蜂蜜的葡萄糖和果糖对肝脏有保护作用。适用于急性传染性肝炎。

●猪肝绿豆粥：绿豆 50 克，大米 10 克，鲜猪肝 100 克。先煮绿豆，半熟时加大米，将熟时加切碎的猪肝，烂熟后服食。具有补肝养血、清热解毒、滋阴润肺的功效。

●泥鳅豆腐：取活泥鳅 250 克放养 1～2 日后，与鲜豆腐 100 克，玉米须 30 克同煮。具有补中气、祛湿邪、益气和中的功效。适用于肝炎。

●枸杞蒸蛋：将 2 个鸡蛋搅散，加枸杞子 30 克，食盐少许，加水适量搅匀，隔水蒸熟，佐餐用。具有滋补肝肾，补血安神，滋阴润燥的功效。适用于肝炎。

20. 胆囊炎

胆囊炎是细菌性感染或化学性刺激（胆汁成分改变）引起的胆囊炎性病变，为胆囊的常见病。胆囊炎根据病程长短分为两种：急性胆囊炎和慢性胆囊炎。急性胆囊炎是细菌感染所引起的胆囊急性炎症；慢性胆囊炎除相关炎症反应外，在病理学上表现为胆囊壁增厚、纤维化和胆囊收缩。两者均与胆囊结石密切相关。

（1）病因：①急性胆囊炎。急性胆石症、胆囊管阻塞、胆道蛔虫病、创伤和化学刺激等是常见原因。致病菌主要为大肠埃希菌、产气杆菌和铜绿假单胞菌等。②慢性胆囊炎。长期不吃早餐。在反复发作的患者中约 70%有胆囊结石。也可为急性胆囊炎的后遗症，或因胆固醇代谢紊乱而引起。轻者胆囊壁增厚和纤维组织增生；重者胆囊壁显著增厚，囊腔变小，功能失常。③其他。如胆汁代谢失常、胆囊管梗阻、胆汁理化状态改变、胆石形成等，使胆囊黏膜长期受到刺激引起慢性炎症，也是导致本病发生的常见因素。

（2）临床症状：①急性胆囊炎。突然发作上腹绞痛，绞痛后右上腹持续加重，可向右肩部放射，常伴恶心、呕吐。发冷、发热，少有寒战。10%～20%患者出现轻度黄疸，食欲缺乏，腹胀等，可反复发作，多在冬秋之交。脂餐饱食，过劳受凉等易诱发。胆囊结石引起者，夜间发病为其特点。②慢性胆囊炎。缺乏典型症状，有些患者似胃病表现，有上腹痛、嗳气、呃逆、厌食油腻食物、胃口差等消化不良症状。有些似慢性肝炎症状，有肝区、右上腹钝性隐痛，常牵涉到肩背或腰部。上述症状时隐时现，每因进食油腻后加重。当胆囊管梗阻而引起急性胆囊炎时，可出现胆绞痛、发热或黄疸等表现。

（3）临床检查：①急性胆囊炎。体征检查：体温在 38℃左右。

右上腹压痛、肌紧张或反跳痛，莫菲征阳性，部分患者可触及压痛、肿大的胆囊。实验室检查：白细胞总数＞10×10^{9}/升，中性粒细胞＞70％。B型超声检查：胆囊增大、壁厚＞3.5毫米，胆囊内可出现光团声影，动态观察胆囊呈进行性扩大、壁变厚。腹部X线片示肿大胆囊影，约20％见阳性结石，反射性肠淤积征。静脉胆管造影显示胆管，胆囊不显影。②慢性胆囊炎。体征检查：右上腹有轻度压痛。如炎症波及胆管引起梗死时，可扪及肿大胆囊，但可无明显压痛。X线检查：腹部平片约10％的患者显示胆囊结石和钙化胆囊。胆囊造影：可发现胆囊缩小或变形、胆囊结石、胆汁浓缩和排空不良等征象。B型超声波检查：可揭示胆囊大小及囊壁厚度、胆囊内结石（阳性率在90％以上）和胆囊功能失调。

（4）治疗

①西医治疗

●急性胆囊炎：补液以纠正水、电解质、酸碱失衡。使用广谱抗生素。如伴心功能不全或糖尿病则应用保护心功能药物及胰岛素治疗。急性单纯性胆囊炎可先用中西医结合非手术治疗以控制感染，待症状缓解后再进一步查明病情，有计划地择期手术。

●慢性胆囊炎：细菌感染时选用消炎类药物，如四环素、氯霉素、卡那霉素等肌内注射，以尽快控制感染。

●利胆药：利胆醇、胆酸钠、去氢胆酸（胆管完全阻塞和严重肝、肾功能障碍者忌用）、硫酸镁（便溏患者不宜服用，孕妇、妇女月经期、急腹症及有肠出血可能者均属禁忌）。

●解痉镇痛药：疼痛严重时选用溴丙胺太林（青光眼患者忌用），颠茄（青光眼、前列腺肥大和急腹症诊断未明时慎用或忌用）口服，硝酸甘油舌下含服，可用于胆绞痛发作时（青光眼、低血压、脑出血、颅内压增高者忌用）。

②中药治疗

●急性胆囊炎：疏肝理气，缓急止痛：可选用清胆行气汤。疏肝利胆，清热利湿：可选用清胆利湿汤。疏肝利胆，清热泻火：可选用清胆泻火汤。

●慢性胆囊炎：疏肝利胆散结：可选用中成药消炎利胆片、肝胆炎片、利胆片等。疏肝利胆和胃：可选用中成药逍遥丸、四逆散、保和丸、木香顺气丸等；并发结石的患者，可配合服用胆石通、利胆排石片等。

③拔罐治疗。背部：取曲垣、膈俞、肝俞、胆俞穴。胸腹部：取日月、梁门、太乙、章门穴。下肢：取足三里、胆囊穴。

④食疗法

●玉米须饮：取 30～60 克玉米须，煎汤代茶饮。每日 3 次。具有利尿降压，止血止泻，健胃消食功效。适用于急性胆囊炎。

●利胆散结粉：玄明粉、海金沙、木香、广郁金各等量，研末。每次 3 克，每日 3 次，白开水或米汤送服。30 天为 1 个疗程。适用于肝胆气结型患者。

●消炎利胆茶：玉米须、蒲公英、茵陈各 30 克，加水 1 000 毫升，煎 30 分钟后去渣，加白糖适量温服。每日 3 次，每次 250 毫升。适用于肝胆气结型患者。

●姜橘二金汤：生姜 6～10 片，橘皮、鸡内金各 10 克。加水适量煎煮约 20 分钟，调入白糖少许，水煎代茶饮。可常服用。适用于胆胃不和型患者。

●利胆汤：竹茹 12 克，枳实、茯苓各 10 克，陈皮 6 克，水煎 20 分钟，代茶饮，可常服用。适用于胆胃不和型患者。

21. 胆结石

胆结石是结石停留在胆道系统内所形成的疾病，是胆道系统最常见的疾病。胆结石分 3 种类型：胆总管结石、胆囊结石、肝内胆管结石。

(1)病因:摄取的食物中脂肪太多。与胆道蛔虫、胆道感染、代谢障碍、胆汁滞留及自主神经功能紊乱等因素有关。

(2)临床症状:①典型症状。胆结石急性发作时,以急性腹绞痛起病,疼痛局限于右上腹,且进行性加重并常向右肩胛下放射,常伴有恶心、呕吐、发热、黄疸等症状。慢性胆囊炎、胆石症可有右上腹不适或疼痛,伴有嗳气、腹胀、恶心、厌油腻等消化道症状。②胆总管结石。症状发作时剑突下阵发性绞痛、寒战高热和黄疸。由于结石的移位或排出,症状可缓解。这种间歇性症状是肝外胆结石的特点。③胆囊结石。可无症状或有上腹不适、饭后饱胀、厌食油腻等。结石嵌顿在胆囊颈管时引起绞痛发作,不伴炎症者在结石移动后症状缓解。也可长期阻塞胆囊管而形成胆囊积水,可触及无明显触痛的肿大胆囊。若有感染可引起急性胆囊炎。④肝内胆管结石。可无症状或有肝区经常胀痛不适,可表现为剑突下阵发性绞痛、寒战高热和黄疸三联征反复发作,肝大,有压痛。⑤结石性质。结石可分为胆色素结石、胆固醇结石及混合性结石3类。胆囊结石多为胆固醇或以胆固醇为主的混合性结石。胆管结石多为胆红素结石或以胆红素为主的混合性结石。

(3)临床检查:①常规检查。相关临床症状及查体对有胆囊区压痛,右侧腹肌紧张,莫菲征阳性可初步诊断。②实验室检查。肝胆同位素扫描、肝胆管造影和超声波检查,可以确诊。本病应与胆道蛔虫,胃、十二指肠穿孔,急性胰腺炎,肺炎,胸膜炎相鉴别。

(4)治疗

①西药治疗。控制感染:选用青霉素、庆大霉素、氢化可的松。解痉镇痛:选用颠茄合剂、阿托品、33%硫酸镁。药物溶石:鹅去氧胆酸,疗程9～12个月。

②中药治疗。清热解毒,凉血开窍:可用中成药清开灵20毫升,加入5%葡萄糖注射液1 000毫升中,静脉滴注。疏肝解郁,理气止痛:可用中成药消炎利胆片。

③拔罐疗法。背部:取肝俞、胆俞穴。胸肋部:取期门、日月穴。下肢:取阳陵泉、胆囊、太冲穴。

④食疗法

●肉沫炖木耳:将适量泡发好的黑木耳,5 颗大枣,少许猪肉末、食盐,一同放入锅中炖煮 20 分钟。喝汤吃木耳。具有滋补润燥,养血益胃,抗衰延年的功效。每天吃点黑木耳,能缓解胆结石引起的疼痛、恶心、呕吐等症状。适用于胆结石。

●常喝牛奶:晚上睡觉前喝 1 杯牛奶。具有滋润肺胃,生津润肠,生血长骨,补虚安神的功效。晚上睡觉前喝牛奶,既有补益作用,又能刺激胆囊,使其排空,使胆囊内胆汁不会潴留、浓缩,因而就形成不了结石。适用于预防胆结石。

●生姜制品:糖姜、腌姜、姜汤等姜制品,每天吃一点儿,可防胆结石。具有发表散寒,温肺止咳,解毒止泻的功效。经常食用姜制品能相对减少胆汁中黏蛋白的形成,从而可抑制胆结石的形成。

22. 胰腺炎

正常情况下,胰液在其腺体组织中含有无活性的胰酶原。胰液沿胰腺管道不断地经胆总管胆管括约肌流入十二指肠,由于十二指肠内有胆汁存在,加上十二指肠壁黏膜分泌一种肠激酶,在二者的作用下,胰酶原开始转变成活性很强的消化酶。如果流出道受阻,排泄不畅,即可引起胰腺炎。

(1)病因:①急性胰腺炎。引起急性胰腺炎的病因很多,胆管疾病为常见病因,大量饮酒也为主要原因。约 50%的急性胰腺炎由胆道结石、炎症或胆道蛔虫病引起,尤以胆石症为最多见。胰管结石或蛔虫、胰管狭窄、肿瘤等可引起本病。还有十二指肠憩室炎、输入袢综合征、肠系膜上动脉综合征,暴饮暴食,胆、胰或胃手术后,腹部钝挫伤,甲状旁腺肿瘤、维生素 D 过量、家族性高脂血症、流行性腮腺炎、病毒性肝炎、柯萨奇病毒感染等。有些药物也可诱发急性胰腺炎，有硫唑嘌呤、肾上腺皮质激素、噻嗪类利尿药、磺胺类药物等。②慢性胰腺炎。由于东西方存在着饮食文化差异，因此导致慢性胰腺炎的病因也有所不同。在我国，以胆道疾病如结石、炎症、蛔虫的长期存在为主要原因，炎症反复发作而成慢性经过，最终导致慢性胰腺炎。代谢障碍如高钙血症、高脂血症及囊性纤维化也可发生慢性胰腺炎。

(2)临床症状：①急性胰腺炎。突然发作的上腹疼痛，伴恶心、呕吐。腹痛为持续性、阵发性加重，重者向腰背部放射，平卧位加重，前倾坐位时减轻。多伴腹胀及中度以上发热，一般持续 3～5 日。出血坏死型可出现全腹剧痛及腹膜刺激征；伴有腹水出现，多为血性、渗出性；患者腹部或脐周皮肤青紫；低血压和休克；血钙降低；肠麻痹；多器官衰竭。②慢性胰腺炎。大部分患者有反复发作或持续性的上腹部疼痛，饱餐和高脂餐可诱发，平卧位加重，前倾坐位时减轻，可放射到腰背部。腹部压痛与腹痛程度不相称，或仅有轻度压痛。并发假性囊肿时可触及包块。

(3)临床检查：①急性胰腺炎常规检查。血、尿淀粉酶，血清胰蛋白酶、脂肪酶、磷脂酶 A 均升高。②慢性胰腺炎常规检查。组织病理学有慢性胰腺炎改变。X 线腹部摄片有胰区钙化、结石影。胰腺外分泌功能检查分泌功能显著降低。

(4)治疗

①西医治疗

●急性胰腺炎：应禁食，必要时胃肠减压，以减少食物刺激引起的胰液分泌。抑制胰液分泌和胰酶活性：选用阿托品，肌内注射；西咪替丁，静脉滴注；雷尼替丁、5-氟尿嘧啶，静脉滴注；抑肽酶，静脉滴注；善得定，肌内注射。抗休克及纠正水电解质紊乱：可用右旋糖酐、多巴胺、白蛋白、电解质等。输液速度及量应根据中心静脉压和治疗反应加以调整。654-2 注射液，肌内注射。疼痛剧烈者，可同时加哌替啶，或用普鲁卡因。出血坏死型胰腺炎伴休克或呼吸窘迫综合征者：每日给氟美松 20～40 毫克，加入葡萄糖液静脉滴注。

●慢性胰腺炎：可选用钙拮抗药、抗胆碱能药物。鸦片受体阻滞药，如强力解麻醉剂耐勒克松（Noloxone）2 毫克/千克体重，静脉滴注。胰酶缺乏消化障碍者，给予相应胰酶制剂进行替代治疗，如胰酶片餐前、餐后服。适当补充维生素，过度消瘦者，可予静脉营养；疼痛时可用解痉镇痛药。

②中药治疗。急性胰腺炎：理气消食，清热通便：可用柴胡疏肝散合保和丸加减。通里攻下：可用清胰汤合大承气汤加减。清肝利胆，除湿热：可用清胰汤合龙胆泻肝汤加减。清热化痰，泻肺逐饮：可用大陷胸汤加减。回阳救逆，益气固脱：可用参附汤合四味回阳饮加减。慢性胰腺炎：用于健脾胃，消积滞，可用香砂六君子汤合保和丸加减。温中导滞：可用大黄附子汤加味。通里攻下：可用清胰汤合小承气汤加减。行气通瘀，调脾散结：可用膈下逐瘀汤加减。

③慢性胰腺炎拔罐疗法。背腰部：取肝俞、脾俞、筋缩、脊中、魂门、意舍穴。腹部：取中脘、天枢穴。下肢：取足三里、丰隆、丘墟穴。

23. 肾盂肾炎

肾盂肾炎是指肾盂炎症，大都由细菌感染引起，肾盂肾炎又称上尿路感染，一般伴下泌尿道炎症，临床上不易严格区分。根据临床病程及疾病，肾盂肾炎可分为急性及慢性两期，慢性肾盂肾炎是导致慢性肾功能不全的重要原因。急性肾盂肾炎多发生于生育年龄的女性。

（1）病因：①急性肾盂肾炎致病菌。以肠道细菌为最多，大肠埃希菌占 60％～80％，其次为副大肠杆菌、变形杆菌、葡萄球菌、粪链球菌、产碱杆菌、铜绿假单胞菌等，偶见厌氧菌、真菌、病毒和原虫感染。铜绿假单胞菌、葡萄球菌感染多见于以往有尿路器械检查史或长期留置导尿管的患者。②急性肾盂肾炎感染途径。上行感染最为常见，在人体抵抗力下降或尿路黏膜损伤如尿液高度浓缩、月经期间、性生活后等时，或入侵细菌的毒力大，尿道口及其周围的细菌及容易侵袭尿路而导致肾盂肾炎。血行感染较少见，在人体免疫功能低下或某些促发因素下，体内慢性感染病灶，如扁桃体炎、鼻窦炎、龋齿或皮肤感染的细菌乘机侵入血液循环到达肾，从而引起肾盂肾炎。③急性肾盂肾炎易感因素。尿流不畅和尿路梗阻如尿道狭窄、包茎、尿道异物、尿路结石、肿瘤、前列腺肥大、女性膀胱颈梗阻、神经性膀胱、膀胱憩室、肾下垂及妊娠子宫压迫输尿管等。④尿路畸形或功能缺陷。如肾发育不良，肾、肾盂、输尿管畸形，以及多囊肾、肾髓质囊性病变、马蹄肾、海绵肾和膀胱输尿管反流等。⑤慢性全身性疾病。如糖尿病、贫血、慢性肝病、慢性肾脏病、营养不良、肿瘤及长期应用免疫抑制药治疗等，导致人体抵抗力下降而易发细菌感染。⑥其他因素。尿道内或尿道口附近有感染性病变，如尿道旁腺炎、尿道憩室炎、阴道炎、包皮炎、前列腺炎及腹股沟、会阴部皮肤感染等。

(2)临床症状：①急性肾盂肾炎。起病急，寒战，高热，全身不适，尿频、尿急、尿痛，腰痛，恶心呕吐。多数患者肾区压痛，尿混浊、脓尿或血尿，少数并发败血症、肾脓肿、肾乳头坏死等。②慢性肾盂肾炎。起病隐匿或不典型，多数患者有反复发作的尿频、尿急、尿痛、腰痛，可有血尿，持续或间歇性菌尿、脓尿，低热、倦怠、乏力，体重减轻，高血压，水肿等。随病程延长肾功能恶化，逐渐出现夜尿增多、足跟痛、恶心、呕吐、贫血，少数进展至慢性肾功能不全。

(3)临床检查：①急性肾盂肾炎常规检查。可进行尿常规、尿培养、尿蛋白定量、抗体包裹菌检查、X射线检查、肾B型超声检查有助于诊断。②慢性肾盂肾炎常规检查。尿常规、尿培养、肾功能检查、肾 B 型超声、静脉肾盂造影、核素肾图检查有助于诊断。不典型者多次尿细菌和尿细胞检查，肾 X 线检查可确诊。

(4)治疗

①西药治疗

●急性肾盂肾炎：可选用磺胺类药，如磺胺甲噁唑、磺胺异噁唑、增效联磺；氟喹酮类，如氧氟沙星、环丙沙星；氨基糖苷类，如庆大霉素，半合成青霉素、氨苄西林、卡比西林等；头孢类，如头孢唑啉。最好根据细菌药敏试验结果选择用药。疗程不得少于 10～14 日，停药后第二、第四、第六周分别复查尿常规和尿培养，均阴性方为治愈。如有复发征象，应再次用药 1 个疗程，切忌过早停药或停药后不追踪观察，致感染复发或迁延不愈转为慢性。

●慢性肾盂肾炎：凡有尿路感染、白细胞升高者，均需抗生素治疗。抗生素的选择原则及剂量与急性期相同，可联合用药。如尿菌仍呈阳性，但无泌尿系统症状可换用抑菌疗法，即有计划地选用数种抗生素轮换服用 3～6 个月，如复方新诺明、头孢克洛、氟嗪酸、呋喃妥因、阿莫仙等。上述任一种抗生素睡前排空膀胱后口服，每 1～2 周轮换应用。

首选杀菌性抗生素正规治疗 2～6 周，停药 7 日后复查尿常规和尿培养。如泌尿系症状消失，尿菌阴转，可继续观察，定期复查。若尿菌仍阳性，则根据药敏试验结果选择强有力的抗生素或联合用药治疗 1～2 个疗程。

②中药治疗。急性肾盂肾炎用于清热利湿通淋，可选用中成药三金片、分清五淋丸。

③拔罐疗法。背部：取肾俞、膀胱俞穴。腹部：取中极穴。下肢：取委阳、阴陵泉、太溪、照海穴。

④食疗法

●马齿苋红糖饮：鲜马齿苋 500 克，红糖 150 克。一起放入砂锅内，加水煎煮半小时，去渣取汁，趁热服下，每剂 400 毫升，分 2

次服，每日 1 剂。具有散血消肿，利尿除湿，解毒通淋的功效。适用于肾盂肾炎。

●大枣核桃仁饮：大枣、红糖、赤小豆、核桃仁、花生仁各 100 克（赤小豆、花生仁先用温水泡 2 小时），加水煮 30 分钟成豆沙状，每天早晚空腹各服 1～2 匙。具有补中益气，健肾补血，利尿解毒的功效。适用于泌尿系感染。

●凉拌莴苣丝：鲜莴苣 250 克，食盐适量。将鲜莴苣去皮，用冷开水洗净、切丝，食盐调拌即可。随量食用或佐餐。此方具有利五脏、通经脉、清热利尿的功效。适用于尿路感染。

24. 偏头痛

偏头痛是由于神经-血管功能障碍，引起反复发作的偏侧侧头痛。偏头痛也是一种常见的慢性神经血管性疾患，多起病于儿童和青春期，中青年期达发病高峰。女性多见，男女患者比例约为 1∶(2～3)，人群中患病率为 5%～10%，常有遗传背景。

(1)病因：①遗传因素。约 60%的偏头痛患者有家族史，其出现偏头痛的风险是一般人群的 3～6 倍。②内分泌和代谢因素。本病女性多于男性，多在青春期发病，月经期容易发作，妊娠期或绝经后发作减少或停止。这提示内分泌和代谢因素参与偏头痛的发病。此外，5-羟色胺、去甲肾上腺素、P 物质和花生四烯酸等代谢异常也可影响偏头痛发生。③饮食与精神因素。偏头痛发作可由某些食物和药物诱发，食物包括含酪胺的奶酪、含亚硝酸盐防腐剂的肉类和腌制食品、含苯乙胺的巧克力、食品添加剂如谷氨酸钠（味精），红酒及葡萄酒等。药物包括口服避孕药和血管扩张药（如硝酸甘油）等。另外，一些环境和精神因素，如紧张、过劳、情绪激动、睡眠过多或过少、月经、强光，也可诱发。

(2)临床症状：偏头痛发作过程先是由于颈内动脉收缩，出现先兆；继之颅外动脉扩张出现头痛。①典型偏头痛。较常见，有明显的先兆期，如偏盲、弱视、感觉异常、失语等。持续数分钟至半小时，接着开始一侧剧烈头痛，以额、颞、眶为主，发作时可见短暂性视野缺损，其他检查无异常。②普通偏头痛。最常见，为阵发性一侧额颞部搏动性头痛，伴有畏光怕响，常有恶心、呕吐等消化道症状。发作时除患侧颞动脉扩张、搏动增强外，无其他体征。③特殊性偏头痛。除头痛外，在发作前后或发作时伴有一些特殊的表现，如眼肌瘫痪、耳鸣、偏瘫、失语、感觉异常、精神障碍等。

(3)临床检查：应与普通神经血管性头痛、颅内血管瘤、三叉神经痛、颅内占位性病变等相鉴别。

(4)治疗

①西药治疗。轻度发作选用阿司匹林、布洛芬。伴恶心、呕吐者可应用甲氧氯普胺(灭吐灵)。较重者用麦角胺咖啡因片。如以上药物无效，可选用英明格、普萘洛尔。

②中药治疗。化痰降逆，可用半夏白术天麻汤加减；平肝潜阳，可用天麻钩藤饮加减；活血化瘀，可选用丹七片、血府逐瘀丸(片)、活血化瘀丸、化症回生丹等。

③按摩疗法。取印堂、睛明、太阳、百会、风池、颞部胆经、太冲、涌泉穴。

④食疗法

●柴胡玫瑰饮：柴胡 10 克，玫瑰花 15 克。柴胡加水 5 碗，用大火煮开后，再用小火熬 5 分钟，把玫瑰花加入熬好的柴胡汤内，再煮 3 分钟，加入适量蜂蜜调味即可。具有养血疏肝，镇静情绪的功效。适用于因情绪引起的偏头痛。

●养血疏肝汤：当归、茯苓、白芍、柴胡各 9 克，甘草 3 克。加 5 碗水，先用大火煮开，再用小火慢煮 10 分钟即可饮用。具有补血养阴，健脾养胃，疏肝理气的功效。适用于经期前或中间因血虚造成的偏头痛。

●远志大枣饮:远志 150 克,分成 10 份,每天 1 份,每份需加大枣 7 个,像煎中药一样早晚煎服,喝汁吃枣。具有滋阴清热,宁心安神的功效。适用于神经性头痛。

25. 失眠

失眠又称入睡和维持睡眠障碍,是一种常见病。表现为入睡困难,断断续续不连贯,而过早地醒来,醒后不能再继续睡,有睡眠不足,全身乏力,倦怠感觉,多因健康情况不佳,疼痛、感觉不适,生理节奏被打乱,睡眠环境影响等,也有怕睡眠而失眠的。

(1)病因:造成失眠的原因很多,有心理因素、生理因素、药物因素、生活因素、环境因素等。

(2)临床症状:心理生理因素所引起的失眠最常见,可引起焦虑、恐惧、抑郁等情绪。躯体疾病,如抑郁症、感染、中毒、疼痛、下丘脑的病变或损害,阻塞性睡眠呼吸暂停等,也可引起入睡困难。

(3)临床检查:①神经心理学检查。②脑电图、脑电地形图检查。③颅脑 CT 检查。

(4)治疗

①西药治疗。安定类药物,如舒乐安定,对解除短期失眠疗效甚好,但长期服用可产生耐药性,应短期内服 2～3 周后逐渐减量,最后停用。

②中药治疗。百合九味方:百合 12 克,党参 12 克,龙齿 30 克,琥珀粉 3 克,五味子 3 克,炙甘草 6 克,浮小麦 30 克,大枣 5 枚,麦门冬 12 克。水煎服,每日 1 剂。具有养心宁神、安脏润燥的功效。

③拔罐疗法。头颈部:取印堂、太阳、风池穴。背部:取神道、心俞穴。上肢:取神门穴。下肢:取三阴交穴。

④刮痧疗法。足部反射区有 6 个基本反射区;重点刮拭脑垂体、甲状腺、生殖腺反射区及脊椎、平衡器官反射区。头部:取百

会、安眠、风池穴。上肢：取内关、神门穴。

⑤按摩疗法。取百会、内关、神门、三阴交穴。

⑥食疗法

●酸枣仁粥：酸枣仁末 15 克，粳米 100 克。先以粳米加水，煮粥至将熟，加入酸枣仁末再煮片刻即可。早晚温服。具有养心安神，除烦止渴，补中气的功效。适用于心悸、失眠、多梦、黑眼圈者。

●仙人掌饮：仙人掌 100 克。捣烂取汁，加适量白糖，用开水冲泡，睡前顿服。具有行气活血，清热解毒，安神利尿的功效。适用于心悸失眠者。

●菩提子蜜汁饮：取 10 片菩提子花用沸水冲泡，闷约 10 分钟即成。喝时可酌量添加蜂蜜。菩提子花富含维生素 C，对神经系统、呼吸系统及新陈代谢大有裨益。蜂蜜具有营养神经的功效。在睡前饮用菩提子蜜汁饮可改善失眠状况。

26. 神经衰弱

神经衰弱是指大脑由于长期的情绪紧张和精神压力，从而产生精神活动能力的减弱，其主要特征是精神易兴奋和脑力易疲劳，睡眠障碍，记忆力减退，头痛等，伴有各种躯体不适和睡眠障碍等症状，病程迁延，症状时轻时重，病情波动常与社会心理因素有关。大多数病例发病于 16～40 岁，从事脑力劳动者占多数。

(1)病因：本病的发生与患者的学习、工作、生活环境和性格、体质等均有一定关系。一般认为，在多种内外因素作用下，大脑皮质的兴奋和抑制过程失去平衡而导致本病。病前常有过度疲劳、睡眠障碍、情绪紧张、精神压力等因素。

(2)临床症状：①易兴奋、易激惹。②脑力易疲乏，如看书学习稍久，则感头胀、头昏；注意力不集中，记忆力减退。③头痛、部位不固定。④睡眠障碍，多为入睡困难，早醒，或醒后不易再入睡，多噩梦。⑤自主神经功能紊乱，可心动过速、出汗、厌食、便秘、腹泻、月经失调、早泄。⑥继发性疑病观念。

(3)临床检查：①衰弱症状。脑力易疲劳，感到没精神，自觉“脑子迟钝”，注意力不集中或不能持久，记忆力差，效果显著下降，体力易疲劳。②情绪症状。烦恼，心情紧张而不能松弛，易激惹等。可有轻度焦虑或抑郁，但在病程中只占很少一部分时间。③兴奋症状。精神易兴奋，回忆和联想增多且控制不住，伴有不快感，但没有话语增多。④肌肉紧张性疼痛。紧张性头痛，肢体肌肉酸痛。⑤睡眠障碍。如入睡困难、多梦、睡醒后感到不解乏、睡眠感丧失、睡眠醒觉节律紊乱等。

(4)治疗

①西医治疗。一般治疗：避免精神过度紧张，注意劳逸结合，配合心理治疗。抗焦虑药物：选用地西泮(安定)、多塞平、安他乐。催眠药：可选用硝基安定、安眠酮、速可眠，或10%水合氯醛。镇静和调整自主神经的药物：三溴合剂、养血安神片。其他西药：谷维素、奋乃静。

②中药治疗。补益心脾、养血安神，可用归脾汤。滋阴降火、清心安神，可用黄连阿胶汤合六味地黄丸加减。交通心肾、心火偏旺者，可用交泰丸。心虚为主者，用天王补心丹。

③拔罐疗法。头部：取太阳、风府、印堂穴。胸部：取膻中、期门、章门穴。背部：取心俞、胆俞、脾俞、肾俞穴。上肢：取曲池、内关、神门穴。下肢：取血海、三阴交、行间穴。

④刮痧疗法。足部反射区有6个基本反射区；重点刮拭脑垂体、颈项、胃、十二指肠、降结肠、横结肠、直肠、心包区点反射区。头部：取印堂、安眠、百会、风池穴。背部：取大椎至命门穴，心俞至膀胱俞穴。下肢：取足三里、丰隆、三阴交穴。

⑤按摩法。取印堂、太阳、风池、肩井、中脘、足三里、三阴交、内关、肾俞等穴。

⑥食疗法

●枣仁饮:酸枣仁 20～25 克,开水冲泡,代茶饮,15 天为 1 个疗程。

●茱萸陈桂汤:吴茱萸、人参(先煎)各 9 克,桂枝、陈皮各 10 克,生姜 18 克,大枣 12 枚。每日 1 剂,水煎服,忌生冷。适用于重症失眠者。

●枣麦汤:炒酸枣仁 10 克,麦冬 6 克,远志 3 克。水煎,晚上临睡前顿服。

●用于肝肾阴虚型:女贞子、墨旱莲各 10 克,水煎代茶饮;制何首乌、何首乌藤各 10 克,水煎代茶饮;阿胶 10 克捣碎,用温开水化开,鸡蛋 1 个,食盐 1 克,共置瓷碗中,加温开水至 200 毫升,充分搅开,上火蒸 10 分钟即成。每早或隔日早上吃 1 碗。便溏者忌用。

●用于心肾不交型:莲子心 1～2 克,沸水泡茶饮;地骨皮、玄参各 10 克,水煎代茶饮;黄连、肉桂各 1 克,生甘草 3 克,水煎代茶饮。

●用于心胆气虚型:柏子仁、酸枣仁各 10 克,水煎代茶饮;生龙骨、生牡蛎、珍珠母各 10 克,水煎代茶饮;麦饭石 20 克,沸水浸泡代茶饮。

●用于心脾两虚型:党参、沙参、丹参各 10 克,水煎代茶饮;小麦 3 克,大枣 10 枚,茯苓 20 克,慢火熬至麦熟枣烂粥成,吃枣喝粥;生山药、白米各 30 克,慢火熬粥即食。

27. 颈椎病

颈椎病是指颈椎椎间盘退行性变、颈椎肥厚增生及颈部损伤等引起颈椎骨质增生,或椎间盘突出、韧带增厚,刺激或压迫颈脊髓,颈部神经、血管而产生一系列症状的临床综合征。中老年多发,男性发病率高于女性。颈椎病主要分为:颈型、椎动脉型、神经根型、脊髓型、交感神经型、混合型 6 种类型。

(1)临床症状:①颈型。颈肩部僵硬,疼痛不适,受凉或劳累后加重等。②椎动脉型。头晕、头痛、恶心、呕吐、眼睛胀痛、视力下降、耳聋等。③神经根型。一侧的上肢或手指疼痛麻木、握力减退、皮肤温度降低等。④脊髓型。同侧的上肢、下肢麻木,走路不稳等。⑤交感神经型。心悸、胸闷,一侧肢体出汗、吞咽有梗阻感等。⑥混合型。主要症状为兼有两种或两种以上类型。

(2)临床检查:①常规检查。检查患者颈部,测试其肢体及胸背部的反射功能和感觉。拍X线片检查。必要时应做磁共振检查及颈动脉相关检查。

(3)治疗:①药物疗法。可选用硫酸软骨素A、复方软骨素片、丹参片(包括复方丹参片)及其他药物等;对于急性期或疼痛症状明显者,可用镇痛、镇静类药物,如颈椎止痛膏、颈复康颗粒、正天丸、天麻丸、大活络丹、疏风定痛丸等,也可配合汤剂服用。热敷法。②物理疗法。可用热醋、热水澡、热毛巾、热水袋等,缓解痹痛型颈椎病。③按摩法。用手指及手掌按揉颈、肩、上背部肌肉15~20遍,可缓解颈部的微酸胀痛,使肌肉松弛。按揉取风池、肩井、天宗、风门、大杼及阿是穴(痛点)。④拔罐法。气滞血瘀型颈椎病:取大椎、肩井、肩外俞穴。肾肝衰亏型颈椎病:取穴:风池、肩外俞、大杼、阿是穴。风寒外袭型颈椎病:取大椎、风门、风池、肩井、外关、阿是穴。⑤运动疗法。颈椎病患者经常出去放放风筝或趴在床上,学着小鸟飞行的姿势,头和脚使劲往上抬,一紧一松算1次,练习3~5秒钟。这是因为放风筝、学小鸟飞,使头、颈充分向后仰,减轻了颈椎的压力,缓解了颈椎的不适感,使症状能够得到改善,但这些运动需要持之以恒,坚持不懈才会奏效。⑥其他治疗。对有器质性病变的颈椎,可采用牵引疗法或佩戴固定颈椎的颈圈。必要时应采取手术治疗。

(4)注意事项:①颈椎病患者慎推拿。原因是,颈椎病患者都有不同程度的颈椎不稳,按摩师的手法和力度如果很强,就促使不稳的颈椎更加不稳，引起神经根水肿加重。而对于严重椎管狭窄患者，做快速仰头推拿动作时，椎管的容积显著变小并严重挤压脊髓，有导致截瘫的危险。②颈椎病患者慎做“米字操”。研究表明，“米字操”虽可缓解颈椎疲劳，但有可能加速颈椎间盘的老化，使增生的骨刺刺激血管和神经，从而加重病情。

28. 腰椎间盘突出症

腰椎间盘突出症，系指腰椎间盘的变形、破坏，髓核从损伤的纤维环处膨出、脱出，其突出的部分和变性的纤维环引起脊髓、马尾、腰神经根的压迫刺激症状，或者是因髓核的变形，软骨板也相继变性，以致髓核突向椎体内。

(1)病因：①内因。椎间盘为椎体之间的连接部分，具有稳定脊柱、缓冲震荡等作用。随着年龄的增长，以及不断遭受挤压、牵引和扭转等外力作用，使椎间盘发生退变，失去其弹性，从而使椎间隙变窄，周围韧带松弛，导致椎体不稳。②外因。腰椎间盘突出症是腰腿痛常见原因之一，好发于30～50岁的体力劳动者。老年人由于椎间盘退变，平时锻炼少，偶因用力不当易患此症。椎间盘病变失去正常的弹性和张力后，由于较重外伤或反复多次的不明显损伤，造成纤维环软弱或破裂，髓核即由该处突出。髓核从后纵韧带一侧(少数从两侧)的侧后方突入椎管，压迫或刺激脊神经根，也可从中央向后突出，压迫马尾神经。

(2)症状：腰痛和一侧或两侧下肢放射痛是本病主要症状。腰痛常发生在腿痛之前，亦可两者同时发生。放射痛沿坐骨神经传导，直达小腿外侧、足背或足趾。咳嗽、喷嚏可加重腰痛和放射痛。活动后疼痛加剧，休息后减轻。病情严重者各种体位均痛，只有屈髋屈膝跪姿能缓解症状。合并腰椎管狭窄者，常有间歇性跛行。

脊柱侧弯，腰肌紧张，脊椎活动受限。按突出髓核与神经根的关系，发生不同方向侧弯；髓核在神经根内前方突出时，脊柱弯向患侧，以减轻神经根的压迫，在神经根外前方突出时，躯干向健侧弯。

(3)治疗

①牵引疗法。通过滑轮床头进行牵引，采用特制的胸部、骨盆牵引带对抗牵引，一般牵引重量每侧为 10～20 千克，每次 30～60 分钟，每日 1～2 次。

②中药疗法。温补肾阳，可用金匮肾气加减。温经散寒，祛湿止痛，可用乌头麻辛桂姜汤。活血化瘀，理气止痛，可用身痛逐淤汤加减。

③热敷法。取生川乌、生草乌、肉桂、天南星各 24 克，当归、红花、川芎、羌活、独活、海桐皮、防风、木瓜、威灵仙、伸筋草、透骨草、桑寄生、赤芍、细辛、延胡索、乳香、没药各 30 克。以上为 5 日量。将上药用纱布包裹放入熏蒸床中电热锅内，用床单盖于腰部及腰之两侧，开始熏蒸，每次 1～2 小时，每日或隔日 1 次，15 次为 1 个疗程。具有开泄腠理、温经散寒、祛风除湿、活血通络、补肾强筋之功效。

④按摩法。常用穴位有肾俞、大肠俞、秩边、居髎、环跳、承扶。

⑤运动疗法。坐姿定位旋转法：患者端坐，助手固定骨盆，术者坐在患者背侧，一手扶在患者肩部，另一手顶推患椎棘突偏歪侧，令患者弯腰，主动配合医生做腰部旋转，旋至最大限度时，医者用拇指顶推偏歪棘突，此时可听到“咔嚓”声，接着取端坐位，做被动弯腰动作数次。卧位斜扳法：患者侧卧位，嘱患者位于上面的大腿尽量弯曲，下面的大腿伸直，医者肘部置于患者肩部，另一手置于患者的臀部，做相反方向的快速有力的推压，可听到“咔嚓”声。

29. 肩周炎

肩周炎是以肩关节疼痛和活动不便为主要症状的常见病症。

本病早期肩关节呈阵发性疼痛，常因天气变化及劳累而诱发，以后逐渐发展为持续性疼痛，并逐渐加重，昼轻夜重，肩关节向各个方向的主动和被动活动均受限。本病的好发年龄在50岁左右，女性发病率略高于男性，多见于体力劳动者。

(1)病因：本病是由于肩关节关节囊、关节周围软组织发生范围较广的慢性无菌性炎症反应，引起软组织广泛性的粘连，限制了肩关节的活动。

(2)临床症状：疼痛可呈钝痛或刀割样疼痛，常夜间加重，可放射至颈、背部或前臂、手部。活动受限，外展、外旋、后伸时最为明显，本病的发展可分为3期。①急性期。以疼痛为主，活动受限但有相当范围的活动度。病程约1个月，重者2～3个月。②粘连期。关节活动严重受限，活动范围很小，外展、后伸均不能，疼痛较急性期明显减轻。病程2～3个月。③缓解期。经治疗及功能锻炼，粘连及肌肉的痉挛、韧带的挛缩逐渐解除，疼痛消失，肩关节功能恢复正常。

(3)治疗：①热敷法。热敷患处可减轻疼痛。②烤电法。用周林频谱仪烤患处。③刮痧法。足部反射区有6个基本反射区；重点刮拭头、颈、斜方肌、甲状旁腺、肩、肩胛、肘反射区。头部：可选风池、肩井穴。背部：可选大椎、天宗穴。上肢：可选肩髎、臂臑、手三里、外关穴。④按摩法。常用合谷、曲池、缺盆、肩髃、肩贞、肩井、天宗等穴。⑤运动疗法。可进行散步、游泳、做操、做瑜伽、打太极拳等运动。

30. 痛风

痛风是一组嘌呤代谢紊乱所致的一种疾病，是细小针尖状的尿酸盐的慢性沉积，人体内的尿酸是由一种叫做“嘌呤”的分子经分解后产生的，经过肾脏排出体外。在正常的情况下，血液中的尿酸浓度可以保持在正常的水平。但是,在病理性因素或其他因素的影响下,人体内尿酸生成过多或排泄受阻时,体内的血尿酸便会异常增高,超过正常值的范围,过多的尿酸盐就会蓄积在体内,时间长了就会沉积于关节、软骨、滑膜及肾脏等组织内,引起局部的刺激,最终会引起关节炎、肾损害、尿路结石等。

(1)病因:痛风虽然不是因大吃大喝导致,不过放纵饮食也会引起痛风的频繁发作。原发性痛风:病因少数由于酶的缺陷引起,大多原因不明,为遗传性疾病。继发性痛风:可由某些恶性肿瘤,肾脏病及血液病等多种原因引起。

(2)临床症状:其临床表现为高尿酸盐结晶而引起的痛风性关节炎和关节畸形,周身局部会出现红、肿、热、痛的症状。

(3)检查:①常规检查。白细胞增高,血沉增快,血、尿酸增多,滑囊液白细胞内有尿酸盐结晶,X线片、肾盂造影可助诊断。②血尿酸增高。男性>0.38毫摩/升;女性更年期以前>0.31毫摩/升,更年期后同男性。③关节腔液镜检。可见尿酸盐针状结晶。

(4)治疗:①药物治疗。急性期:急性发作期,秋水仙碱对本病有特效。此外,尚可视病情选用吲哚美辛、布洛芬、萘普生等。慢性期及间歇期:别嘌醇、丙磺舒等。②拔罐法。背部:肝俞、脾俞、三焦俞、肾俞穴;上肢:肩髎、肩贞、曲池、手三里、外关、阳池、合谷穴;下肢:膝眼、阳陵泉、中封、昆仑、解溪、丘墟穴。③饮食疗法。食物选择:急性发作期禁用嘌呤含量高的食物,如肉类、动物内脏、海产品、蘑菇、干豆类、芦笋、菠菜等;选用不含或少含嘌呤的食物,如牛奶、蛋类、精细谷类、蔬菜和水果。缓解期可吃含嘌呤稍多些的食物,如瘦肉、鱼、鸡等,最好水煮后去汤食用。食疗原则:应控制热能摄入,维持标准体重。蛋白质不宜过量,按每日0.8～1克/千克体重计算,减少脂肪进量,适当控制糖类,供给充足的无机盐和维生素类尤其是B族维生素和维生素C。增加液体摄入量,每日至少喝2升以上的水,保证足够的尿量,以利于尿酸排泄。④运动疗法。

可进行慢跑、游泳、打球、做健身操、打太极拳、骑车等运动。

31. 类风湿关节炎

类风湿关节炎是一种以慢性侵蚀性关节炎为特征的全身性自身免疫病。类风湿关节炎的病变特点为滑膜炎，以及由此造成的关节软骨和骨质破坏，最终导致关节畸形。如累及其他脏器，可引起心包炎、心肌炎、胸膜炎、间质性肺炎、肾淀粉样变及眼部疾病。

(1)病因：病因尚未明了，可能与遗传易感性和感染因素有关。发病一般以青壮年为多，女性多于男性，发病比率约为 3.5∶1。

(2)临床症状：①早期表现。对称性多关节红肿热痛，常见四肢小关节近端指间关节梭形肿胀，掌指(跖趾)、腕、膝、肘、踝，甚至颞颌关节等肿痛。晨起关节僵硬，午后逐渐减轻，为本病重要特征。②中、晚期表现。随着病情进展转为慢性、迁延性，关节滑膜渗出发展为增殖、肉芽病变，关节活动受限，继而侵蚀骨、软骨，引起关节面移位及脱臼，加上韧带、关节囊及关节周围组织破坏，使关节变形。③皮肤。约 20%患者出现皮下结节，多发于受压和受摩擦的部位。结节可呈移动性或固定性，无痛或稍有压痛，圆形或椭圆形，质地坚韧如橡皮，直径 1～3 厘米大小不等，一般有结节的患者多示病情活动，预后较差。④眼部病变。常见巩膜或角膜周围深层血管充血，视物模糊，表现为慢性结膜炎、巩膜炎、虹膜炎、脉结膜炎、角膜结膜炎等。⑤淀粉样变性。为继发性，沉积物见于肾、脾、肝、心等脏器，可有蛋白尿、肾病综合征、肝脾大等症状。⑥骨骼肌肉系统病变。肌炎、腱鞘炎、骨质疏松所致的病理性骨折等。⑦弗尔特综合征。是本病的一种特异类型，除血清类风湿因子阳性外，还伴有脾大和白细胞减少。

(3)诊断标准：凡符合下列 7 项中的 4 项者可诊断为本病。①晨僵至少 1 小时，存在至少 6 周。②3 组关节肿胀存在 6 周以上。③腕、掌指、近端指间关节肿胀6周以上。④对称性关节肿胀。⑤类风湿结节，多见于肘关节背侧骨突处，结节坚韧，不易吸收，实质上是类风湿肉芽肿结节。⑥类风湿因子阳性（滴度＞1∶32）。⑦手X线像改变，至少有骨质疏松和关节腔狭窄。

(4)治疗

①手术治疗。关节明显畸形者可行矫正术，关节强直和破坏者可做关节成形术、人工关节置换术。由医生根据具体情况选择常规用药或其他治疗方式。

②西药治疗

●一线药物治疗：以下是部分非甾体类药，常用可任选一种为宜，如阿司匹林、扑炎痛、吲哚美辛、布洛芬、萘普生、芬布芬、双氯灭痛、炎痛喜康。

●二线药物治疗：适用于经过一线药物治疗后不能控制病情者，或开始治疗时已有骨侵蚀者，可任选一种。一般用药3个月以上方能生效，如金诺芬、青霉胺、雷公藤、氯喹。注意：一线、二线药物不宜并用，有较重的心、肝、肾疾病者及孕妇应禁用。

●三线药物治疗：凡对一、二线药物治疗无效或有严重反应者，可用免疫抑制药。可选用硫唑嘌呤、环磷酰胺等药物。

●四线药物治疗：使用指征为凡对正规治疗无效的病例，糖皮质激素可与二线或三线药合用；伴有严重眼并发症（虹膜睫状体炎）；有严重关节外病变，如心包炎、胸膜炎、血管炎。使用原则为小剂量、短期限及早减量直至停用。

③物理疗法

●拔罐法：背部：大杼、膈俞、肝俞、脾俞、肾俞、小肠俞穴。上肢：肩髃、肩髎、肩贞、曲池、尺泽、手三里、阳池、合谷、大陵穴。下肢：环跳、梁丘、委中、阳陵泉、足三里穴。

●刮痧法：足部反射区有6个基本反射区；重点刮拭趾平、地五会、淋巴（上身、腹部）、膝、颈椎、胸椎、腰椎、骶椎、尾骨反射区。

痛部:风池、大椎、风门、膈俞、脾俞、肾俞穴。上肢:合谷、曲池穴。下肢:膝眼、阳陵泉、太冲、解溪穴。阿是穴:病变关节局部。

●按摩法:常用曲池、手三里、合谷、风池、肩中、足三里、阳陵泉、环跳、居髎穴。

④运动疗法。可进行散步、做健身操、打太极拳等运动。

32. 急性乳腺炎

急性乳腺炎大多是由金黄色葡萄球菌引起的急性化脓性感染,一般称为“乳痈”。本病常发生产后1～2个月的哺乳期妇女,尤其是初产妇。病菌一般从乳头破口或皲裂处侵入,也可直接侵入引起感染。本病虽然有特效治疗,但发病后痛苦,乳腺组织破坏引起乳房变形,影响喂奶。因此,对本病的预防重于治疗。

(1)病因:①乳汁淤积。乳汁淤积有利于入侵细菌的生长繁殖。淤积的原因有乳头发育不良(过小或内陷)妨碍哺乳;乳汁过多或婴儿吸乳少,以致乳汁不能完全排空;乳管功能不良,影响排乳。②细菌入侵。乳头破损使细菌沿淋巴管入侵是感染的主要途径。婴儿口含乳头入睡或婴儿患口腔炎,也有利于细菌直接侵入乳管。

(2)临床症状:在不同病期症状也不一样。①炎症浸润期。乳房增大,红肿胀痛,局部触摸有热、硬感,压痛。患侧腋窝淋巴结肿大、疼痛,伴有高热、寒战等。②脓肿期。乳房肿处呈持续状啄痛,如脓肿表浅,可摸到波动感。但深部的脓肿或较肥大的乳房,常不易摸到波动感,需行局麻穿刺,方可诊断有无脓肿形成,并伴有高热不退等症。③溃后期。浅表的脓肿常可穿破皮肤,形成溃烂或乳汁自创口处溢出而形成乳漏。较深部的脓肿,可穿向乳房和胸大肌间的脂肪,形成乳房后位脓肿,严重者可发生脓毒血症。

(3)临床检查:①血常规检查。白细胞总数及中性粒细胞均明显增高。②深部肿物。应行局麻下穿刺，有利于脓肿的确诊。③B超检查。有助于确诊脓肿。

(4)治疗

①局部用25%硫酸镁湿热敷。初期，可采用轻柔按摩乳房并配合热敷促进排乳，外敷仙人掌（捣烂）或用芒硝湿热敷，或外敷金黄散或玉露散，也可将六神丸捣碎外敷。

②封闭注射。早期可采用青霉素80万～100万单位加1%～2%普鲁卡因10毫升溶于等渗盐水10～20毫升中，在肿块周围封闭注射。

③全身应用抗生素。为防治严重感染及败血症，根据细菌培养及药敏选用抗生素。必要时静脉滴注抗生素。

④中药。清热解毒剂。

⑤切开引流。脓肿已形成应及时切开引流。切口一般以乳头、乳晕为中心呈放射形。乳晕下浅脓肿可沿乳晕做弧形切口。脓肿位于乳房后。应在乳房下部皮肤皱襞1～2厘米做弧形切口。

⑥针刺疗法。取肩井、膻中、足三里穴，强刺激后留针15～20分钟，每日1次。成脓期：浅表脓肿可用粗三棱针放脓，深部脓肿宜切开排脓，排脓后插入药捻儿引流。溃后期：插入九一丹或八二丹药捻引流，外敷金黄膏。脓净后改用生肌玉红膏或生肌散。

⑦拔罐法。背部：肝俞、脾俞、胃俞穴。胸腹部：乳根、膻中、期门、中脘、天枢穴。上肢：曲池穴。下肢：足三里、行间穴。

⑧按摩法。点按内关、合谷、肩井穴，每穴1～3分钟。揉摩肿块：自乳房外周开始向乳头方向揉摩（在肿块周围重点揉摩），以局部变软为度。每次15分钟，每日2次。

33. 子宫肌瘤

子宫肌瘤是女性生殖器中最常见的良性、实质性肿瘤。常见于30～50岁妇女。绝大多数子宫肌瘤是良性的。但由于子宫肌瘤倾向于多发，因此在育龄女性随着年龄增长，肌瘤可能逐渐增大增多，子宫肌瘤的恶变（即肉瘤变）率很低，为0.4%～0.8%。子宫肌瘤根据生长部位分为3种类型：壁间肌瘤、浆膜下肌瘤、黏膜下肌瘤。

(1)病因：其发生可能与雌激素长期刺激有关，中枢神经活动也起重要作用。现代医学认为，子宫肌瘤为激素依赖性肿瘤。主要机制是卵泡期雌激素上调了子宫平滑肌上的雌、孕激素受体，随后孕激素在黄体期促进肌瘤的有丝分裂活动，从而刺激了肌瘤的生长。

(2)临床症状：①月经异常。常表现为月经过多，经期延长，较大的壁间肌瘤和黏膜下肌瘤常见。如黏膜下肌瘤发生坏死，感染与溃疡，还可伴有不规则的阴道出血，白带增多或脓血样分泌物。②下腹包块。肌瘤长至拳头大小时，患者常可于下腹扪及实质性肿块。③疼痛。半数患者有经期腹痛，如浆膜下肌瘤发生瘤蒂扭转或肌瘤发生红色性变，均可引起腹部剧痛，肌瘤红色性变可伴有恶心、呕吐、体温上升及白细胞增多。④压迫症状。肌瘤增大时可压迫临近器官，压迫膀胱引起尿频，压迫尿道可致尿潴留，压迫直肠可引起便秘等。⑤不孕。部分患者可因肌瘤生长部位妨碍孕卵着床或影响精子的通行，还可导致不孕或流产。

(3)检查治疗：①妇科检查。触诊：下腹可扪及实质性、结节性可活动的肿块，多无压痛。双合诊扪及子宫增大、质硬，表面凹凸不平或可扪及与子宫相连凸出的肿块。②B超。根据子宫回声图像，可显示子宫大小，宫内情况，肌瘤的数目、大小、部位等。③宫腔探测或诊刮。可了解宫腔深度及形态。④子宫输卵管碘油造影：可显示子宫大小、宫腔形态及肌瘤附着部位。⑤内镜检查。宫腔镜可窥视腔内的黏膜下肌瘤，腹腔镜可直视子宫外形及肌瘤情况。

(4)药物治疗：以短期治疗为主，主要适用于有手术指征的子宫肌瘤患者，术前用药以纠正贫血、缩小子宫体积，避免术中出血及减少手术困难；近绝经期妇女，子宫小于孕 10 周大小，症状轻的；因其他并发症有手术禁忌证者。因药物均有不良反应，不宜长期应用，如促性腺激素释放激素类似物、米非司酮等。

(5)手术治疗：手术仍是子宫肌瘤最常用的治疗手段。主要分为子宫切除术和肌瘤剔除术。

34. 盆腔炎

女性内生殖器及其周围的结缔组织，盆腔腹膜发生炎症时，称为盆腔炎。盆腔炎是由女性上生殖道炎症引起的一组疾病，包括子宫内膜炎、输卵管炎、输卵管卵巢脓肿和盆腔腹膜炎。90%以上患者以疼痛为主要表现。

(1)病因：①急性盆腔炎。感染各种病菌，盆腔炎的病原菌，主要是各种化脓菌，常见的有厌氧链球菌、溶血性链球菌、大肠埃希菌、变形杆菌、葡萄球菌等，多为混合感染。感染途径分为外来感染源和自体感染源，如产后、流产后感染；未经严格消毒进行宫腔操作，如刮宫、输卵管通液、宫颈疾病治疗、产科手术、放置节育器等。感染病菌以后，可通过上行性蔓延、血行性播散、淋巴系统蔓延和直接蔓延等途径，形成盆腔炎症。②慢性盆腔炎。大多继发于急性盆腔炎，因治疗不彻底，病情迁延而致。或患者体质较差，病原菌毒力较弱，无急性症状，也无治疗而初起即为慢性，是妇科常见病。本病病情较顽固，不易彻底治愈，易反复急性发作。

(2)临床症状：①急性盆腔炎。急性盆腔炎高热，寒战，下腹剧痛，腹胀，痛感向大腿发散，有腹膜刺激症状，伴有尿频、排尿困难、大便坠感、呈急性病容、烦躁口干、舌红苔黄腻、白带增多呈脓性、有臭味。如有脓肿形成，若脓肿位于前方可出现膀胱刺激症状，如尿频、尿急、尿痛；脓肿位于后方可出现直肠刺激症状，如里急后重、肛门坠胀、腹泻和排便困难等。出现脓毒血症时，常伴有其他部位脓肿病灶。②慢性盆腔炎。一般有程度不同、时轻时重的下腹疼痛,或有下腹坠胀与牵扯感,每于月经前、劳累或性交后加重,少数患者可伴有尿频、大便坠胀、白带增多、月经失调等。

(3)临床检查:①妇科检查。宫颈充血,白带多呈脓样。宫颈有举痛,子宫有压痛,宫组织增生,压痛明显,可触及包块并有压痛及粘连。亦可形成盆腔脓肿,子宫直肠凹处饱满,有触痛及波动感。急性盆腔炎体温常在39℃~40℃,心率快,可有血压下降。腹肌紧张,下腹有压痛和反跳痛,有的病例可触及肿块或叩诊有移动性浊音。②化验检查。血常规白细胞总数明显升高,中性粒细胞增多,血沉增快。取病变部位分泌物或脓液培养,可分离出致病菌。③B超检查。可见输卵管肿大或子宫直肠窝有液暗区。

(3)治疗

①西药治疗

●急性盆腔炎,应控制感染,选用青霉素、链霉素,肌内注射。也可口服磺胺类广谱抗菌药。感染重者,可用地塞米松20毫克,溶于5%葡萄糖溶液中,静脉滴注。病情改善后改口服泼尼松。

●慢性盆腔炎,对于下腹痛较重及妇科检查盆腔炎症明显者,应用广谱抗生素,如青霉素类、头孢菌素类,配合灭滴灵,于月经净后,静脉滴注,10日为1个疗程,连续治疗2~3个疗程。

②中药治疗。根据症状及脉象辨证论治。理气活血,可选用妇宝冲剂、女金丸、七制香附丸、当归丸等;清热利湿,可选用妇科分清丸或白带丸、妇科千金片、金鸡冲剂。

③验方治疗。黄连30克,黄芩90克,大黄100克。共研细末,蜜调或水煮,热敷下腹部。适用于急性盆腔炎、炎症浸润期者。或金银花30克,土茯苓15克,牡丹皮9克,木通6克,大黄4.5克,白鸡冠花12克。水煎分2次服,每日1剂。适用于急性盆腔炎。还可用丹参20克,赤芍、延胡索各12克,木香10克,夏枯草、薏苡仁、败酱草各30克。水煎服,每次50毫升,每日2次,15日

为1个疗程。适用于慢性盆腔炎。

④拔罐疗法。背部:取肾俞、八髎穴。腹部:取中极、归来、子宫穴。下肢:取足三里、三阴交穴。

⑤刮痧疗法。足部反射区有6个基本反射区;重点刮拭子宫、尿道、下腹部、骶椎、腹股沟反射区。背部:取肾俞至膀胱俞穴。腹部:取气海、气冲、归来穴。下肢:取三阴交、太溪、照海、太冲穴。

⑥按摩疗法。取气海、关元、血海、三阴交、肾俞、次髎、大肠俞穴。

⑦食疗法

●白果豆浆饮:取白果10个,去壳捣烂,加豆浆1碗共煮,每日1次。具有收敛、健脾、利水的功效。适用于盆腔炎患者。

●白果蛋:鸡蛋打一个孔,将2个白果肉切碎,塞入蛋内,蒸熟服,早、晚各1次,连服7天。具有收敛除湿、健脾宽中、润燥消水的功效。适用于盆腔炎患者。

●猪肚扁豆:扁豆100克,纳入一猪肚内,炖食,常用。具有补虚损、健脾胃的功效。适用于盆腔炎患者。

⑧运动疗法。可进行散步、做健身操、做瑜伽等运动。

35. 痛经

痛经是指在有排卵周期中,伴随月经而来的周期性下腹部疼痛,影响正常生活及工作,生殖器官没有明显的病变,又称功能性痛经,多见于初潮后不久的青春期少女和未生育的年轻妇女。

(1)病因:痛经的确切病因至今尚不明确,没有一个理论能全面解释此症候群。有部分患者可能因为子宫体极度屈伸,宫颈口狭窄导致痛经。

(2)临床症状:每遇经期或行经前后小腹疼痛,随月经周期性发作,严重者疼痛难忍,甚或伴有呕吐,汗出,面青肢冷,以致晕厥者,也有部分患者有经期小腹疼痛连及腰骶,放射至肛门或两侧股部。原发性痛经程度因人而异，重者面色苍白、四肢发冷，甚至晕厥，还可伴有恶心、呕吐、腹泻、尿频、头晕、心慌等症。若为膜样痛经，在排出大块子宫内膜前疼痛加剧，排出后疼痛减轻。

(3)临床检查：①妇科检查。子宫及附件均无异常。部分患者可有子宫体极度屈伸，宫颈口狭窄。②腹腔镜检查。③B超显像检查等以排除子宫内膜异位症、子宫肌瘤等引起的继发性痛经。

(4)治疗

①药物治疗。用于痛经的镇痛药与一般治疗头痛、牙痛的镇痛药原理不太一样，女性应在妇科医生的指导下用药。因为药效发挥通常需要1～2小时，所以最好在感觉到疼痛时立即服药，止痛效果会更好。

②拔罐疗法。背部：取肝俞、脾俞、胃俞、肾俞、八髎穴。腹部：取气海、关元穴。下肢：取足三里、血海、曲泉、三阴交穴。

③刮痧疗法。足部反射区有6个基本反射区；重点刮拭脑垂体、生殖器、子宫、下腹部、阴道反射区。腹部：取气海、关元、中极穴。腰部：取肾俞、命门、次髎穴。下肢：取三阴交、太冲穴。

④按摩疗法。取气海、关元、中极、血海、阴陵泉、三阴交、肾俞、八髎、章门、期门、肝俞、膈俞穴。

⑤穴位敷贴疗法。取白芷、五灵脂、青盐各6克。共研细末，将脐部用湿布擦净后，放药末3克于脐上，上盖生姜1片，用艾灸，以自觉脐内有温热感为度，每2日敷贴1次。麝香痛经膏，取穴子宫、三阴交、气海或腹部痛点，痛经发作时敷贴。1～3天更换1次，痛经消失后除去。

⑥食疗法

●胡椒甜酒饮：黄酒100毫升，加入胡椒5克，红糖10克，待月经来潮时开始服用，每日3次，一直到经期结束时停服。一般服用2～3个经期。痛经严重者可适当延长疗程。本方具有活血祛淤、温中止痛、行气活血的功效。

●山楂生姜大枣饮:取山楂 50 克,生姜 15 克,大枣 15 枚,共放入锅中加水适量煎煮喝汤。每日 1 剂,每日 2 次。本方具有活血化瘀、温经止痛、行气导滞的功效。

●羊肉当归芪姜汤:羊肉 500 克,当归 60 克,黄芪 30 克,生姜 5 片,入锅,加水炖煮,熟时加食盐及调味品,吃肉喝汤。本方益气养血,对气血虚弱型痛经有很好的疗效。

⑦运动疗法。平时可进行跑步、做健身操、做瑜伽、游泳、打球等运动。

36. 滴虫阴道炎

滴虫阴道炎是最常见的阴道炎,是由阴道滴虫引起的阴道黏膜及黏膜组织的炎症的一种阴道炎。滴虫吞噬精子常引起不育,月经后易于复发。

(1)病因:感染滴虫所致。滴虫不仅可寄生于阴道,尚可侵入尿道、尿道旁腺、膀胱、肾盂及男性生殖器的包皮褶和尿道中。其传染方式有两种。直接传染,即由性交传染;间接传染,即通过各种浴具如浴池、浴盆、游泳池、衣物及污染的器械等传播。滴虫消耗阴道细胞内糖原,阻碍乳酸的生成,改变阴道酸碱度,破坏了防御机制,容易引起继发性细菌感染使病情加重,属于传播疾病之一。

(2)临床症状:主要表现为外阴瘙痒、灼热、性交痛和白带增多。白带多呈灰黄或黄白色稀薄泡沫状分泌物,沉积于后穹隆部,有腥臭味。常伴泌尿道、肠道内滴虫感染,可有尿频、尿痛。约半数带虫者无症状。若有尿道口感染,则出现尿频、尿痛,甚则尿血。

(3)临床检查:①妇科检查。阴道及宫颈黏膜红肿,可见散在红斑点或草莓状突起。②实验室检查。用分泌物悬滴法镜下可找到毛滴虫。可疑患者,多次悬滴法未能找到滴虫,可做滴虫培养,准确率为 98%。

(4)治疗

①西药治疗。局部治疗:先用1%乳酸或0.5%醋酸溶液冲洗阴道,然后置入甲硝唑栓剂(含甲硝唑500毫克)1枚,10次为1个疗程。亦可用1∶1 000新洁尔灭溶液冲洗阴道或坐浴后,将灭滴灵0.2克置于阴道深部,7～10日为1个疗程,需连续用3个疗程。全身治疗:甲硝唑,每日3次,每次1片,口服。可连服3个疗程以巩固疗效。

②中药治疗。根据症状及脉象辨证施治。

●内治法:可选用四妙丸、白带丸。适用于利湿、杀虫、止痒。

●外治法:蛇床子洗剂。蛇床子、黄连、苦参各30克,百部、地肤子、白鲜皮各20克,煎汤冲洗阴道,并外洗坐浴。

●阴道纳药:鸦胆子(去皮)20个,加水300毫升,煎成50毫升。用带线棉球浸药液塞入阴道内,12小时后取出,每日1次,10次为1个疗程。

●治滴粉:章丹3克,雄黄3克,冰片1克,蛤粉10克。研末,紫外线消毒2小时。带线棉球蘸药末塞入阴道内12小时取出,10次为1个疗程。

●外阴熏洗:蛇床子30克,苦参、百部、黄连、密陀僧各15克,花椒、白矾各10克。布包水煎20分钟,熏洗阴部,每日2次。

③运动疗法。可适当进行散步、做健身操、做瑜伽、打球等运动。

37. 细菌性前列腺炎

细菌性前列腺炎,是由细菌或其毒素所致的前列腺腺体和腺管的炎性反应。本病分为急性细菌性前列腺炎和慢性细菌性前列腺炎两种。

(1)病因:①急性细菌性前列腺炎。常见原因是细菌进入尿道，并且侵及膀胱内。②慢性细菌性前列腺炎。患急性前列腺炎插导尿管，或尿道有结石、狭窄、畸形等，都可引发慢性细菌性前列腺炎。常见的致病菌为大肠埃希菌，其次为克雷伯菌、变形杆菌、肠球菌和金黄色葡萄球菌。多数为一种病原菌感染，少数为混合感染。

(2)临床症状：①急性细菌性前列腺炎。起病急，常见发热、寒战、厌食、乏力、恶心呕吐、尿频、尿急、尿痛，有时有脓性液或浑浊液从尿道排出，或出现终末血尿，或排尿困难，会阴部疼痛不适，并向腰、大腿及会阴处放射。排便时直肠内疼痛，有里急后重感，有时尿道口滴白，性功能降低。②慢性细菌性前列腺炎。尿道滴白，并有尿后余沥，尿意不尽及尿道口有黏液或黏丝等。腰骶部有疼痛并有时向会阴部、耻骨上、腹股沟部、股部及外生殖器放射，有性功能减退或消失，或射精痛、血精、周身乏力、失眠多梦。

(3)临床检查：①急性细菌性前列腺炎。下腹压痛阳性，尿道有脓性分泌物。直肠指检：前列腺腺体肿胀明显，表面光滑规则，压痛明显，若有波动感则有脓肿形成，会阴部有时出现红肿及压痛。实验室检查：血白细胞计数和中性粒细胞计数升高；血行感染引起的急性前列腺炎尿常规可正常；尿路感染引起的急性前列腺炎，尿内有炎性改变。前列腺液检查：卵磷脂减少或消失，白细胞高倍视野10个以上。②慢性细菌性前列腺炎。直肠指诊，前列腺大小不等，也可因腺体纤维化而硬化萎缩，或因细胞浸润而肿大，表面不规则，质地韧，有的有结节、压痛。实验室检查：前列腺液呈微黄浑浊或含有絮状物，白细胞增多。

(4)治疗

①西药治疗

●急性细菌性前列腺炎：症状较轻者给予口服药，可选用复方新诺明、喹诺酮类、美满霉素等。症状较重者，可选用氨苄青霉素、庆大霉素等。

●慢性细菌性前列腺炎:口服药选用复方新诺明、泰利必妥,用药至少4周。口服药和针剂联合用药选用红霉素、卡那霉素,10日后改用复方新诺明,用药10日后,再改用红霉素、卡那霉素。

②中药治疗

●清热利湿解毒:败酱草、蒲公英、萆薢、瞿麦、萹蓄、木通、车前子(包煎)各10克,紫花地丁、菊花、黄柏各12克。水煎取汁。每日2次分服。适用于急性细菌性前列腺炎。

●滋阴降火方:知母、黄柏、牡丹皮、泽泻、茯苓、天冬、熟地黄各10克,山药15克,山茱萸、甘草各6克。水煎取汁。每日2次分服。适用于急性细菌性前列腺炎。

●利水解毒方:将爵床100克(干者减半)洗净,切碎,同大枣30克水煎,每日2次分服,饮药汁吃枣。适用于慢性前列腺炎。

●慈姑凌霄粉:将山慈姑花30克,凌霄花20克,共研为细末。每次6克,每日3次,白开水送服。适用于慢性细菌性前列腺炎。

③拔罐疗法。取关元、阴陵泉、三阴交、命门、涌泉穴。

④刮痧疗法。足部反射区有6个基本反射区;重点刮拭前列腺、尿道、尾骨、腰椎反射区。背部:取命门、肾俞至膀胱穴。腹部:取神阙、中极、归来、天枢、腹股沟部穴。下肢:取足三里、三阴交穴。

⑤按摩疗法。腹部:取中极、气海、关元穴。大腿内侧:取髀关、五里穴。

⑥食疗法

●绿豆车前子汤:绿豆100克,车前子25克,包在纱布里,放入锅中,加水适量文火煮至豆熟,吃豆喝汤,早、晚各1次。本方具有消炎利尿的功效。

●马齿苋白糖饮:取新鲜马齿苋500克,洗净,捣烂,用纱布取汁,加上适量白糖,加水适量,每天早、晚各喝1次,连饮1周。本方具有除湿利肾、消炎止痛的功效。

38. 前列腺增生

前列腺增生是老年男性常见疾病，其病因是由于前列腺的逐渐增大对尿道及膀胱出口产生压迫作用。对老年男性的生活质量产生严重影响，因此需要积极治疗，部分患者甚至需要手术治疗。

(1)病因：前列腺增生与性激素的代谢有密切关系，随着年龄的增长，睾丸功能逐步衰退，一些原来在前列腺内并不太多的双氢睾酮的数量会骤然增加，这一过量的激素会刺激前列腺组织的增生。性生活过度、前列腺与泌尿道梗阻、酗酒、过食刺激性食物及睾丸病变等因素也与本病的发病有关。

(2)临床症状：前列腺肥大一般在 50 岁之后才发现，当前列腺肥大不引起梗阻或梗阻较轻时，可全无症状。当梗阻达到一定程度时，才出现明显的临床症状。①尿频。多为早期症状，患者白天排尿 6～7 次，晚间 4～6 次，排尿时间增长，但多不伴有尿急及尿痛。②尿难。随着腺体肥大程度的加重，尿液受阻现象也逐渐加重，患者排尿困难、费力、时间长，尿的射程短，尿线变细，终至不能成线而点滴排出。③尿潴留。尿潴留可能由于寒冷、饮酒或受其他刺激后突然发生，患者有下腹部膨胀、疼痛、尿急的感觉，但尿液不能排出。④尿失禁。属充盈性尿失禁，即膀胱内尿液太多，超过了膀胱的容量，尿液从尿道口自行溢出。

(3)临床检查：①常规检查。肛门指检，前列腺有不同程度的增大，腺体表面较光滑，质中等硬度，边界较清楚，中央沟变浅或消失，多数无触痛，有时也可扪及结节。②B 超。前列腺增大。③残余尿测定。正常膀胱的残余尿量小于 10 毫升，前列腺增生时，残余尿量增加，一般把残余尿大于 60 毫升作为手术的指征之一。

(4)治疗

①西医治疗。抗雄激素药物，己烯雌酚，4 周为 1 个疗程；不良

反应有恶心呕吐,男性乳房发育、阳痿。α 受体阻滞药,如高特灵。特异性阻断药:雄激素 DHT 和前列腺激素受体制剂、舍尼通。手术治疗,手术方法目前有开放手术、腔内手术及激光手术 3 种。

②中药治疗。笋子(晒干)60 克,水煎服,每日 3 次,每次 150 毫升,共服 7 日。症状减轻后,改隔日笋子 30 克,水煎服,续服 1 个月。前列康片剂,每次 3～4 片,或胶囊每次 4～6 粒,每日 3 次,饭前服,1 个月为 1 个疗程,一般连服 3 个疗程。

③拔罐疗法。背部:取命门、上髎、膀胱俞穴。腹部:取关元、中极穴。下肢:取阴陵泉、三阴交、太溪。

④食疗法

●赤小豆茅根粳米粥:取鲜白茅根 100 克,煎汤去渣,加入赤小豆 100 克,粳米 50 克煮粥食用。本方具有清热利尿、增津液、利小便、消胀、除肿的功效。适用于前列腺增生。

●冬瓜薏米粥:取冬瓜 300 克,薏苡仁 50 克,入锅加水适量煮粥。佐餐食用。此方具有清热解毒、利水消肿、解热、镇痛的功效。适用于前列腺增生。

●玉米须煮鸡蛋:取玉米须 100 克,鸡蛋 2 个,加水同煮,鸡蛋煮熟去壳后,放入锅中再煮片刻,吃蛋喝汤。本方具有泄热利尿、滋阴润燥、养心安神的功效。适用于前列腺增生。

●肉桂粳米粥:取肉桂 3 克,煎汤去渣,加入粳米 100 克煮粥,红糖调味,经常食用。本方具有活血消瘀的功效。适用于前列腺增生。

39. 荨麻疹

荨麻疹是常见的皮肤病,是由不同原因所致的一种皮肤黏膜血管反应性疾病,可致使皮肤局部水肿性的损害。

(1)病因:本病与体质过敏有关。诱发因素很多,病因复杂,常与食物,如鱼、虾、蟹、蛋类;药物如青霉素、磺胺、阿司匹林、血清制剂;病毒、细菌感染;物理因素如冷、热、日光;内脏和全身性疾病等有关。荨麻疹发病率较高。可发生于任何季节、任何年龄,无明显性别差异,青壮年较为多见。

(2)临床症状:全身皮肤突然出现形状不一、大小不等,但界限清楚,鲜红色或苍白色团块状隆起,剧烈瘙痒,越抓越多,此起彼伏,消退后不留痕迹,每日可发作数次。部分患者可伴腹痛、腹泻。如累及呼吸、消化及循环系统,可出现相应的症状,如气短、胸闷、呼吸困难、恶心、呕吐、腹痛、腹泻及烦躁、心慌等。严重者可出现过敏性休克。

(3)临床检查:①患者皮肤划痕可呈阳性反应。沿搔抓及钝器划过的部位,出现条状隆起,伴瘙痒,此即皮肤划痕阳性。②血常规检查。血中嗜酸性白细胞增高。③常规检查。根据病程长短可分急性和慢性两型,急性荨麻疹经数日至数周消退,原因较易追查,除去原因后,迅速消退。慢性荨麻疹反复发作,常经年累月不愈,病因不易追查。

(4)治疗

①西医治疗。对急性和慢性荨麻疹均可用抗组胺药物、维生素及钙剂治疗。急性:抗组胺类药物,如赛庚啶、特非那丁、仙特敏口服,必要时给予苯海拉明,肌内注射。维生素 K,口服;维生素 B_1,肌内注射;维生素 C,口服;伴消化道症状者,给予西咪替丁,静脉滴注。慢性:抗组胺类药物,如赛庚啶、酮替芬、氯苯那钠、特非那丁、苯海拉明等,可选用 2～3 种联合或交替应用。也可用维生素 K,口服;维生素 B_1 注射液,肌内注射。病情很急或皮疹较广泛应选用泼尼松、地塞米松,肌内注射;或氢化可的松,静脉滴注。胆碱能性荨麻疹,可给予溴丙胺太林,口服。如皮损属小面积,可少量应用乐肤液及去炎松尿素霜,外用。全身大面积外用炉甘石洗剂,外搽,每日数次。

②中药治疗。根据症状及脉象进行辨证论治，选用方剂治疗。辛凉解表，宣肺清热：可选用中成药防风通圣丸、银翘解毒丸、浮萍丸等。辛温解表，宣肺散寒：可选用中成药秦艽丸、通宣理肺丸等。滋阴养血，疏散风邪：可选用中成药秦艽丸、二至丸或龟苓膏同服。内热袭肺：浮萍6克，金银花10克，水煎代茶；或荆芥6克，河车草10克，水煎代茶；或薄荷3克，白鲜皮10克，沸水浸泡代茶。风寒束表：浮萍6克，麻黄3克，白鲜皮10克，水煎代茶；或浮萍6克，香薷10克，水煎代茶；或荆芥、防风各6克，蝉蜕3克，水煎代茶。阴血不足：当归、白芍各10克，荆芥6克，水煎代茶；或何首乌、白蒺藜各10克，水煎代茶；或女贞子、墨旱莲、忍冬藤各10克，水煎代茶。涂搽白酒醋汁：取醋和白酒，比例是2∶1，混合成药液涂搽患处。此方具有抑菌杀菌，收敛、通血脉，行药势等功效。

③食疗法。蜜汁香菜根饮：将10棵香菜的根须洗净，切段，入锅加水适量，煮5分钟后，调入适量蜂蜜，连吃带饮。每天1次，连饮3天可见疗效。本方具有宣肺透疹、补中润燥、解毒的功效。

④拢罐疗法。颈背部：取风池、大椎、膈俞穴。上肢：取曲池、合谷穴。下肢：取血海、足三里穴。

40. 湿疹

湿疹是一种常见炎症性皮肤病，是由多种复杂的内、外因素引起的具有多形性皮损和易有渗出倾向的皮肤炎症性反应。本病自觉症状瘙痒剧烈，病情易反复，可迁延多年不愈。湿疹可分为急性、亚急性和慢性湿疹3种类型。

(1)病因：病因复杂，发病机制一般认为与变态反应有关。大致是由内因，如过敏体质、慢性感染、内分泌紊乱、精神神经因素等；外因，如搔抓、化妆品、肥皂等刺激，吸入花粉、尘螨等，或吃鱼虾、蛋类食物等引起。

(2)临床症状:①急性湿疹。常迅速对称发生于头面、四肢和躯干。起病急,在红斑、水肿的基础上,出现米粒大的丘疹或小水疱。因水疱破裂可出现糜烂、渗出、结痂,皮疹融合成片,中心较重,渐向外扩展,界限不清。常伴有剧烈瘙痒,晚间尤其严重。②亚急性湿疹。常见急性湿疹未能及时治疗或治疗不当所致。皮疹以小丘疹和结痂为主,有少量疱疹及糜烂,伴轻度浸润,表面有少许鳞屑。皮损较急性湿疹轻。③慢性湿疹。由急性、亚急性湿疹演变而来,病程迁延,时轻时重,常反复呈急性或亚急性发作。皮损主要为皮肤粗糙、抓痕、血痂、浸润肥厚、苔藓样变,伴色素沉着。皮损多局限于某一部位,如手、小腿、肘窝、阴囊、外阴等处,境界明显,炎症不显著。平时自觉症状不明显,每当睡觉前或精神紧张时出现剧烈瘙痒。

(3)临床检查:①体征检查。特定部位临床表现应为诊断依据。外阴、阴囊湿疹:多奇痒,皮损以红肿、糜烂、浸润肥厚、色素沉着为主。乳房湿疹:皮疹呈棕红色斑、糜烂,表面有薄痂,有皲裂,瘙痒伴疼痛。手部湿疹:以皮肤粗糙、干燥、皲裂为主,冬季加重。鉴别诊断。急性湿疹与接触性皮炎鉴别要点是:后者接触史常明显,病变局限于接触部位,皮疹多单一形态,易起大疱,境界清楚,病程短,去除病因后多易治愈。慢性湿疹与神经性皮炎鉴别要点是:后者多见于颈、肘、尾骶部,有典型苔藓样变,无多形性皮疹,无渗出表现。

(4)治疗

①西药治疗。急性湿疹:选用炉甘石洗剂或亲肤液;有渗出时选用0.1%雷夫奴尔溶液等湿敷。亚急性湿疹:可选用皮炎平霜或肤轻松等。慢性湿疹:应用糖皮质激素霜剂,如氢化可的松霜、去炎松霜、地塞米松霜、索康霜等,以及配合焦油类制剂如5%黑豆馏油或煤焦油软膏等,外用效果较好。苔藓化显著者,可用50%松馏油软膏或20%黑豆馏软膏。选用抗组胺药,必要时可两

种配合或交替使用，同时给予钙剂及维生素 C 或 B 族维生素。

②中药治疗。根据症状及脉象进行辨证论治，选用方剂治疗。清热利湿、凉血解毒：可选用中成药牛黄清心丸、防风通圣丸等。健脾燥湿、养血润肤：可选用中成药参苓白术散、秦艽丸、润肤丸等。艾叶浴验方：取艾叶 1 把，先后水煎 2 次，将 2 次药液兑在一起，备用。将盆中的浴水调好温度，再加入艾液，搅匀，即可洗浴。本方具有理气血，逐寒湿，抗菌消炎的功效。将适量金针菜洗净焙黄，研成细末，加一滴水调匀，搽于患处。

③拔罐疗法。背部：取大椎、肺俞、脾俞穴。上肢：取曲池、内关、合谷穴。下肢：取足三里、三阴交穴。

④食疗法。生地猪肉汤：生地黄 50 克，猪瘦肉 100 克，冰糖少许。将生地黄、猪瘦肉、冰糖入锅，加水适量熬汤饮服。每天 1 次，两天吃完。本方具有清热生津，滋阴润燥，补肾养血的功效。

41. 体股癣

体股癣是体癣和股癣的总称。体癣是除毛发、掌跖、指(趾)甲及腹股沟以外的躯干和四肢皮肤的皮肤癣菌感染。股癣是腹股沟部位的皮肤癣菌感染，特别是大腿根内侧和皱褶部位，严重者常可累及到腹部和臀部。

(1)病因：①感染头发和毛发浅部时为头癣。头癣是通过直接或间接接触患者或患癣的猫、狗等动物传染，不洁的理发器具也是主要传染途径，共用帽子、枕巾及梳子等也可引起本病。②皮肤癣多由红色毛癣菌、须癣毛癣菌、絮状表皮癣菌引起，通过接触传染所致。③发生于股内侧、会阴、臀部称股癣。常由手癣传染而来，也可通过直接接触患者、患癣家畜或间接接触污染的衣物引起。

(2)临床症状：①头癣。常见的有 3 种，即黄癣、白癣和黑点癣。黄癣：损害先在毛发根部发生炎性丘疹或黄色点状皮疹，渐扩大增厚,形成胶着性厚痂,中心微凹,边缘翘起成蝶状,有断发穿出,有鼠尿臭味,称黄癣痂,新鲜的为硫黄色,陈旧的为灰黄色或灰白色。病发干枯、失去光泽,长短不一,易于拔出,发际处一般不受侵犯,有正常发带。可形成萎缩性瘢痕,造成永久性脱发。自觉剧痒,常伴许多血痂,也可侵犯其他部位皮肤。白癣:头皮有数片圆形灰白色鳞屑斑,可渐扩大或融合。病发无光泽,灰白色,距头皮 2～5 毫米折断,根部有白色菌鞘,易拔出。慢性病程,青春期大多自愈。黑点癣:损害初起为局限性点状红斑,渐扩大成鳞屑斑,边缘清楚。病发出头皮即断,呈黑点状,自觉瘙痒。②手足癣。手足癣的共同特点为皮疹开始常单侧发生,以后可传染至对侧。手足癣又可分为 3 个类型,即水疱型、擦烂型和鳞屑角化型。水疱型:常发生于掌、跖,其次为指(趾)间及侧缘。皮疹初为米粒大小厚壁水疱,以后变成绿豆至黄豆大小,不易破,疱液开始清澈,以后混浊,部分水疱融合成多房性水疱,疱破后露出红色湿润面,部分水疱可自行吸收,脱屑自愈,自觉瘙痒。擦烂型:常发生于第 3～5 指(趾)间,初为红斑,以后角质层浸软发白,剧痒。因搔抓和摩擦露出红色糜烂面,少许渗出,易继发细菌感染,引起淋巴管炎、丹毒等。鳞屑角化型:常发生于掌、跖、足跟部。角质层增厚,可为淡红色,表面有鳞屑。夏季常伴少数水疱,冬季气候干燥时足跟部多有皲裂,瘙痒较轻。

(3)临床检查:主要是根据典型症状进行诊断,但是不同部位的癣在检查诊断时也有少许不同。头癣可用滤过紫外线灯检查、真菌直接镜检和培养可助诊断。手足癣和股癣的辅助检查方法可用真菌直接镜检和培养阳性。

(4)治疗

①西药治疗

●头癣:全身治疗时,可口服灰黄霉素,或伊曲康唑。局部治疗时,每日睡前用肥皂水洗头 1 次,外涂 2.5％碘酊;白天外涂硫黄水杨酸软膏,5％～10％硫黄软膏,连用 2 个月。

●手足癣：严重患者可选用伊曲康唑。一般患者只用局部治疗即可。治疗时，可外搽2%克霉唑霜、益康唑霜、酮康唑霜（皮康王霜）、特并萘酚霜、联苯苄唑霜（美克霜、孚琪霜）、咪康唑霜（达克宁霜），每日2次。水疱型：可外涂癣霜或复方土槿皮酊治疗。擦烂型：禁用刺激性强的药物，每日用1∶5 000高锰酸钾液浸泡，然后外涂2%克霉唑软膏等；渗液多、有感染者用3%硼酸溶液或0.1%雷夫奴尔溶液进行湿敷。鳞屑角化型：外涂复方硫黄水杨酸软膏、5%硫黄软膏等。

●股癣：股癣的治疗以局部治疗为主，治疗时，可局部外涂2%克霉唑霜、益康唑霜、酮康唑霜（皮康王霜）、特并萘酚霜、联苯苄唑霜（美克霜、孚琪霜）、咪康唑霜（达克宁霜），每日2次。损害广泛者选用伊曲康唑，每次0.2克，口服，每日1次，连用7～14天。

②中药治疗。用于清利湿热型：鲜蒲公英30克（或干品10克），煎汤代茶，饮服不拘时；或金银花、槐花各10克，水煎代茶饮用。用于疏风化湿型：荆芥10克，水煎代茶饮用；或苏叶饮：紫苏叶10克，水煎代茶饮用。用于养血润肤型：麦冬10克，五味子5克，水煎代茶饮用；或何首乌、生地黄、熟地黄各10克，水煎代茶饮用。

③烤电法。可采用紫外线照射疗法。

④熏洗涂抹法。取莲藕适量，用火烧熟，捣成泥状，用香油调和，涂于患处，用纱布包扎，3天1换。也可将新鲜芹菜加水，煮沸，将脚放在盆上用毛巾盖严，利用蒸气熏脚，待水冷却到能放进脚时，再把脚放在水中浸泡，直到水凉为止。

42. 银屑病

银屑病是一种常见的慢性炎症性皮肤病。它属于多基因遗传的疾病，可由多种激发因素，如创伤、感染、药物等都可能在易感个体中诱发该病。典型的皮肤表现是境界清楚的具有银白色鳞屑的红色斑块。轻者可表现为几个银币大小的肘膝部位斑块，重者也可以全身皮肤受累。其病理生理机制主要为表皮增生分化的异常和免疫系统的激活。

(1)病因：银屑病成因复杂，与遗传、感染、内分泌、免疫和神经精神因素有关。此外，精神创伤、外伤、手术、月经、妊娠和食物等可为诱发因素或使皮损加重。本病发病率较高，在我国约为0.3%，男女老幼均可罹患。

(2)临床症状：①寻常型。为最常见的类型。显著的特征是具有典型的斑块、丘疹上覆银白色鳞屑。有薄膜现象、点状出血及同形反应。②红皮病型。常因银屑病在进行期时外用刺激性较强的药物，大量激素治疗突然减量或停药而引起本型。多伴高热、畏寒等全身症状。全身皮肤呈弥漫性潮红、浸润，大量脱屑，其间有小片正常皮岛。③脓疱型。急性发病，常伴高热、关节肿痛、全身不适。在银屑病或红斑的基础上，出现多数密集的小米粒大小无菌性脓疱，可融合成脓糊状，数日后干涸脱屑。全身发疹以四肢屈侧及皱褶部位较重。④关节病型。除有银屑病皮损外，还有类风湿关节炎症状。关节炎症往往与银屑病症状平行。

(3)临床检查：①根据典型的银色鳞屑、薄膜现象和筛状出血即可确诊。而且在进行期可出现同形反应，即沿搔抓或钝器划过痕迹出现银屑病皮疹。②组织病理检查有助于诊断。异常型：根据病程可分为3期。进行期皮疹不断增多，鳞屑丰富，炎症反应明显，皮肤较敏感；静止期炎症减轻，基本无新发皮疹；退行期皮疹渐消退，留有色素减退或色素沉着斑。脓疱型：易反复发作，并发肝、肾功能障碍。白细胞升高，常伴低钙血症。关节病型：少数伴发热等全身症状，血沉增快，血清类风湿因子阴性。

(4)治疗

①西药治疗。寻常型银屑病：早期进行期给予维生素 D_2、维生素 E、维生素 B_{12}、维生素 B_6、维生素 C 口服及普鲁卡因封闭疗

法等。进行期或脓疱型银屑病：给予维生素 D_3，可应用叶酸及维生素 B_{12} 等。对于链球菌感染有关的用抗生素治疗。泛发性静止期：在其他疗法不佳时，可酌情选用甲氨蝶呤、乙亚胺、乙双吗啉等，但应注意其毒性，定期检查血、尿及肝功能。脓疱型、关节型、红皮病型银屑病：可根据情况选用免疫抑制药，如白血宁、环孢素A等。维甲酸制剂，如依曲替酯、依曲替酸等，或糖皮质激素、雷公藤制剂等。也可用糖皮质激素，如地塞米松静脉滴注。可配合选用免疫调节药，如转移因子、聚肌胞、灵杆菌素、左旋咪唑等，抗血凝药物如华法林、藻酸双酯钠等。

②中药治疗。根据症状及脉象进行辨证论治，选用方剂治疗。清热凉血、解毒：可选用中成药防风通圣散、牛黄清心丸、清热解毒口服液等。养血润燥，活血解毒：可选用中成药润肤丸、秦艽丸、龟苓膏等。活血化瘀：可选用银乐丸、复方丹参片等。诸型均可选用：克银丸、复方青黛胶囊等。外用药：煤焦油、松馏油、1%～2%焦性没食子酸软膏，去炎松尿素霜、肤轻松软膏、乐肤液、5%水杨酸软膏等交替外用，5%5-氟尿嘧啶软膏及0.1%～1%蒽林软膏或霜剂，外用。用于血热型：丹参、牡丹皮各10克，水煎代茶；槐花茶：槐花、茜草各10克，水煎代茶饮。用于血燥型：生地黄、丹参各10克，水煎代茶饮；二冬饮：天冬、麦冬、丹参各10克，水煎代茶饮。用于血瘀型：丹参、茜草各10克，水煎代茶饮；桃杏饮：桃仁、杏仁各10克，红花6克，水煎代茶饮。

③药浴法。汤剂药渣煎汤，外洗患处。亦可用药浴治疗，如侧柏叶250克，楮桃叶250克，加水5 000毫升，煮沸20分钟，待水温适宜时，浸浴，每周2～3次。

④糠浴法。将1 000克细稻糠装入布袋中，用适量水煎煮后，倒入浴水中，并将糠袋于浴水中轻轻揉搓，使袋中细微糠粒浸入水中。待水温适宜时，洗浴全身15～20分钟，每日1～2次。糠浴可以软化皮损，去除厚积鳞屑，改善局部血液循环，促进新陈代谢，缓

解血瘀证,可达收敛、止痒之功效。

⑤烤电法。用 8-甲氧补骨脂素和黑光(长波紫外线)联合治疗有一定疗效。

⑥拔罐法。背部:取肺俞、肝俞、肾俞穴。上肢:取曲池、内关、神门穴。下肢:取血海、三阴交、足三里、飞扬穴。

43. 沙眼

沙眼是由沙眼衣原体引起的一种慢性传染性结膜角膜炎,因其在睑结膜表面形成粗糙不平的外观,形似沙粒,故名沙眼。本病病变过程早期结膜有浸润,如乳头、滤泡增生,同时发生角膜血管翳;晚期由于受累的睑结膜发生瘢痕,以致眼睑内翻畸形,加重角膜的损害,可严重影响视力,甚至造成失明。潜伏期 5～14 天,双眼患病,多发生于儿童或少年期。

(1)病因:沙眼的病原体是一种微生物沙眼衣原体病毒,经由沾有病毒的手或毛巾传染。

(2)临床症状:①眼睛红肿、充血、流泪,里面似有沙粒,有磨的感觉,翻开上眼睑,布有粒状颗粒。双眼眼睑肿胀、发炎及流出脓液,不能忍受强光。②乳头增生,睑结膜充血且粗糙不平,外观呈红色天鹅绒状,乳头小且微突起,好发于内、外眦及睑板上缘。③滤泡形成,大小不一,呈圆形、椭圆形或不规则形,隆起于充血肿胀和增厚的眼结膜面,呈黄红或暗红色丘形胶粒状,不透明,多见于上穹隆部。④睑结膜面出现灰白色、黄白色细线条状瘢痕。

(3)临床检查:有放大镜或裂隙灯检查、结膜刮片检查、聚合酶链反应检查衣原体核酸有助于诊断。

(4)治疗

①西药治疗。局部用药一般选用利福平、磺胺醋酰钠、氯霉素、氟哌酸、金霉素眼膏、红霉素眼膏或滴眼液等。重症或急性期

短期选用的药物有红霉素、阿奇霉素、罗红霉素、克拉霉素、强力霉素或美满霉素。

②中药治疗

●归芍红花散:当归、大黄、栀子仁、黄芩、红花(以上各药用酒洗微炒)、赤芍、甘草、白芷、防风、生地黄、连翘各等份。共研末,每次 9 克,水煎,于饭后 1~2 小时服用。

●除风清脾饮:陈皮、连翘、防风、知母、玄明粉、黄芩、玄参、川黄连、荆芥穗、大黄、桔梗、生地黄各 10 克。共研末,煎汤去渣,于饭后 1~2 小时服用。

③食疗法

●黑糯米豆粥:黑糯米 50 克,黑豆 50 克。将糯米、黑豆淘洗净,均用冷水浸泡 1 天,然后放砂锅中,加水适量熬成黏粥即可食用。具有明目活血、健脾暖肝、祛风解毒的功效。适用于沙眼。

●桑叶菊花汤:桑叶、菊花各 15 克。水煎,连熏带洗眼部,每日 3 次。具有清肝明目、疏风清热的功效。适用于沙眼。

●蒲公英汁:鲜蒲公英洗净,捣烂取汁,高温消毒,滴眼,每日 3 次。具有清热解毒、消痈散结的功效。适用于沙眼。

44. 麦粒肿

麦粒肿又称睑腺炎,俗称"针眼",是睫毛囊、皮脂腺及睑板腺的急性化脓性炎症。根据病变部位分两种:外麦粒肿:是发生在睫毛、毛囊或周围的皮脂腺上。睑缘局限性发红,触及有硬结及压痛,可伴发热、畏寒及耳前淋巴结肿大。内麦粒肿:一般发生在睑板腺上。疼痛较为剧烈,眼睑红肿,相应部位结膜充血,可透见黄色脓点,破溃后脓液向结膜囊内排出,炎症可扩散至整个眼睑板,形成眼睑脓肿。

(1)病因:麦粒肿多为金黄色葡萄球菌感染所致,营养不良、屈光不正等为其诱因。糖尿病、消化功能紊乱、体质虚弱及不注意个人卫生者易患此病。

(2)临床症状:初起有眼睑痒、痛、胀等不适感觉,之后以疼痛为主,炎性囊肿多发生在上睑,可单个也可多个先后出现,少数病例能自行消退,大多数患者逐渐加重。如果病变发生在近外眼角处,肿胀和疼痛更加明显,并伴有附近球结膜水肿。部分患者在炎症高峰时伴有恶寒、发热、头痛等症状。

(3)临床检查:①体格检查,重点注意眼睑的改变。②辅助检查如有全身反应,应检查外周血白细胞数和分类。

(4)治疗

①西药治疗。选用抗生素眼药水、眼膏等,有氯霉素、利福平、氧氟沙星、金霉素、红霉素、磺胺醋酰钠溶液、氟哌酸液等。个别严重者可肌注青霉素或口服抗生素,并调整消化系统功能,增强抵抗力。

②中药治疗。根据症状和病情轻重可选用方药及中成药。中成药可选用银翘解毒丸、连翘败毒丸、牛黄解毒丸等。还可选用外涂玉枢丹或清火眼丸。方法是,将药研磨成汁,涂于患处。

③物理疗法

●热敷法:取洁净毛巾或纱布,温开水蘸湿,敷于患眼处,每日2～3次。每次15～30分钟。

●烤电法:早期也可以采取小功率超短波治疗。中医传统疗法。

●刮痧法:刮痧部位及方法:刮风池、身柱、肝俞、曲池、合谷、三阴交穴;点揉攒竹、太阳、承泣、四白、行间穴。

45. 泪囊炎

泪囊炎一般表现为慢性和急性两种,而以慢性最常见。急性泪囊炎常是慢性泪囊炎的急性发作,原因是由于毒力强的细菌如链球菌或混合肺炎链球菌等感染所致。泪囊炎是由于患者长时间患沙眼、慢性结膜炎或慢性鼻炎，累及鼻泪管黏膜，造成鼻泪管阻塞。本病多见于中老年女性。

(1)病因：①慢性泪囊炎。慢性泪囊炎是泪囊的慢性化脓性炎症。发病原因有多种：因鼻泪管堵塞、泪囊内容物滞留、细菌感染所致；而沙眼、慢性鼻炎、鼻窦炎、鼻甲肥大、鼻息肉、鼻中隔偏曲等，是引起鼻泪管阻塞的常见原因。②急性泪囊炎。急性泪囊炎是由毒力强的细菌，如葡萄球菌或肺炎球菌感染所致，多为慢性泪囊炎急性发作；是致病菌穿过泪囊壁侵及其附近组织，或行鼻泪管探通术不慎穿破泪囊造成感染所致。

(2)临床症状：虽然急性泪囊炎是慢性泪囊炎的急性发作，二者有其内在的联系，但在症状表现上却有一定的区别。①慢性泪囊炎。典型症状是泪溢，常眼泪汪汪。由于常揩泪而使下眼睑皮肤浸渍形成湿疹、泪阜、半月皱襞及结膜充血，内眦皮肤潮红或糜烂。压迫泪囊区或冲洗泪道有黏液或脓性分泌物自泪点溢出，部分患者泪囊壁扩张形成黏液囊肿。②急性泪囊炎。急性泪囊炎的症状是泪囊区红、肿、热、痛，炎症可波及眼睑和颜面部，伴全身不适、发热、下颌及耳前淋巴结肿大；数日后脓肿形成，破溃或切开后炎症渐消退，皮肤愈合不良，形成瘘管。

(3)临床检查：慢性泪囊炎检查：可发现在内眼角下方皮肤隆起，用手指压迫该处，有黏液或脓液自泪点反流。如自下泪点冲洗泪道，冲洗液自上泪点反流，并有黏液或脓液。急性泪囊炎检查：可见泪囊区皮肤红肿发硬，并有压痛。肿胀可蔓延至眼睑、鼻根及本侧颊部，患侧耳前淋巴结肿大。

(4)治疗

①西医治疗

●急性期炎症消退后，按慢性泪囊炎处理，但可能已不适合做吻合手术。

●缓解治疗：一般用抗生素眼药水滴眼，或冲洗泪道。慢性泪囊炎：用抗生素眼药水滴眼。急性泪囊炎：首先是消除炎症，如全身应用足量抗生素，选用青霉素、红霉素等。

●理想治疗：鼻腔泪囊吻合术，其目的是将泪囊和中鼻道的黏膜，通过打通的一个人造骨孔吻合起来，使泪液经过吻合孔顺利流入中鼻道(正常情况下应流入下鼻道)，阻塞解除后，流泪、炎症自行解除。

●排脓治疗：脓肿形成后，切开排脓，并插入引流条。如有瘘管应切除。

②物理疗法

●热敷法：局部热敷，每日 2～3 次。

●烤电法：超短波理疗。

46. 角膜炎

角膜炎是指眼角膜发炎的症状，患者会感到眼部疼痛、视物模糊及流泪等。角膜炎是由内因、外因不同因素造成。因角膜外伤，细菌及病毒侵入角膜引起的炎症。

(1)病因：真菌性角膜炎：发病原因大致有两种：一是有可能使用过糖皮质激素及抗生素。二是农民在农忙、高温季节里干活，使角膜受到了损伤。常见致病菌有镰刀菌、曲霉菌、青霉菌、白色念珠菌、酵母菌等。单纯疱疹病毒性角膜炎：由单纯疱疹病毒Ⅰ型感染所致，且多系原发感染后的复发。原发感染常发生于幼儿。

(2)临床症状：①真菌性角膜炎。真菌性角膜炎一般起病较缓，病程长、疼痛、怕光、流泪。溃疡色较白，表面稍隆起，中心病灶周围有时可见到“伪足”或“卫星灶”。角膜后壁沉着物，前方积脓。如伴有细菌感染时，症状不典型。②单纯疱疹病毒性角膜炎。单纯疱疹病毒性角膜炎初起时，角膜上皮呈小点状浑浊，轻度睫状充血，有畏光、异物感，继而形成小水疱，小水疱很快破裂，并相互连接，形成树枝状浅溃疡。疼痛、畏光、流泪、眼睑痉挛症状加剧，角膜知觉减退。还有一种症状表现为角膜水肿、增厚、后弹力层皱褶，但上皮完整，不染色。

(3)临床检查：①真菌性角膜炎常规检查。真菌性角膜炎刮片检查时，能找到真菌菌丝，或真菌培养有菌落生长，可确诊。②单纯疱疹病毒性角膜炎常规检查。当用点荧光素染色，用放大镜或裂隙灯显微镜检查时，溃疡被染成绿色，中央部溃疡染成深绿，其周有一淡绿色边缘包绕，据此可帮助确诊。

(4)治疗

①西药治疗。真菌性角膜炎：可选用滴眼液，0.5%两性霉素、0.3%金褐霉素。单纯疱疹病毒性角膜炎：选用滴眼液及膏，0.1%疱疹净、1%无环鸟苷或三氟胸腺嘧啶。在急性阶段，每1～2小时滴眼1次，晚上涂0.5%疱疹净眼药膏。在前房积脓时，应联合应用广谱抗生素。出现角膜炎均应用阿托品散瞳及热敷，需随时观察眼压。

②中药治疗。根据症状及脉象辨证论治。可选用银翘解毒片、知柏地黄丸、杞菊地黄丸。

③食疗法

●胡萝蛋汤：胡萝卜2根，鸡蛋2个。胡萝卜洗净，切小块，用水煮至将熟时，把鸡蛋打进去，做蛋花汤，加食盐调味即可食用。具有健脾消食、行气化滞、滋阴润燥的功效。

●金针小豆蜜汁饮：赤小豆30克，金针菜15克。加水煮烂后，放蜂蜜80毫升，分2次饮服。具有解毒消肿、清热利尿的功效。

●蒲公英粳米粥：蒲公英30克，洗净，水煎，滤渣取汁。将50克粳米入药汁，再加水适量煮成粥，放冰糖适量即可食用。具有清热解毒、消痈散结、补中益气的功效。

47. 结膜炎

结膜炎是结膜组织在外界和机体自身因素的作用下发生的炎性反应的统称。结膜炎是由感染因素和非感染因素引起的一种病症。虽然结膜炎本身对视力影响一般并不严重，但是当其炎症波及角膜或引起并发症时，可导致视力的损害。

(1)病因：①感染因素。主要是急性结膜炎治疗不彻底或未经治疗，也可能是因为致病菌毒力较弱，未能引起急性感染所致。②非感染因素。如风沙、空气污染、强光、照明不足、睡眠不足、酗酒、用眼过多等；长期使用某种药物，如肾上腺素、缩瞳孔药等；慢性泪囊炎、睑缘炎、睑腺炎、睫内翻、睫外翻、倒睫、睑闭合不全、眼球突出、屈光不正等刺激所致；春季结膜炎则主要是花粉、微生物、灰尘、动物皮屑、羽毛、目光等致敏原导致的过敏反应。

(2)临床症状：①慢性结膜炎。一般表现为灼热、沙涩或轻痛、痒、眼睑沉重及视力疲劳等，症状于夜间或阅读后加重，分泌物不多。②春季结膜炎。典型症状为双眼奇痒、灼热感，伴轻度畏光、流泪及少量黏稠丝状分泌物。其中因类型不同症状也有所区别，主要分3种类型：睑结膜型：上睑结膜充血、肥厚，可见多数硬而扁平、大小不等、淡红色浑浊的乳头，外观似铺路卵圆石。角膜缘型：睑裂部角膜缘处球结膜有颗粒状结节，呈黄褐色或污红色胶样．胶样物互相衔接包绕角膜缘呈堤状，局部结膜充血。混合型：兼有以上两种类型表现。

(3)临床检查：①慢性结膜炎常规检查。检查患者的眼睛，以确定眼中没有异物。检查时发现轻度充血，有时可见乳头增生。取病眼分泌物去化验，即得出诊断结果，然后据此开出滴眼药或眼药膏。试用糖皮质激素类眼药水，并随时观测眼压。②春季结膜炎常规检查。分泌物中嗜酸性细胞多，上睑结膜或角膜有特殊改变。重症者可用镭照射或冷冻疗法。

(4)治疗

①西药治疗。结膜炎的治疗因病因不同而异。眼睑可用清水和干净毛巾轻轻洗净,去除分泌物。如为细菌性结膜炎、可滴用抗生素眼药水或药膏(如氧氟沙星眼药水或膏)。医生有时会用棉签擦下一点儿分泌物送实验室检查,再根据检查结果调整用药。一般结膜炎不需用糖皮质激素眼药水。如考虑是疱疹病毒性结膜炎,则绝对不要滴用糖皮质激素类眼药水,其可能使病情加重。对于过敏性结膜炎和病毒性结膜炎,抗生素治疗无效。如是过敏性结膜炎,口服抗组胺药可以止痒和缓解刺激症状,如果无效,也可试用糖皮质激素类眼药水。由于感染性结膜炎传染性很强,患者在洗眼或滴药前后均应洗手。此外,患者也不要触摸了患眼又去触摸另一眼,用于清洁患眼的毛巾和浴巾应与其他毛巾分开。

②中药治疗。可选用滋阴降火丸、知柏地黄丸、银翘解毒丸等。

③食疗法

●栀子仁饮:取栀子仁 5 克,捣碎,放入保温杯中,冲入沸水,加盖闷 30 分钟,即可饮用。具有清热写火,凉血止血的功效。适用于热毒型急性结膜炎。

●菠菜菊花饮:菠菜 200 克,菊花 10 克,洗净,切碎,一同水煎取汁,代茶饮。具有疏风清热,凉血消肿的功效。适用于风热型急性结膜炎。

●龙井茶饮:取龙井茶 3 克,黄连 9 克,共入杯中,沸水冲泡饮用,每日 1 剂。具有清热泻火,清肝明目。适用于热毒型急性结膜炎。

48. 白内障

白内障是发生在眼球内晶状体上的一种疾病,任何晶状体的混浊都可称为白内障,但是当晶状体混浊较轻时,没有明显影响视力而不被人发现或被忽略而没有列入白内障行列。白内障不会产生疼痛。通常双眼都会受到影响，而以其中一眼较为严重。白内障一般发生在 65 岁以上的老年人身上。

(1)病因：年纪老迈，眼球晶状体供血开始衰退，造成晶状体透明度下降，属于一种退行性改变。与紫外线照射、糖尿病、肾炎、动脉硬化、遗传因素及营养状况有关。

(2)临床症状：随病情发展，视力明显下降，甚至失明，根据病变发展程度分为 4 期：第一期为初发期，晶状体周边部开始出现浑浊，但中间透明，视力不变。第二期为膨胀期，以晶状体膨胀日益浑浊为特点，视力逐渐下降。第三期为成熟期，晶状体已完全混浊，含水量也恢复正常，视力消失，但仍有光感。第四期为过熟期，含水量减少，晶状体皱缩变小，皮质可有液化，晶状体核可发生沉积。

(3)临床检查：用裂隙灯显微镜或放大瞳孔能检查出是否患了白内障。如确诊是患了白内障，而另一只眼视力尚佳，暂时无需治疗，到发现该眼看东西模糊不清时再复诊。一般是在半年或一年后复诊。如果双眼都看不清东西，影响到日常生活，医生就会为患者动手术，把白内障割除。

(4)治疗

①西药治疗。局部选用治障宁、消白灵、白内停、谷胱甘肽眼药水滴眼，每日 3 次。口服维生素 B_1、维生素 C、维生素 E。

②中药治疗。根据症状及脉象辨证施治。可选用杞菊地黄丸、归脾丸合参苓白术散、磁朱丸、障眼明、复明片等。

③物理疗法

●拔罐法：头面部：取鱼腰、风池穴。背部：取肝俞、肾俞穴。下肢：取足三里穴。

●刮痧法：刮百会、风池、肝俞、肾俞穴；点揉太阳、丝竹空、攒竹、四白穴；点揉合谷、太溪、太冲穴。

●按摩法：早晨起床时，用左手食指从左眼大眼角(睛明穴)用中等力度向外横揉至小眼角 100 次;再用右手食指,用同样的方法横揉右眼 100 次。揉后用双手食指尖重压两侧太阳穴 36 次。晚上睡觉前按照方法重揉一遍。

④食疗法

●山药菟丝粳米粥:山药 100 克,菟丝子 8 克,夜明砂 8 克,粳米 50 克。先将菟丝子、夜明砂水煎取汁,再用药汁煮粳米山药,熬成粥,放红糖后食用。具有补肝肾,益精气,滋阴润肺,健脾和胃的功效。

●菊花茶饮:取绿茶、菊花各适量,冲泡成茶,随量饮服。具有防止眼球晶状体氧化反应等作用。

●猪肝炒菠菜:熟猪肝 100 克,菠菜 200 克。先将猪肝用油煸炒入味,再放入洗净的菠菜,用武火急炒至熟,放食盐调味即可食用。具有敛阴润燥、补肝明目的功效。

49. 青光眼

青光眼是指眼内压力或间断或持续升高的一种眼病。眼内压力升高可因其病因的不同而有各种不同的症状表现。持续的高眼压可给眼球各部分组织和视功能带来损害,造成视力下降和视野缩小。如不及时治疗,视野可全部丧失,甚至失明。青光眼是致盲的主要病种之一。老年人相对较多,而且女性多于男性。

(1)病因:急性闭角性青光眼,又称急性充血性青光眼,是老年人的常见病。本病常因眼的解剖因素,如前房浅、房角发育异常、某些疾病在眼部出现并发症等,阻碍房水排出;或是在黑暗中情绪激动、精神创伤、过度疲劳、用眼失当等的诱发,使眼内压力升高,从而引起视力损伤、眼球胀痛、头痛等导致本病的发生。

(2)临床表现:眼压升高,眼球紧硬如石,瞳孔散大并带有绿色外观,眼部充血,房水浑浊。部分患者出现青光眼急性发作的三联征,即虹膜扇形萎缩,角膜后壁和晶状体前囊色素沉着,晶状体前囊下出现灰白色点状、条状和斑块状浑浊，称为青光眼斑。

(3)临床检查：首先，应测量眼压，眼压大于3.20kPa(24毫米汞柱)为病理性高眼压，但一次眼压偏高不能诊断青光眼，而一次眼压正常也不能排除青光眼.因为眼压在一日内呈周期性波动，日眼压波动大于1.07kPa(8毫米汞柱)为病理性眼压。正常人双眼眼压接近，如双眼压差大于0.67kPa(5毫米汞柱)也为病理性眼压，其次，应检查眼底，观察视盘改变，青光眼的视盘改变具有一定的特殊性，有重要的临床价值，常表现为病理性陷凹，目前普遍采用陷凹与视盘直径的比值(C/D)表示陷凹大小，C/D大于0.6或双眼C/D差大于0.2为异常；视盘沿变薄，常伴有视盘沿的宽窄不均和切迹，表示视盘沿视神经纤维数量减少；视盘血管改变，表现为视盘边缘出血，血管架空，视盘血管鼻侧移位和视网膜中央动脉搏动。此外，眼底检查可观察视网膜神经纤维层缺损，由于它可出现在视野缺损前，被认为是青光眼早期诊断指征之一。视野检查，对青光眼的诊断有重要价值，因为它代表了视神经的损伤，临床常见视野缺损类型有：视阈值普遍降低，弓形缺损，鼻侧阶梯，垂直阶梯，颞侧扇形缺损，中心及颞侧岛状视野。

(4)治疗

①西医治疗。一般用缩瞳药、碳酸酐酶抑制药或高渗脱水药。眼痛剧烈时，可注射镇痛药。眼压下降时及时采取手术。

②中药治疗。根据症状及脉象辨证论治。可用丹栀逍遥散和左金丸、知柏地黄丸等。

③刮痧疗法。刮风池、肝俞、胆俞穴；刮痧后点揉攒竹、瞳子髎、四白、合谷穴。

④食疗法

●莲实粳米粥：取嫩莲实15克，去皮、心，切成细丝，入锅加水适量煮至将熟，然后再将粳米60克洗净，入锅同煮，即可食用。具有滋阴润肺、健脾和胃的功效。

●芝麻豆奶饮：黑芝麻 20 克，炒黄，研成细末，与豆奶搅匀，加蜂蜜后即可饮服。具有补肝肾、益精气、生津润肠的功效。

●大枣桂圆饮：取大枣 10 个，桂圆 10 个，均去核，入锅加水适量煎汁，代茶饮。具有补脾养血、益精安神、滋阴养血的功效。

50. 鼻炎

鼻炎是鼻黏膜或黏膜下组织因病毒、细菌感染及刺激物刺激等，导致鼻黏膜或黏膜下组织受损，引起的急性或慢性炎症。鼻炎导致产生过多黏液，通常引起流涕、鼻塞等症状。

(1)病因：①急性鼻炎。主要病因为上呼吸道的病毒感染伴有细菌性继发感染。常见致病病毒为鼻病毒、腺病毒、流感和副流感病毒、冠状病毒等。受凉、过劳、烟酒过度、维生素缺乏、内分泌失调、鼻腔慢性疾病、邻近感染病灶等为常见诱因。②慢性单纯性鼻炎。喝酒、使用过某些滴鼻药；吸入空气中的灰尘、花粉、化学气体、烟雾、空气干燥等。③过敏性鼻炎。可能与遗传有关。在春夏季节吸入花粉，以及灰尘、螨虫、化学品、动物、鸟类、发霉的物品都可以使某些人发生过敏现象。情绪紧张或不愉快会使症状加重。

(2)临床症状：①急性鼻炎。病初鼻内干燥、发痒、打喷嚏、流清水，渐觉鼻塞、全身不适、乏力、发热、头痛、肌肉及四肢酸痛，食欲减退，有闭塞性鼻音，甚至用口呼吸，有脓性鼻涕。以后渐有鼻塞、流清水样鼻涕、嗅觉减低、头痛等症状。2～7 日继发感染，分泌物转为脓性，不易擤出，鼻塞加重。小儿症状比成人严重，除了发热倦怠，严重时会发生惊厥、呕吐、腹泻等消化道症状，伴腺体肥大的小儿鼻塞更严重，妨碍吸吮。②慢性单纯性鼻炎。鼻黏膜经常发炎。时常流清鼻涕。鼻塞，开始是间歇性的，根据体位的变化，左右鼻孔堵塞也跟着变，如侧卧位时，下侧的鼻孔会堵塞。头痛或头前部发胀，用嘴呼吸及打鼾。嗅觉不灵、频频打喷嚏，而且咳嗽。③过敏性鼻炎。症状多半与慢性单纯性鼻炎相似，不同的是多属季节性发作（在春夏两季发作）。此外，还有打喷嚏、眼睛痛、流泪、喉咙痛等。其他的过敏反应，如睡觉时因吸入床单上的灰尘而加重，还有湿疹或哮喘等原因。

（3）临床检查：①急性鼻炎常规检查。看有无典型症状。局部有无鼻黏膜充血、肿胀，有清水样鼻涕，后期在鼻底部可见黏脓性鼻涕。对小儿应加强全身检查及观察，以排除其他传染病的前驱症状。应与流感、过敏性鼻炎相鉴别。病愈后可考虑手术矫治引起鼻塞的原发病，如鼻中隔偏曲、鼻甲肥厚等。②慢性单纯性鼻炎常规检查。检查鼻子、耳朵及口腔，可能还会进行敏感测验，以找出致敏原。应与鼻息肉或其他并发病相鉴别。③过敏性鼻炎常规检查。进行皮肤试验，以确定过敏的成因，确定后注射脱敏药。

（4）治疗

①西药治疗

●急性鼻炎：给予镇痛退热药，如阿司匹林、复方阿司匹林，每次1片，每日3次。若症状严重或出现并发症时，应酌情用抗生素或磺胺类药物。1%～2%麻黄碱生理盐水滴鼻。全身治疗也可用中西成药，如速效感冒胶囊、感冒清、感冒退热冲剂、银翘片、藿香正气丸等。

●慢性单纯性鼻炎：服抗组胺药片，或其他含有糖皮质激素或色甘酸盐的药物。使用含色甘酸盐鼻喷雾剂、吸入剂或滴眼剂等，以预防症状发作。

●过敏性鼻炎：使用含糖皮质激素类吸入剂或者鼻喷雾剂。

②物理疗法

●热敷法：各种鼻炎早期均可用热水泡脚，或进行热水浴。

●刮痧法：慢性鼻炎，可刮百会、风池、风门、曲池、手三里、合谷穴；点揉上星、攒竹、迎香穴；点印堂穴。过敏性鼻炎，可刮风池、肺俞、命门、脾俞、肾俞穴；点揉迎香、太渊穴；刮足三里穴。

●按摩法:用食、中指广泛揉摩鼻根、鼻背、鼻翼两侧及颧髎和太阳穴部位,以局部发热、鼻窍通畅为佳;也可双手大鱼际擦鼻子的两侧,以出现发热为度。

●点穴通窍:用食指点按迎香、印堂、太阳、四白、颧髎诸穴,力量稍大,以局部酸胀为度。同时配合点风池穴和按揉合谷穴,每穴点按半分钟。

③饮食疗法

●扁豆粥:扁豆30克,党参10克。一同入锅水煎,取汁。再将粳米洗净入锅,加药汁及适量的水煮成粥即可食用。具有补中、益气、健脾的功效。治慢性鼻炎

●姜枣甘草汤:大枣500克,焙干去核,研末;甘草60克,食盐60克,生姜50克,均炒一下,研成末。将4味混合拌匀,每日晨起,用沸水冲泡6～10克,空腹饮。具有散寒通窍、补中益气的功效。治慢性鼻炎。

●桃仁粥:桃仁10克,去皮、心,加水研末取汁;然后放入粳米50克,熬煮成粥食用。具有活血行气的功效。治慢性鼻炎。

51. 中耳炎

中耳炎是累及中耳(包括咽鼓管、鼓室、鼓窦及乳突气房)全部或部分结构的炎性病变,好发于儿童。它经常是普通感冒或咽喉感染等上呼吸道感染所引发的并发症。

(1)病因:①急性化脓性中耳炎。细菌或病毒感染,致病菌常为肺炎球菌、溶血性链球菌、流感杆菌、金黄色葡萄球菌等。本病常伴发急性传染病、上呼吸道感染等。肾炎、结核病、心脏病,或营养障碍、维生素缺乏等,使机体抵抗力低下是本病的诱因。上呼吸道感染是引起此病最常见的感染途径,如急性鼻炎、急性鼻咽炎、急性扁桃体炎等,都可使咽鼓管黏膜充血、肿胀,致使病菌乘虚进

入中耳。咳嗽或擤鼻涕不当,也可使喉部的感染蔓延至耳内(此种情况一般在游泳或潜水时发生)。②慢性分泌性中耳炎。咽鼓管功能不良是主要发病原因。感染或变态反应、急性中耳炎复发也容易得此病。③慢性化脓性中耳炎。多因急性化脓性中耳炎延误治疗,或治疗不当所致。致病菌常为变形杆菌、金黄色葡萄球菌、铜绿假单胞菌等。少数上鼓室胆酯瘤型中耳炎有时也可通过急性中耳炎期进入慢性中耳炎期。

(2)临床症状:①急性化脓性中耳炎。大多发生在婴幼儿,是细菌进入中耳引起黏膜的急性化脓性感染。常会突然发生耳痛,或连带感冒、咳嗽;孩子哭闹不止,并用手不停地揉擦患耳耳垂;发热,体温可高达39℃,婴儿会更高;有时会出现呕吐;耳朵有时会流软垢或脓液,患耳听觉下降。②慢性分泌性中耳炎。5～7岁的儿童容易患此病。这是一种有浆液性与黏液性渗出的非化脓性中耳炎。在患急性中耳炎、感冒或耳咽管阻塞病症之后,可能引起患耳部分失聪;有耳内堵塞感、耳鸣,擤鼻涕后有所改善;中耳积液时,耳内有水动感,常有自身增强现象;没有排出物,也不疼痛。耳内并无感染。③慢性化脓性中耳炎。较大儿童及成人易患此病,是中耳黏膜、黏膜下层或深至骨质的慢性化脓性炎症。可有鼓膜穿孔,长期流脓,经久不愈;非危险流脓较稀薄,无臭味;危险性流脓虽不多,但较稠,多为纯脓性,并伴有异臭味;发生耳聋,轻重不一,多为单耳发病,多与病情的进展而加重,一般为传导性耳聋。如有严重耳痛、呕吐、面瘫、寒战、高热等现象,就证明已有并发症。

(3)临床检查:①鼓膜检查。松弛部或全鼓膜内陷,表现为光锥缩短、变形或消失,锤骨柄向后、上移位,锤骨短突明显外凸,前后皱襞夹角变小。鼓室积液时鼓膜失去正常光泽,呈单黄、橙红色或琥珀色,光锥变形或移位。慢性者可呈灰兰或乳白色,鼓膜紧张部有扩张的微血管,短突显比垩色,锤骨柄呈浮雕状。若液体为浆液性,且未充满鼓室,可透过鼓膜见到液平面。此液面状如弧形发丝，称为发状线，凹面向上。头位变动时，其与地面平行的关系不变。透过鼓膜有时尚可见到气泡，咽鼓管吹张后气泡可增多。鼓气耳镜检查，鼓膜活动受限。②拔瓶塞声。分别紧压耳屏后速放，双耳分别试验，患者自觉患耳有类似拔瓶塞时的声响。③听力检查。音叉试验及纯音乐听阀测试结果显示传导性聋。听力损失正负不一，重者可达 40dBHL 左右。听力障碍显著者，应行听性脑干反应和耳声发射检查，以确定是否对内耳产生影响。④CT 扫描。可见中耳系统气腔有不同程度密度增高。

(4)治疗

①西药治疗

●急性化脓性中耳炎：可选用青霉素、先锋霉素、红霉素等抗生素。耳内疼痛可滴用 2%酚甘油，鼻内滴 1%麻黄碱。有脓液流出来时可用 3%过氧化氢溶液清洗外耳道，点抗生素滴耳液。

●慢性分泌性中耳炎：在急性期可选用头孢拉啶、氨苄青霉素、羟氨苄青霉素；有过敏者可选用地塞米松或泼尼松。炎症较重者可选用 1%麻黄素滴鼻或喷雾。

●慢性化脓性中耳炎：在流脓期间多用药水治疗，常用有 3%过氧化氢溶液、抗生素药水等。

②物理疗法。只针对慢性分泌性中耳炎，可用短波透热法，红外线、氦氖激光等。

③食疗法

●车前蒲公饮：将车前草、蒲公英各 15 克，水煎，代茶饮。此方具有清热祛湿、消痈散结等功效。治中耳炎。

●木耳鸽肉汤：水发黑木耳 100 克，肉鸽 1 只。将肉鸽宰杀干净，与黑木耳一起入锅，加水适量煲汤至熟。连汤食用。此方具有滋阴润燥、祛风解毒，养血清热等功效。治中耳炎。

●薏米粥：取薏苡仁 50 克，粳米 100 克同入锅，加水适量熬煮成粥。每日 1 次，经常食用。此方具有利水渗湿、补中气、养阴生津等功效。治中耳炎。

52. 梅尼埃病

梅尼埃病是一种特发性内耳疾病，该病主要的病理改变为膜迷路积水，临床表现为反复发作的旋转性眩晕、波动性听力下降、耳鸣和耳闷胀感。本病多发生于30～50岁的中青年人。双耳患病者占10%～50%。

(1)病因：本病的发病机制尚不清楚，可能与自主神经功能紊乱、机械性阻塞、内淋巴吸收障碍、代谢与内分泌功能障碍、末梢血液循环障碍等有关。多见于成年人，儿童发病极少。

(2)临床症状：①眩晕。突发性旋转性眩晕，一般多在睡眠中发作以致突然惊醒，闭眼时也有自身旋转感；睁眼时则有周围物体旋转感，常伴有冷汗、恶心、呕吐、面色苍白等。一般不会发生昏厥。②耳鸣。眩晕发作前多有单侧耳鸣，每次发病则耳鸣加重。患病初期，耳鸣可随眩晕消失，反复发作后可遗留持续耳鸣。③耳聋。早期不觉耳聋，多次眩晕发作后始感明显。一般为单侧，偶为双侧性。耳聋在眩晕发作时加重，在间歇期好转，呈波动性的听力损害，严重时可无波动，听力损害的总趋势常随发作的次数每况愈下。发作次数越多，听力下降越明显，随眩晕反复发作，耳聋持续加重且不易恢复，甚至最终会造成一侧或双侧听力完全消失。④其他症状。眩晕发作期，部分患者有侧头部或耳内有胀满感、沉重压迫感，或者耳朵周围有灼热感；在发作高潮时观察患者的眼球，可见到快慢相间的不自主颤动。

(3)临床检查

①听力学检查。纯音测听：可了解听力是否下降，听力下降的程度和性质。早期多为低频感音神经性聋，听力曲线呈轻度上升型。多次发作后，高频听力下降，听力曲线可呈平坦型或下降型。

纯音测听还可以动态观察患者听力连续改变的情况。耳蜗电图：该检查可客观了解膜迷路中是否存在积水。—SP/AP 振幅比值 >0.37 具有诊断意义，可间接表明有膜迷路积水存在。耳声发射：可首先反映早期梅尼埃病患者的耳蜗功能状况，当本病早期纯音测听未发现异常时，TEOAE 可减弱或引不出。

②眼震电图。发作高潮期，可见自发性眼震，可观察到或用眼震电图记录到节律整齐、强度不同、初向患侧继而转向健侧的水平性自发眼震和位置性眼震，在恢复期眼震转向健侧。间歇期自发性眼震及各种诱发实验结果可能正常。

③甘油实验。主要用于判断是否有膜迷路积水。因甘油渗透压高，且分子直径小于细胞质浆膜小孔直径，可弥散到内耳边缘细胞，增加了细胞内渗透压，使内淋巴液中的水分经细胞通路进入血管纹的血管中，达到减压作用。

④前庭功能实验。冷热试验：早期患侧前庭功能可正常或轻度减退，多次发作后可出现健侧的优势偏向，晚期出现半规管轻瘫或功能丧失。前庭诱发肌源性电位：可出现振幅、阈值异常。Hennebert 征：镫骨足板与膨胀的球囊粘连时，增减外耳道气压时可诱发眩晕与眼震。梅尼埃病患者 Henenbert 征可出现阳性。

⑤影像学检查。颞骨 CT 检查可显示前庭水管狭窄。特殊造影下的内耳膜迷路 MRI 可显示部分患者内淋巴管变细。

(4)治疗：根据医生的建议选用有关治疗方法。

①西药治疗。如眩晕症状较轻，尚能口服药物，可选用地西泮(安定)、乘晕宁、烟酸片及维生素(维生素 B_1、维生素 B_6、维生素 B_{12} 等)。如眩晕症状严重，伴恶心、呕吐不能进食，可肌内注射地西泮(安定)。亦可用 5%碳酸氢钠溶液，缓缓静脉滴注。同时配合维生素类注射液肌内注射，如维生素 B_1、维生素 B_{12} 等。

②中药治疗。根据症状及脉象辨证施治，可选用杞菊地黄丸、六味地黄丸、半夏天麻丸、健脾丸、陈半六君丸、天麻丸、养血舒肝

丸等中成药。

③物理疗法。拔罐法:头颈部:取耳门、风池穴。背部:取肝俞、脾俞、肾俞穴。腹部:取中脘、关元穴。上肢:取内关、神门、合谷穴。下肢:取足三里、丰隆、行间、侠溪、太溪穴。刮痧法:刮百会、风池、天柱穴;挤太阴穴;点揉侠溪、三阴交、大敦、涌泉穴。按摩法:常用穴位有太阳、印堂、风池、肩井、脑空、听宫、听会、翳风等。肝阳上亢者,加按揉肝俞、肾俞、行间、太溪穴;痰浊中阻者,加掐内关、丰隆穴,点揉膈俞、心俞、厥阴俞穴;气血亏虚者,加按揉脾俞、胃俞、足三里穴,提拿三阳经穴。

④食疗法

●胡桃栗子糕:取胡桃、栗子各适量,去壳取肉,捣碎后加糖拌匀,早晚食用。具有补肾固精,温肺定喘,养胃健脾的功效。适用于肝阳上扰型眩晕。

●橘砂槟榔散:取橘皮、砂仁各 6 克,炒干;炒槟榔 12 克,同研末,用水冲服。饭后饮。具有行气健脾,化湿止呕,行气利水的功效。适用于肝阳上扰型眩晕。

●葡萄芹菜饮:取葡萄、芹菜各适量,洗净、榨汁,每次 30 毫升,每天 2～3 次,连服 5～6 天。具有补气血,利小便,清热解毒的功效。适用于髓海不足型眩晕。

●首乌大枣粥:何首乌 50 克,大枣 4 枚,粳米 60 克。共煮粥,每日 1 次,连服数天。具有补肝肾,益精血,补益脾胃的功效。适用于痰浊中阻型眩晕。

53. 咽炎

咽炎是咽部黏膜、黏膜下组织的炎症,常为上呼吸道感染的一部分。依据病程的长短和病理改变性质的不同,分为急性咽炎、慢性咽炎两大类。

(1)病因:①急性咽炎。多由病毒及细菌感染引起。长期张口呼吸及鼻涕后流,经常刺激咽部,损伤咽黏膜所致。②慢性咽炎。一般由急性咽炎反复发作所致。也有的人是因上呼吸道的慢性炎症,如慢性扁桃体炎及口腔牙齿炎症、慢性鼻炎、鼻窦炎、鼻腔脓性分泌物下流刺激咽部引起。③全身性疾病。如风湿热、糖尿病、心脏病、贫血、消化不良、肝病、肾脏病等也可引起。烟、酒、粉尘等外界刺激、生活习惯、过敏体质或身体抵抗力减低等也有一定关系。情绪不良也可引起,如焦虑、抑郁等,均可引起咽炎。

(2)临床症状:①急性咽炎。喉痛、头痛,体温升高且发冷。颈部淋巴结肿胀,干咳,有时伴有结膜炎。②慢性咽炎。咽部不适,常见咽部干燥、发胀、堵塞、瘙痒,吞咽时不适、有异物感等。常可引发短促而频繁的咳嗽,晨起较剧,并且容易引起恶心。在用嗓过度、气候突变或吸入干冷空气时更加严重。吸烟、喝酒后会加重。

(3)临床检查:咽部检查时可见咽壁黏膜充血,呈暗红色,在咽后壁可见分散突起的小颗粒或成片如串珠,其周围有扩张的血管网,表面有时附有黏液或脓性分泌物。

(4)治疗

①西药治疗。急性咽炎如有细菌性并发症,可给予抗生素治疗。慢性咽炎,常用复方硼砂溶液、呋喃西林液、2%硼酸液漱口;口含四季润喉片、杜灭芬喉片、健民咽喉片、桂林西瓜霜等;或用2%碘甘油、2%~5%硝酸银涂咽部。有鼻腔炎、鼻窦炎、扁桃体炎及全身性疾患者应积极进行治疗。

②验方疗法

●乌梅肉、生甘草、沙参、麦冬、桔梗、玄参各50克。捣碎混匀,每日3次,每次15克,沸水冲服。

●取胖大海2枚,麦冬3枚,青果2枚,重者加金银花16克,代茶饮用。

●取金银花、麦冬、胖大海、生甘草各等份,沸水冲泡,代茶饮。

③物理疗法

●拔罐法:用于慢性咽炎。颈部:取天突、扶突、廉泉穴。背部:取肺俞、肾俞穴。上肢:取尺泽、太渊、合谷穴。下肢:取照海、三阴交、太溪穴。

●刮痧法:用于慢性咽炎。足部反射区:先刮拭肺、肾、脾反射区;重点刮拭扁桃体、颈、喉、淋巴(腹部)、淋巴(上身)、反射区。项部:取廉泉至天突穴。颈部:取风池至肩井穴。手部:取鱼际、少商穴。下肢:取三阴交、太溪、照海穴。

④食疗法

●雪梨川贝冰糖盅:取雪梨 1 个,去皮挖心,装入川贝母 0.5 克,冰糖 2 克,蒸熟后食用。具有生津润燥,清热化痰,补中益气的功效。

●绿豆百合汤:取 20 克绿豆,25 克百合,冰糖适量,加水共煮至绿豆开花,随量饮服。具有清热解毒,消暑利水的功效。

●豆浆鸭蛋蛋花汤:取豆浆 250 毫升煮沸后,将鸭蛋 1 个调冲进去,加冰糖适量饮用。具有润燥消水,清肺滋阴的功效。

54. 扁桃体炎

通常所说的扁桃体其实是腭扁桃体,因为人类除了腭扁桃体外,还有咽扁桃体、咽鼓管扁桃体和舌扁桃体,这些共同组成了咽淋巴环的内环。腭扁桃体是一对扁卵圆形的组织,位于扁桃体窝内,它的表面有一些小的凹陷,称为扁桃体隐窝。当扁桃体发生炎症的时候,脱落上皮、淋巴细胞及细菌会堆积在隐窝开口处,此时扁桃体表面就会出现点状豆渣样物。扁桃体炎分为慢性扁桃体炎和急性扁桃体炎两种。

(1)病因:本病多属链球菌感染。工作、居住于拥挤或通气不良的环境和场所易传播感染。劳累、受凉、烟酒过度或食辛辣食物、慢性病也可引发扁桃体炎。鼻窦炎等慢性化脓性感染为内源性感染的诱因。

(2)临床症状:①慢性扁桃体炎。常发生于 10～30 岁。反复发作的咽痛;经常咽部不适,异物感,发干,发痒,刺激性咳嗽;口臭;由于经常咽下分泌物及隐窝中的细菌毒素,对胃肠敏感患者可引起消化障碍;由于毒素吸收,可引起头痛、四肢无力和低热;儿童过度肥大的扁桃体可影响呼吸、吞咽、语言障碍。若伴有腺样体肥大可引起鼻塞、鼾声及止他性中耳炎症状。②急性扁桃体炎。发病急骤,突然畏寒、高热,体温上升至 40℃或更高。全身不适、头痛、四肢酸痛、食欲缺乏。咽痛先在一侧,继而波及对侧,吞咽、咳嗽时加重。可有同侧耳痛或耳鸣、听力减退。③扁桃体周围脓肿。自症状出现 4～6 日后,症状无好转,反而体温上升,一侧咽痛加剧,常可牵连同侧耳部,口水增多,说话含糊不清,张口困难,下颌淋巴结肿大。在脓肿形成前可见软腭及一侧舌腭弓显著充血,脓肿形成后侧扁桃体周围明显红肿,扁桃体被推向前下方。

(3)临床检查:①慢性扁桃体炎可见扁桃体周围黏膜慢性充血,挤压扁桃体可有脓栓。咽痛反复发作,咽异物感,下颌淋巴结肿大。②急性扁桃体炎可用棉棒从咽部取病变样本化验。③血常规检查白细胞增高。④扁桃体红肿,表面有黄白色脓肿,下颌角淋巴结肿大或压痛。

(4)治疗

①西药治疗。对症状轻的患者,常用复方硼砂液或生理盐水漱口;杜灭芬喉片或碘喉片含化;用浓度为 10%硝酸银或浓度为 20%弱蛋白银涂咽峡部;用 0.9%氯化钠注射液冲洗扁桃体陷窝内脓栓及假膜。用冰硼散、锡类散吹撒于扁桃体表面。对症状重的患者,应选青霉素或其他抗生素治疗。高热、头痛及四肢酸痛者,可口服阿司匹林 0.3 克进行治疗。

②中药治疗。早期采用疏风清热,解毒利咽的中成药及方药

治疗，选用六神丸、牛黄解毒丸、金莲花片等。

③物理疗法

●刮痧法：刮天柱、大椎、肾俞穴；点揉天突穴；刮曲池、合谷、孔最、少商(发热时)、太溪穴；点揉内庭穴。

●按摩法：按摩扁桃体穴、少商、鱼际、风池、曲池、合谷、肺俞、肾俞、翳风、天柱等穴。

④饮食疗法

●萝卜橄榄粥：将橄榄 50 克，蒲公英 15 克装入纱布袋中，入锅加水适量熬煮 20 分钟，然后捞出纱布袋，再将粳米 50 克，萝卜丁 100 克放入，煮成稀粥食用。具有清热利咽，下气化痰，滋阴润肺的功效。适用于扁桃体炎。

●桑叶菊花饮：桑叶、菊花各 15 克。放入杯内，沸水冲泡，代茶饮。此方具有疏风清热，润肺止咳的功效。适用于扁桃体炎。

●素炒丝瓜：将丝瓜洗净，去子，切薄片，同蒜片、青黛一起，用花生油煸炒，放少许食盐即可食用。具有清热化痰，凉血解毒的功效。适用于扁桃体炎。

55. 牙龈炎

医学上将围绕并覆盖在牙齿周围的软组织称为牙龈，发生于牙龈组织的急慢性炎症称为牙龈炎。表现为牙龈出血、红肿、胀痛，继续发展侵犯硬组织，产生牙周炎，包括牙龈组织的炎症及全身疾病在牙龈的表现。

(1)病因：多因口腔不洁引起：牙面上有结石堆积，这样会经常刺激牙龈，同时牙结石凹凸不平，有利于细菌附着和繁衍，从而使牙龈发炎；另外，牙齿排列不整齐，食物容易嵌塞在牙缝里；镶补不良的假牙压迫刺激牙龈等，都可发生牙龈炎，引起牙龈出血。也与局部机械刺激及全身代谢障碍有密切关系。并常伴有糖尿病、血小板减少性紫癜等。

(2)临床表现:①牙龈出血。常为牙龈炎患者的主要自觉症状,多在刷牙或咬硬物时发生,偶也可有自发性出血。②牙龈变色。正常牙龈呈粉红色,患龈缘炎时游离龈和龈乳头变为深红或暗红色,这是由于牙龈结缔组织内血管充血、增生所致。③牙龈变形。正常牙龈应为菲薄而紧贴牙面,患牙龈炎时,由于组织水肿,使龈缘变厚,不再紧贴牙面,龈乳头变为圆钝肥大,与牙面不再紧贴。在以炎症和渗出为主要病变者,牙龈松软肥大,表面光亮,龈缘有时糜烂渗出;在以纤维增殖为主的病例,牙龈坚韧肥大,有时可呈结节状并盖过部分牙面。④牙龈质地改变。由于结缔组织内炎症浸润及胶原纤维消失,使原来质地致密的牙龈变得松软脆弱,缺乏弹性。有些慢性炎症时牙龈表面上皮增生变厚,胶原纤维增生,使牙龈表面看来坚硬肥厚,但牙周袋内壁有炎症,探诊有出血。⑤牙周袋加深。牙周组织健康时,牙周袋深度一般不超过 2~3 毫米,当牙龈有炎性肿胀或增生时,龈沟可加深达 3 毫米以上,形成假性牙周袋。⑥探诊出血。健康的牙龈在刷牙或探测龈沟时均不引起出血。患牙龈炎时轻触即出血,探诊也出血。探诊后出血是诊断牙龈有无炎症的重要客观指标。⑦龈沟液增多。牙龈有炎症时,龈沟液渗出增多,其中的白细胞也明显增多,有些患者还可有龈沟溢脓。因此测量龈沟液量可作为判断炎症程度的指标。⑧有些患者偶尔感到牙龈局部痒、胀等不适,并有口臭等。

(3)临床检查:检查牙龈炎的简单方法是观察牙龈的色泽、质地,以及有无出血表现;正常牙龈呈粉红色,质地柔韧致密,表面存在点状色彩。如果牙龈呈暗红色,质地柔软肿胀,表面色彩消失,进食、刷牙、触碰时容易出血,此时即可作出牙龈炎的诊断。除上述体征外,部分患者存在牙龈发痒、发胀及口臭的自觉症状。

(4)治疗

①西药治疗。维生素 C,每次 0.2 克,口服,每日 3 次。

②中药治疗。根据症状及脉象辨证论治。选用中成药有牛黄清胃丸、六味地黄丸、麦味地黄丸、银翘解毒丸、犀羚解毒丸等。

③物理疗法

●刮痧法：足部反射区有六个基本反射区，重点刮拭胃、脾、心、肝、头、生殖腺反射区。胃火型患者选用下关、颊车、合谷、内庭、太冲穴。肾阴亏损型患者，选用下关、颊车、合谷、太溪穴；气血不足型患者，选用下关、颊车、合谷、足三里穴。

●按摩法：把手洗干净，用手指来回轻轻地按摩牙龈处。

④食疗法

●双耳饮：将黑木耳、银耳各 10 克，泡发，洗净、水煎，饮服。具有养阴生津、益气补血、润肺生津的功效。适用于阴虚胃热型患者。

●酸奶饮：每日喝 250 毫升酸奶。具有益肺胃、生津润肠的功效。适用于胃经实火型患者。

●百合双花饮：百合 30 克，金银花 20 克。将 2 味水煎后放冰糖，代茶饮。具有润肺止咳、清心安神、补中益气的功效。适用于外感风热型患者。

56. 口腔溃疡

口腔溃疡是口腔黏膜疾病中发病率最高的一种疾病，普通感冒、消化不良、精神紧张、郁闷等情况均能偶然引起口腔溃疡，溃疡好发于唇、颊、舌缘等，在黏膜的任何部位均能出现。发病年龄在 10～20 岁，女性较多。一年四季均能发生，溃疡有自限性，能在 10 天左右自愈。口腔溃疡有周期性、复发性的特点。

(1)病因：本病可能与内分泌紊乱、遗传因素、胃肠功能紊乱，以及肠道寄生虫、病毒感染、变态反应、局部刺激等有关。而且常与失眠、便秘、疲劳、精神紧张、月经周期等伴发。本病可见于任何年龄，以女性为多，一年四季均可发生。

(2)临床症状：发病前驱症状较为明显、不适、有触痛或烧灼感，约在 24 小时候局部水肿、充血，呈小红点或丘疹状。1～3 日后上皮破损，继发炎症反应，形成小溃疡，此时疼痛加剧，溃疡逐渐扩大，形状可因部位不同而略有改变，一般直径为 2～4 毫米，呈圆形或椭圆形；唇沟处则为条状，溃疡边缘整齐，有约 1 毫米的红晕，基部不硬，中心凹陷状，上面敷以灰白色或浅黄白色纤维素假膜，痛感越来越重。此后红晕消失，溃疡愈合，称为自限性，预后不留瘢痕，感染后则溃疡加深。舌、唇黏膜出现小红点，逐渐扩大至黄豆大小溃疡，伴疼痛，颌下淋巴结肿大。

(3)临床检查：口腔视诊即可，如口腔溃疡病程长或为其他疾病的伴随症状，则还应检查原发疾病。

(4)治疗

①西药治疗。局部用药：对溃疡面积小，数目少者可选用 10%硝酸银或 50%三氯醋酸酊；1%～2%甲紫、锡类散、抗生素、激素、镇痛药、溃疡软膏等。含漱用药：0.1%利凡诺、0.05%洗必泰；复发性口炎型溃疡可用 2%～5%金霉素水溶液含漱。全身用药：可选用维生素 C、复合维生素 B；有继发感染时可全身使用抗生素。

②中药治疗。根据症状及脉象辨证施治。滋阴降火，可选用知柏地黄丸、大补阴丸、六味地黄丸；温中健脾，可选用人参健脾丸、补中益气丸等；清热解毒，可选用牛黄解毒丸、牛黄清胃丸等；温补肾阳，可选用金匮肾气丸等。

③按摩疗法。常用颊车、廉泉、人中、地仓、承浆、大迎、心俞、肝俞、肾俞、脾俞、手三里、曲池、内关、合谷、足三里、太溪等穴。

④食疗法

●糖煮荸荠饮：取大荸荠数个，洗净削皮，放到干净的搪瓷锅里捣碎，加适量冰糖和水煮熟，睡前饮用。具有凉血解毒、清热泻火、利尿通便、化湿祛痰的功效。适用于口腔溃疡。

●蜜汁黄瓜饮：取新鲜黄瓜2根，洗净，加适量凉开水在榨汁机中取汁，加适量蜂蜜调服。早、晚各饮服100毫升。具有消炎解毒、抑菌杀菌的功效。适用于口腔溃疡。

●银耳莲子汤饮：将银耳25克，莲子50克洗净，入锅，加水适量熬至银耳烂熟，加冰糖即可饮服。每日早、晚各吃1碗。具有益肾、润肺、养胃、补血、抑菌的功效。适用于口腔溃疡。

●苦瓜饮：将鲜苦瓜160克洗净，切片，用开水冲泡，代茶饮。每日1剂，连饮3～5日。具有清热解暑、明目解毒功效。适用于口腔溃疡。